Clinical Nutrition Care
临床营养护理

主　编　张爱珍　吴育红

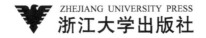

ZHEJIANG UNIVERSITY PRESS
浙江大学出版社

图书在版编目(CIP)数据

临床营养护理/张爱珍,吴育红主编. —杭州:浙江大学出版社,2013.8(2021.2重印)

ISBN 978-7-308-11979-5

Ⅰ.①临… Ⅱ.①张… ②吴… Ⅲ.①临床营养—营养学—护理学—高等学校—教材 Ⅳ.①R459.3②R473.1

中国版本图书馆 CIP 数据核字(2013)第 183615 号

临床营养护理

张爱珍 吴育红 主编

丛书策划	阮海潮(ruanhc@zju.edu.cn)
责任编辑	阮海潮
封面设计	刘依群
出版发行	浙江大学出版社
	(杭州市天目山路 148 号 邮政编码 310007)
	(网址:http://www.zjupress.com)
排 版	杭州大漠照排印刷有限公司
印 刷	广东虎彩云印刷有限公司绍兴分公司
开 本	787mm×1092mm 1/16
印 张	12.5
字 数	320 千
版 印 次	2013 年 8 月第 1 版 2021 年 2 月第 6 次印刷
书 号	ISBN 978-7-308-11979-5
定 价	32.00 元

前　　言

　　营养学是一门涉及多学科、多专业的应用性学科。随着我国高等教育体制改革的开展,高等教育逐渐由职业化教育转向具有职业特点的综合素质教育,不仅要培养学生具有学科专业知识,而且要培养其综合素质和创新能力。为了满足21世纪护理模式转变的需要,我国高等院校护理学专业于 2000 年开始开设"临床营养学"课程。学生通过该课程的系统学习初步掌握营养学概论、健康人群的营养和常见疾病的营养三大方面的理论知识,为今后的临床护理实践和社区卫生服务工作打下良好的基础。在近年来的教学实践中,我们进一步思考如何拓宽学生的营养学知识;如何让学生更好地掌握营养学知识并灵活应用于护理实践;如何对常见病、多发病的营养学问题进行分析并对患者及其家属予以科学指导。这些思考促使我们努力完成了这本重在培养学生实践能力的"临床营养护理"教材。

　　本教材中包含的非营养素物质、特殊人群的营养护理、临床急救问题的营养支持、营养护理案例分析和模拟试题等内容,体现了护理教学内容改革和教育理念的转变,有利于引导学生主动学习和思考,并有助于训练学生的临床思维能力。本教材可供本科、高职高专护理学专业使用,既可单独作为教材,又可以与笔者主编的人民卫生出版社出版的《临床营养学》教材配套使用。同时,本书也可作为在职护理工作人员的继续教育教材,或者作为学生进一步参加营养师或公共营养师资格证书培训、考试的参考书籍。

　　参加本书编写的有浙江大学城市学院、杭州师范大学、温州医科大学、浙江中医药大学、金华职业技术学院、宁波天一职业技术学院、浙江育英职业技术学院等多所高等院校从事营养学、护理学教学与科研的教师以及来自医院临床一线的医师。我们期望本教材的编写有助于护理学专业学生和护理工作人员临床工作的开展与深入,期望对公众的健康促进和疾病防治有一定的长远意义。

　　由于编者的专业水平和编写时间有限,书中如有错误和疏漏之处,敬请广大读者谅察并惠予指正。

张爱珍

2013 年 7 月

《临床营养护理》

编委会名单

主　编　张爱珍　吴育红

编　者　（以姓氏笔画为序）

王秀景　（中国人民解放军第一一七医院）

王慧铭　（浙江中医药大学）

邬晓婧　（宁波天一职业技术学院）

陆旭亚　（浙江中医药大学）

吴　妍　（杭州市滨江医院）

吴育红　（杭州师范大学）

何君婷　（宁波市中医院）

张幽幽　（台州市第一人民医院）

张爱珍　（浙江大学城市学院）

余　清　（温州医科大学）

茅小燕　（浙江育英职业技术学院）

季兰芳　（金华职业技术学院）

目　　录

第一章

营养素

从外界食物中获取一定量的营养素是人类赖以生存和发展的基础。营养素在体内经过消化、吸收、代谢以满足机体自身生长发育、生存和增进健康的过程称为营养。人体需要的营养素按其化学结构和功能分为六大类：碳水化合物、蛋白质、脂肪、维生素、矿物质和水。

膳食营养素参考摄入量（dietary reference intakes，DRIs）是在推荐膳食营养素供给量（recommended dietary allowance，RDA）基础上发展起来的一组膳食营养素每日平均摄入量的参考值。各国公认的 DRIs 包括以下四个营养学指标：① 估计平均需要量（estimated average requirement，EAR）是根据某些指标判断可以满足某一特定性别、年龄及生理状况群体中 50％个体需要量的摄入水平。这一摄入水平不能满足群体中另外 50％个体对该营养素的需要。② 推荐摄入量（recommended nutrition intakes，RNI）相当于传统的 RDA，是指可以满足某一特定性别、年龄及生理状况的群体中绝大多数（97％～98％）个体需要量的摄入水平。长期摄入 RNI 水平的食物可维持组织中有适量的营养素储备以保证机体健康。值得注意的是，个体营养素摄入量低于 RNI 并不一定表明该个体未达到适宜营养状态，但如果某个体平均摄入量达到或超过了 RNI，可认为该个体没有摄入不足的危险。③ 适宜摄入量（adequate intakes，AI）是基于对健康人群的观察、实验研究而得出的具有预防某种慢性病作用的摄入水平。它的数值一般大于 EAR，也可能大于 RNI。在缺乏肯定的资料作为 EAR 和 RNI 的基础时，AI 可作为营养素供给量目标。④ 可耐受最高摄入量（tolerable upper intakes，UL）是指对一般人群中所有个体的健康都无任何副作用和危险的每日最高营养素摄入量。它的制定目的是为了限制来自日常膳食、强化食品及补充制剂的某一营养素的总摄入量，以防止该营养素摄入量过高引起中毒可能。

第一节　碳水化合物

一、概　述

碳水化合物（carbohydrates）又称糖类，是由碳、氢、氧组成的一大类化合物。根据分子结构的不同可分为糖、低聚糖（寡糖）和多糖。糖包括单糖（丙糖、丁糖、葡萄糖、果糖、半乳糖、甘露糖等）、双糖（蔗糖、乳糖、麦芽糖、海藻糖等）和糖醇（甘露醇、山梨醇等）；低聚糖主要包括低聚异麦芽糖、海藻糖、低聚果糖、低聚大豆糖等；多糖分为淀粉多糖（淀粉、糖原、抗性淀粉等）、非淀粉多糖（纤维素、半纤维素、果胶、树胶等）、活性多糖（人参多糖、真菌多糖、香菇多糖等）和结合多糖（糖脂和糖蛋白）。

二、生理功能

碳水化合物是生命细胞的重要组成成分和主要供能物质，并承担调节细胞活动的重要功能。机体内碳水化合物主要以葡萄糖、糖原和含糖复合物的形式存在。碳水化合物的生理功能主要与摄入食物中碳水化合物的种类及其在体内的存在形式有关。

（一）提供能量

碳水化合物是人类获取能量的最主要、最经济来源，1g 碳水化合物在体内完全氧化分解约可产生 16.7kJ（4kcal）能量。糖原是碳水化合物在体内的储存形式，在肝和肌肉中含量最高。碳水化合物来源广泛、耐贮存，在体内消化、吸收、利用较其他物质迅速、完全、安全。它不但是肌肉活动时最有效的燃料，而且是心脏、脑、红细胞、白细胞等重要组织细胞唯一的能量来源，对维持机体正常功能、增强耐力、提高工作效率具有重要意义。

（二）构成机体组分

碳水化合物是构成机体组织的重要物质，如核糖、脱氧核糖是细胞中核酸的重要成分；糖脂是组成神经组织与细胞膜的重要成分；糖蛋白是抗原、抗体、酶、激素等重要活性物质的组成成分。

（三）调节脂肪代谢

脂肪在体内代谢产生的乙酰基必须与草酰乙酸结合进入三羧酸循环才能被彻底氧化，而草酰乙酸是葡萄糖代谢的中间产物，如膳食中碳水化合物摄入过少，一方面，草酰乙酸供应减少，脂肪不能完全氧化导致酮体过多积聚体内引起酮血症。另一方面，机体为满足能量需要，大量动员脂肪，也会增加酮体的产生。因此，膳食中充足的碳水化合物可以防止碳水化合物缺乏时脂肪代谢不完全而形成过多的酮体，这一作用称为碳水化合物的抗生酮作用。

（四）节约蛋白质

人体首先利用碳水化合物作为能量来源，当碳水化合物摄入不足时，能量供给不能满足机体需要，部分膳食蛋白质或组织蛋白将被分解用以供能。摄入充足的碳水化合物，可减少蛋白质以供能为目的的消耗，增加氮在体内的储备，有利于更多蛋白质发挥其参与组织构成等更为重要的生理功能，这就是碳水化合物对蛋白质的节约作用或称节氮作用。此外，碳水化合物供给充足，机体产生足够的三磷酸腺苷（adenosine triphosphate，ATP），也有利于氨基酸的主动转运。

（五）改善感官品质、增加饱腹感

利用碳水化合物的各种性质可加工出色、香、味、形各异的食品。例如糖和氨基化合物可以产生美拉德反应，使食品具有特殊的色泽和香味，如面包表面的金黄色和香气；吸收缓慢、脂肪含量较高的玉米等碳水化合物还可以增加饱腹感。

（六）解毒、增强肠道功能

经糖醛酸途径生成的葡萄糖醛酸，是体内一种重要的解毒剂，在肝中能与细菌毒素、酒精、砷等诸多有害物质结合，以消除或减轻这些物质的毒性或生物活性。摄入充足的碳水化合物可增加肝糖原,增强机体对有害物质的解毒作用;某些不能在小肠消化吸收的碳水化合物,不但能刺激肠道蠕动,本身还可在结肠发酵,产生短链脂肪酸,并选择性刺激肠道菌群增殖,提高肠道的消化吸收功能,这些不能被消化的碳水化合物也常被称为"益生元"。

三、应　用

(一) 参考摄入量

结合世界粮农组织(Food and Agriculture Organization,FAO)、世界卫生组织(World Health Organization,WHO)的建议和我国居民的膳食习惯,我国居民除 2 岁以下婴幼儿外,膳食中碳水化合物供能以占总能量的 55%～65% 为宜,并应来自不同种类食物不同形式的碳水化合物。精制糖摄入量成人以≤25g/d 为宜,一般不超过总能量的 10%。2002 年,我国居民营养与健康状况调查结果表明谷类食物占摄入能量比重下降,此膳食构成趋势应注意扭转。

(二) 食物来源

碳水化合物主要来源于植物性食物。多糖主要来源于谷类、根茎类、豆类、坚果类;单糖、双糖除一部分存在于天然食物中外,大多数以成品或半成品的形式直接摄取。动物性食物中,除肌肉和肝外,只有乳类可提供一些碳水化合物。常见食物的碳水化合物含量详见表 1-1。

表 1-1　常用食物的碳水化合物含量(g/100g)

食物名称	碳水化合物	食物名称	碳水化合物
白砂糖	99.9	豌豆	65.8
藕粉	93.0	绿豆	62.0
粉丝	83.7	面包	58.6
稻米($\bar{x}$)	77.9	巧克力	53.4
挂面(标准粉)	76.0	馒头(标准粉)	49.8
蜂蜜	75.6	栗子(熟)	46.0
小米	75.1	黄豆	34.2
小麦粉(标准粉)	73.6	红薯	24.7
饼干($\bar{x}$)	71.7	马铃薯(土豆)	17.2
薏米	71.1	水面筋	12.3

(三) 血糖指数

1981 年加拿大营养学教授 Jenkins 等首先提出一个用以衡量碳水化合物对血糖反应的有效指标即血糖指数(glycemic index,GI),又称血糖生成指数。1997 年 FAO 和 WHO 专家委员会将其定义为含 50g 碳水化合物的食物血糖应答曲线下面积与同一个体摄入含 50g 碳水化合物的标准食物(葡萄糖或白面包)血糖应答曲线下面积之比。选择 GI 合适的食物有助于控制血糖、体重、血压,改善胃肠功能。GI 还可用于指导运动员合理饮食和指导食物碳水化合物消化吸收的研究等。现临床上血糖指数的应用范围较广。

第二节　蛋白质

一、概　述

蛋白质是由碳、氢、氧、氮、硫等元素组成的高分子化合物，是生物功能的主要载体。氨基酸是蛋白质的构件分子，氨基酸残基之间以肽键连接。

（一）氮平衡

氮平衡（nitrogen balance）反映了机体氮摄入量和排出量的关系，也是体内蛋白质营养、代谢的反映。一般情况下，机体内蛋白质代谢处于动态平衡中。氮平衡表达公式为：

$$B=I-(U+F+S)$$

其中，B 表示氮平衡；I 表示摄入氮；U 表示尿氮；F 表示粪氮；S 表示从皮肤损失的氮。

在特定时间内，如机体摄入氮和排出氮相等，即 B＝0，表示总氮平衡；如摄入氮大于排出氮即 B＞0，称为正氮平衡；如摄入氮小于排出氮，即 B＜0，则为负氮平衡。素食、饥饿、创伤、结核、癌症、感染、发烧等患者应注意其排出氮很可能超过摄入氮，长期处于负氮平衡状态不利于身体健康，应及时纠正。婴幼儿、青少年和孕妇等应适当增加蛋白质摄入，使其处于正氮平衡。

（二）必需氨基酸

构成人体蛋白质的 20 种氨基酸中，有 8 种体内不能合成或合成速度远不能满足机体需要，必须由食物供给，称为必需氨基酸（essential amino acid）。它们是缬氨酸、苏氨酸、色氨酸、亮氨酸、异亮氨酸、赖氨酸、苯丙氨酸、蛋氨酸。对于婴儿来说，组氨酸也是必需氨基酸。半胱氨酸、酪氨酸在体内分别由蛋氨酸和苯丙氨酸转变而来，如膳食中提供充足的半胱氨酸、酪氨酸，则人体对必需氨基酸中蛋氨酸和苯丙氨酸的需要量减少。这类能减少人体对某些必需氨基酸的需要量的氨基酸称为半必需氨基酸（semiessential amino acid）或条件必需氨基酸（conditionally essential amino acid）。

（三）氨基酸模式

人体蛋白质和各种食物蛋白质在必需氨基酸的种类和量上均有差异，营养学用氨基酸模式（amino acid pattern）来反映这种差异。所谓氨基酸模式，就是蛋白质中各种必需氨基酸的构成比例。其计算方法是将该种蛋白质中的色氨酸含量定为 1，分别计算出其他必需氨基酸的相应比值，这一系列的比值就是该种蛋白质的氨基酸模式。

1. 参考蛋白质

食物蛋白质的氨基酸模式与人体蛋白质的氨基酸模式越接近，必需氨基酸被机体利用的程度越高，该食物蛋白质的营养价值也就越高，如蛋、奶、肉、鱼、大豆等均被称为优质蛋白质（又称完全蛋白质）。鸡蛋蛋白质与人体蛋白质氨基酸模式最接近，在实验中常被作为参考蛋白质（reference protein），用于测定其他蛋白质的质量。

2. 限制氨基酸

食物蛋白质中某一种或几种必需氨基酸相对含量较低，不能满足机体蛋白质合成需要，并导致其他的必需氨基酸在体内不能被充分利用。这些含量相对较低并造成蛋白质营养价值降低的必需氨基酸称限制氨基酸(limiting amino acid)。其中含量最低的称第一限制氨基酸,余者依次类推。生活中建议将多种食物混合食用,利用蛋白质互补作用(protein complementary action)以提高膳食蛋白质的营养价值。

（四）蛋白质分类

1. 完全蛋白质

完全蛋白质(complete proteins)含所有必需氨基酸和部分非必需氨基酸,且所含必需氨基酸的量和比例能满足人体的生长发育和代谢需要。大部分的动物蛋白如肉类、家禽、鱼类、蛋类、奶类等均为完全蛋白质。植物中的大豆蛋白也属于完全蛋白质。

2. 半完全蛋白质

半完全蛋白质(partially complete proteins)含必需氨基酸种类比较齐全,但有一种或几种必需氨基酸含量较少。半完全蛋白质常能满足成人的代谢需要,但不能满足婴幼儿、儿童、青少年的成长需要,因此不宜作为生长期膳食的唯一蛋白质来源。小麦、大麦、谷类所含蛋白质即为半完全蛋白质。动物的结缔组织和肉皮中的胶原蛋白色氨酸含量少,也属于半完全蛋白质。

3. 不完全蛋白质

不完全蛋白质(incomplete proteins)常缺少一种或几种必需氨基酸,其中赖氨酸缺乏最为常见,其次为蛋氨酸和色氨酸。多数植物蛋白都是不完全蛋白质,如豌豆中的球蛋白等。但如果多种植物蛋白混合食用,人体也能获得比例合适的必需氨基酸,因此建议日常选用的食物应品种多样化,起到蛋白质互补作用,如可以将色氨酸和赖氨酸含量均较低的玉米和蛋氨酸含量较低的豆类一起食用。一般来说,个体选择食物应以动物性食物和植物性食物合理搭配为宜,特别是处于生长发育阶段的儿童、青少年应注意补充动物性食物,获取足量的完全蛋白质。

二、生理功能

蛋白质是生命的物质基础,不但是机体组织、器官的重要组成成分,也是各种重要生理活性物质的构成成分。机体组织的生长、更新、修复和生理功能调节都需要蛋白质的参与。

（一）机体主要构成成分

机体组织细胞的主要成分是蛋白质,成人体内蛋白质含量约占体重的 $16\% \sim 19\%$。一般情况下,这些蛋白质处于分解、合成的动态平衡中。机体从食物中摄取蛋白质后,成人主要用于补充组织蛋白更新,儿童、青少年和孕妇等还用于合成新的组织。

（二）构成体内各种重要的生理活性物质

生物体内的各种生命现象几乎都离不开蛋白质。蛋白质可构成体内各种生物活性物质,如在新陈代谢中起重要催化作用的酶,调节生理过程并维持内环境相对稳定的激素,维持水、电解质和酸碱平衡的可溶性蛋白质,以及参与免疫功能的抗体和众多细胞因子。血红蛋白、脂蛋白还分别是氧和脂类的重要运输载体。

（三）供给能量

蛋白质是三大产热营养素之一,和碳水化合物、脂肪一起参与机体的能量代谢。1g 蛋白质在体内氧化约可提供 16.7kJ(4kcal)的能量。

（四）肽类和氨基酸的特殊生理功能

近年来研究发现，肽类和氨基酸具有许多重要的生理功能，如某些肽类参与机体的免疫调节、促进矿物质的吸收，还有降血压、清除自由基等功能；精氨酸有利于婴儿生长发育和创伤修复；精氨酸、谷氨酰胺可调节机体的免疫功能；谷氨酰胺对小肠具有保护作用；牛磺酸可促进中枢神经系统发育。

三、应　用

（一）食物蛋白质营养价值的评价

食物蛋白质的营养价值主要从蛋白质的"量"和"质"、以及蛋白质被机体消化、吸收、利用的程度等方面进行评价。

1. 蛋白质含量

蛋白质含量是食物蛋白质营养价值的基础。食物中蛋白质含量测定一般使用微量凯氏定氮法，先测定食物中的氮含量，再乘以换算系数 6.25（食物中蛋白质的平均含氮量约为 16％）即为食物中蛋白质的含量。

$$蛋白质含量＝食物中总氮量×6.25$$

2. 蛋白质消化率

蛋白质消化率不仅反映了蛋白质在消化道内被分解的程度，同时还可反映消化后的氨基酸和肽被吸收的程度。不同食物以及同一食物的不同加工方式其蛋白质消化率均有差异，如整粒的大豆消化率为 60％，加工成豆腐后可提高至 90％以上。

$$蛋白质真消化率＝\frac{食物氮－（粪氮－粪代谢氮）}{食物氮}×100\%$$

上式中的粪代谢氮是指肠道内源性氮即脱落的肠黏膜细胞和肠道细菌所含的氮，是在实验对象完全不摄入蛋白质时粪中的含氮量。成人 24h 内粪代谢氮一般为 0.9～1.2g。实际应用中，往往不考虑粪代谢氮，只测定表观消化率。

$$蛋白质表观消化率＝\frac{食物氮－粪氮}{食物氮}×100\%$$

3. 蛋白质利用率

蛋白质利用率反映食物蛋白质被消化吸收后在体内被利用的程度，常用生物学方法和化学方法测定，下面介绍几种常用指标。

（1）蛋白质生物价（biological value，BV）：是反映食物蛋白质经消化吸收后，被机体利用的程度，其最大值为 100。

$$BV＝\frac{储留氮}{吸收氮}×100$$

食物蛋白质生物价越高，说明该食物蛋白质中有越多氨基酸被用以合成人体组织，越少氨基酸经肝、肾代谢释放能量或由尿中排出多余氮，对肝、肾的负担相对较小。生物价对肝、肾疾病患者的膳食有指导意义。常见食物的蛋白质生物价：鸡蛋 94，牛奶 85，鱼肉 83，猪肉 74，大米 77，大豆 64，玉米 80，花生 59。

（2）蛋白质净利用率（net protein utilization，NPU）：是反映食物中蛋白质被机体利用的程度。

$$NPU = \frac{储留氮}{食物氮} \times 100\% = 消化率 \times 生物价$$

（3）蛋白质功效比值（protein efficiency ratio，PER）：指实验期内动物平均每摄入 1g 蛋白质所增加的体重（g）。一般选择出生后 21～28d 刚断奶的雄性大白鼠（体重 50～60g），给予含被测蛋白质（唯一蛋白质来源，占饲料的 10%）的合成饲料喂养 28d，每周称量体重，计算实验期间动物体重增加量和蛋白质摄入总量，再按下式计算：

$$PER = \frac{动物增加体重（g）}{摄入食物蛋白质（g）}$$

同一食物在不同实验条件下测得的蛋白质功效比值往往有明显差异，为了使实验结果具有一致性、可比性，实验期间常用酪蛋白（标准试剂）作为参考蛋白质设计对照组，无论酪蛋白组的功效比值多少，均换算为 2.5，然后按下式计算被测蛋白质的功效比值：

$$校正 PER = \frac{实验组功效比值}{对照组功效比值} \times 2.5$$

4. 氨基酸评分（amino acid score，AAS）

氨基酸评分也称蛋白质化学评分（chemical score），是评估蛋白质质量最简单的方法。

$$AAS = \frac{每克待评蛋白质中第一限制氨基酸（mg）}{每克参考蛋白质中同种氨基酸（mg）} \times 100$$

确定食物的蛋白质氨基酸评分需先按上式计算被测蛋白质每种必需氨基酸的评分值，然后再找出第一限制氨基酸（最低的必需氨基酸）评分值，即为该蛋白质的氨基酸评分。氨基酸评分方法虽简单，但缺点是没有考虑食物蛋白质的消化率。

（二）参考摄入量

膳食中蛋白质供能以占总能量的 10%～15% 为宜，为改善膳食蛋白质的质量，一般要求动物性蛋白质和大豆蛋白质等优质蛋白质占总量的 30%～50%。根据我国居民膳食结构模式和蛋白质需要量研究，2000 年中国营养学会建议我国居民膳食蛋白质推荐摄入量（RNI）为婴儿 1.5～3g/（kg·d），儿童 35～75g/d，青少年 80～85g/d，成年男性和女性按不同活动强度分别为 75～90g/d 和 65～80g/d，孕妇和乳母另加 5～20g/d，老年期男女分别酌减至 75g/d 和 65g/d。中国居民膳食蛋白质推荐摄入量（RNI）详见表 1-2。

表 1-2　中国居民膳食蛋白质推荐摄入量（RNI，g/d）

年龄（岁）	男	女
0～	均为 1.5～3.0g/（kg·d）	
1～	35	35
2～	40	40
3～	45	45
4～	50	50

续　表

年龄（岁）	男	女
5～	55	55
6～	55	55
7～	60	60
8～	65	65
10～	70	65
11～	75	75
14～	85	80
18[a]～		
轻体力劳动	75	65
中体力劳动	80	70
重体力劳动	90	80
孕妇		
孕早期		＋5
孕中期		＋15
孕晚期		＋20
乳母		＋20
60[b]～	75	65

注：a指成年人按 1.16g/（kg·d）计；b指老年人按 1.27g/（kg·d）或蛋白质占总能量的 15％计。
（引自中国营养学会.中国居民膳食营养素参考摄入量.北京：中国轻工业出版社,2000.）

（三）食物来源

蛋白质的来源可分为植物性蛋白质和动物性蛋白质两大类。一般来说,动物性食物和植物性食物中的大豆及其制品蛋白质含量丰富,米、面等谷类蛋白质含量中等,蔬菜、水果中蛋白质含量较少。富含蛋白质的食物有：奶类如牛奶、羊奶、马奶等；畜肉如牛、羊、猪、狗等；禽肉如鸡、鸭、鹅等；蛋类如鸡蛋、鸭蛋、鹌鹑蛋等；水产类如鱼、虾、蟹等；豆类如黄豆、青豆、黑豆等；干果类如瓜子、核桃、杏仁、松子等。此外,鸡爪、牛筋、猪蹄等也含有丰富的胶原蛋白。常见食物的蛋白质含量详见表 1－3。

表 1－3　常见食物的蛋白质含量（g/100g）

食物名称	蛋白质	食物名称	蛋白质
虾米（海米）	43.7	黄鳝	18.0
黄豆	35.0	鲤鱼	17.6
牛蹄筋	34.1	河蟹	17.5
虾皮	30.7	河虾	16.4
葵花子（炒）	22.6	豆腐干	16.2

食物名称	蛋白质	食物名称	蛋白质
花生(炒)	21.7	鸭(x̄)	15.5
豌豆	20.3	猪肉(肥瘦)	13.2
全脂牛奶粉	20.1	鸡蛋(白皮)	12.7
牛肉(肥瘦)	19.9	小麦粉(标准粉)	11.2
鸡(x̄)	19.3	稻米	7.4

第三节　脂　类

一、概　述

脂类(lipids)是脂肪(fat)和类脂(lipoids)的总称。脂肪即由 1 分子甘油和 3 分子脂肪酸(fatty acid,FA)组成的甘油三酯(triglycerides,TG);类脂包括磷脂、糖脂、胆固醇(cholesterol)等,是构成神经组织和细胞膜的主要成分。食物中的脂肪酸根据饱和程度可分为饱和脂肪酸(saturated fatty acid,SFA)和不饱和脂肪酸(unsaturated fatty acid,UFA),不饱和脂肪酸又可分为单不饱和脂肪酸(monounsaturated fatty acid,MUFA)和多不饱和脂肪酸(polyunsaturated fatty acid,PUFA)。脂肪酸的饱和程度不仅影响机体健康,还影响脂肪本身的物理状态。一般来说,脂肪中的脂肪酸饱和程度越高,烃链越长,熔点也越高。动物脂肪饱和脂肪酸含量高,常温下呈蜡状固态,称为脂,例如猪油。植物脂肪不饱和脂肪酸含量高,常温下呈液态,称为油,例如豆油。脂肪酸还可按碳链长短分为 14 碳以上(含)的长链脂肪酸(long-chain fatty acids,LCFA)、8～12 碳的中链脂肪酸(medium-chain fatty acids,MCFA)和 2～6 碳的短链脂肪酸(short-chain fatty acids,SCFA);还可按脂肪酸空间结构分为顺式脂肪酸(cis-fatty acid)和反式脂肪酸(trans-fatty acid);按不饱和脂肪酸第一个双键的位置分为 $\omega-3(n-3)$ 系、$\omega-6(n-6)$ 系和 $\omega-9(n-9)$ 系不饱和脂肪酸,如 $\omega-3(n-3)$ 系不饱和脂肪酸指该系列不饱和脂肪酸第一个不饱和键在第三(从甲基端开始)和第四个碳原子之间。亚麻酸、二十碳五烯酸(eicosapentaenoic acid,EPA)、二十二碳六烯酸(docosahexaenoic acid,DHA)属 $\omega-3$ 系不饱和脂肪酸,亚油酸和花生四烯酸属 $\omega-6$ 系不饱和脂肪酸,其中,亚油酸和亚麻酸是必需脂肪酸,即人体不可缺少而自身又不能合成,必须通过食物供给的脂肪酸。目前 $\omega-3$ 系和 $\omega-6$ 系不饱和脂肪酸对慢性疾病的作用是营养学上的研究热点之一。

二、生理功能

(一)脂肪的主要生理功能

1. 贮存和提供能量

人体摄入过多能量后以脂肪形式贮存,当需要时再分解为甘油和脂肪酸并释放出能量。

脂肪中碳、氢含量高于蛋白质和碳水化合物,所以能量密度更高,1g脂肪可供能量约为 39.6kJ (9kcal)。人体休息状态时 60% 的能量来源于体内脂肪,运动或长时间饥饿时脂肪供能比例更高。但因机体不能利用脂肪酸分解的 2 个碳的化合物合成葡萄糖,所以脂肪不能为脑、神经细胞、血细胞提供能量。充足的脂肪和碳水化合物一样,也能保护蛋白质不被用来作为能源物质,而使其更有效地发挥其他重要生理功能,这就是脂肪的节约蛋白质作用。脂肪细胞可不断贮存脂肪,人体可因摄入过多能量而不断积累脂肪导致肥胖程度日益加重。

2. 构成机体组织、分泌生物活性物质

脂肪是细胞维持正常结构和功能必不可少的重要成分,如细胞膜中含大量的类脂特别是磷脂和胆固醇;脂肪组织还能分泌大量的生物活性物质,如瘦素、肿瘤坏死因子、抵抗素、雌激素、脂联素等,参与机体的代谢、免疫、生长、发育等生理过程。

3. 维持体温、保护器官

脂肪不仅可以直接提供能量,皮下脂肪还能起到隔热保温作用,使体温保持正常和相对恒定;皮下和肠系膜脂肪组织还类似体内组织器官的防震填充物,起着支撑、衬垫作用,可保护内部器官免受外力冲击。

4. 特殊生理作用

脂肪由胃进入十二指肠,可刺激产生肠抑胃素,使肠蠕动受到抑制,导致食物由胃进入十二指肠的速度相对缓慢,所以食物中的脂肪可增加饱腹感;脂肪作为烹调加工的重要原料,可以改善食物的色、香、味、形等感官性状,促进食欲;食物脂肪还是各类脂溶性维生素的食物来源,并促进它们的吸收。

(二)常见类脂的主要生理功能

1. 生物膜的重要构成成分

磷脂和胆固醇等类脂是生物膜的重要构成成分,对维持生物膜的结构和功能起重要作用。如磷脂中的不饱和脂肪酸有利于膜的流动性,饱和脂肪酸和胆固醇则有利于膜的坚固性。生物膜由于磷脂等构成的脂质双分子层,使膜两侧的亲水性物质不能自由通过,对维持细胞结构和功能的正常起重要作用。但磷脂能帮助部分脂类和脂溶性物质如脂溶性维生素、激素等通过细胞膜,促进细胞内外的物质交流。

2. 合成生物活性物质

胆固醇是胆汁酸、性激素(如睾酮、雌二醇)、肾上腺皮质激素(如皮质醇、醛固酮)和维生素 D_3 等重要生物活性物质的前体。

3. 其他

磷脂等可作为乳化剂,有利于脂肪的吸收、转运、代谢;类脂中所含的脂肪酸在体内氧化分解,也可提供机体能量;磷脂等有利于胆固醇的溶解和排泄,有助于降低血脂,防止动脉粥样硬化的形成。

三、应　用

(一)参考摄入量

脂肪摄入过多可导致肥胖、心血管疾病、糖尿病、脂肪肝等发病率的升高,限制脂肪摄入已成为预防此类疾病的重要措施。一般人群摄入脂肪的供能应占总能量的 20%～30% 为宜,饱

和脂肪酸供能应小于总能量的 10％，胆固醇摄入每天不应超过 300mg。另外，还应注意日常
生活中限制反式脂肪酸的摄入。

（二）食物来源

人类膳食脂肪主要来源于动物的脂肪组织和肉类以及植物的种子。其中，动物性食物主
要有畜禽肉类、鱼类、奶类、蛋类，植物性食物主要有植物油和坚果类，如菜油、大豆油、麻油、花
生、芝麻、核桃、瓜子仁等。动物脂肪相对含饱和脂肪酸较多，而植物油主要含不饱和脂肪酸。
必需脂肪酸中的亚油酸普遍存在于植物油中，而亚麻酸在豆油和紫苏子油中含量较高。另外，
含磷脂较为丰富的食物有蛋黄、肝、大豆、麦胚、花生等；含胆固醇丰富的食物有动物脑、肝、肾、
蛋黄、肉类、奶类等；而鱼（深海鱼）、贝类食物中相对含 EPA、DHA 较多。常见食物的脂肪、胆
固醇含量详见表 1－4。

表 1－4　常见食物的脂肪、胆固醇含量（100g 食物）

食物名称	脂肪（g）	胆固醇（mg）	食物名称	脂肪（g）	胆固醇（mg）
猪油（炼）	99.6	93	鸡蛋（x̄）	8.8	585
猪肉（肥）	88.6	109	羊肉（瘦）	3.9	60
猪肉（肥瘦）	37.0	80	猪肺	3.9	290
鸭蛋黄	33.8	1576	猪肝	3.5	288
鸡蛋黄	28.2	1510	牛乳（x̄）	3.2	15
猪蹄（熟）	17.0	86	鲫鱼	2.7	130
鸭蛋	13.0	565	河蟹	2.6	267
鹌鹑蛋	11.1	515	虾皮	2.2	428
松花蛋（鸭蛋）	10.7	608	塘水虾（草虾）	1.2	264
猪脑	9.8	2571	海蜇头	0.3	10

第四节　维生素

维生素（vitamin）是维持机体正常生理功能及细胞内特异性代谢反应所必需的一类低分
子有机化合物。大多数维生素不能在体内合成或合成量不能满足机体需要，必须由食物供给。
维生素不参与机体组成，也不提供能量，机体对维生素的需要量很小，但维生素对于维持机体
的基本功能如生长、代谢和维持细胞完整性等必不可少。维生素按照溶解性可分为脂溶性维
生素和水溶性维生素两大类。

1. 脂溶性维生素

脂溶性维生素包括维生素 A、D、E、K。它们不溶于水而溶于脂肪和有机溶剂，所以在食
物中常与脂类共存，其吸收过程也需要脂肪的参与。该类维生素如摄入过量可引起中毒，摄入
过少时相应的缺乏症出现较缓慢。脂溶性维生素主要来源于植物油、坚果类和动物性食物。
主要储存于脂肪组织和肝脏中。

2. 水溶性维生素

水溶性维生素包括 B 族维生素（维生素 B_1、B_2、B_6、B_{12}、烟酸、叶酸、泛酸、生物素等）和维

生素 C。它们溶于水却不溶于脂肪和有机溶剂,在体内仅少量储存,多余部分随尿液排出体外。一般无毒性,但摄入极大量也可出现中毒。如摄入过少可较快出现缺乏症。水溶性维生素食物来源十分广泛。

人体维生素摄入应以食物来源为主,不可盲目过量补充维生素制剂,尤其是脂溶性维生素,以免出现中毒现象。

一、维生素 A

(一)概　述

维生素 A 又称视黄醇(retinol)、抗干眼病维生素,包括所有具有视黄醇生物活性的化合物,即动物性食物来源的维生素 A_1(视黄醇)、维生素 A_2(视黄醛或称脱氢视黄醇,活性仅为视黄醇的 40%)和植物性食物来源的维生素 A 原。维生素 A 原即为在体内可转化生成视黄醇的 α-胡萝卜素、β-胡萝卜素、γ-胡萝卜素等类胡萝卜素。

(二)生理功能

1. 维持正常的视觉

维生素 A 是构成视觉细胞内感光物质视紫红质的原料。维生素 A 缺乏,视紫红质合成减少,可出现暗适应能力下降,夜间视力减退,严重者导致夜盲症。维生素 A 缺乏,还可引起角膜上皮的脱落、增厚、角化,使原来透明的角膜变得不透明,从而影响视觉。

2. 维持上皮细胞的生长与分化

维生素 A 在维持上皮细胞的正常生长和分化中起重要作用。维生素 A 缺乏可引起眼睛、皮肤、呼吸道、消化道、泌尿道等多个组织的上皮干燥、增生、角化,出现各种症状:维生素 A 缺乏可引起眼结膜和角膜上皮组织变性,发展为干眼病,甚至角膜软化、角膜溃疡;皮脂腺和汗腺角化可使皮肤干燥,如毛囊周围角化过度易出现丘疹、毛发脱落;口腔、呼吸道、消化道、泌尿道的黏膜角化可使细菌易于侵入,引起感染。

3. 促进生长和骨骼发育

维生素 A 有助于细胞的增殖和生长,为胚胎发育、骨骼正常生长发育所需。维生素 A 缺乏可引起味觉减弱、食欲减退,骨骼和牙齿发育不良,儿童容易出现生长发育迟缓。

4. 抑制肿瘤

流行病学研究和动物实验均提示维生素 A 及其衍生物具有防癌抗癌的作用。其机制可能为:维生素 A 有促进上皮细胞正常增生、分化的功能;维生素 A 能降低机体对某些化学性致癌物质的敏感性;类胡萝卜素可捕获能引起细胞癌变的自由基和单线氧,提高机体的抗氧化能力。

5. 调节免疫功能

维生素 A 对机体免疫系统有重要作用。维生素 A 缺乏可使机体特异性和非特异性免疫功能降低,对细菌、病毒、寄生虫感染的易感性增加。这可能与维生素 A 参与免疫球蛋白等糖蛋白的合成有关。

(三)应　用

1. 参考摄入量

维生素 A 的需要量受年龄、性别、膳食等多种因素的影响,其单位目前多采用视黄醇当量

(retinol equivalent,RE)来表示,即膳食中所有具有视黄醇活性的物质(包括维生素 A₁、维生素 A₂ 和维生素 A 原)的总量(μg)。维生素 A 原在体内转化为维生素 A₁ 的换算关系为:

$$1\mu g \text{ 视黄醇} = 1\mu g \text{ 视黄醇当量}$$
$$1\mu g \text{ β-胡萝卜素} = 0.167\mu g \text{ 视黄醇}$$
$$1\mu g \text{ 其他类胡萝卜素} = 0.084\mu g \text{ 视黄醇}$$
$$1IU \text{ 维生素 A} = 0.3\mu g \text{ 视黄醇} = 0.344\mu g \text{ 醋酸维生素 A 酯}$$

膳食中总视黄醇当量(μgRE)=视黄醇(μg)+β-胡萝卜素(μg)×0.167+其他类胡萝卜素(μg)×0.084

根据 2000 年中国营养学会制定的中国居民营养素参考摄入量,我国居民维生素 A 的推荐摄入量（RNI）为男性 800μgRE/d,女性 700μgRE/d,孕早期 800μgRE/d,孕中、后期 900μgRE/d,乳母 1200μgRE/d。

2. 食物来源

维生素 A 仅存在于动物性食物中,以肝脏含量最为丰富,鱼肝油、乳制品和禽蛋也是很好的食物来源;维生素 A 原主要存在于深色蔬菜和水果中,如胡萝卜、菠菜、豌豆苗、红心甜薯、南瓜、青椒、柿子、杏、芒果等。常见食物的维生素 A 与胡萝卜素含量详见表 1-5、表 1-6。

表 1-5　常见食物维生素 A 含量(μg/100g)

食物名称	维生素 A	食物名称	维生素 A
羊肝	20972	鹌鹑蛋	337
鸡肝	10414	鸡蛋(白皮)	310
猪肝	4972	奶油	297
鸭蛋黄	1980	河蚌	243
鸭肝	1040	全脂牛奶粉	141
鸡心	910	江虾(沼虾)	102
鸡蛋黄	438	猪肉(瘦)	44
河蟹	389	牛乳(x̄)	24

表 1-6　常见食物胡萝卜素含量(μg/100g)

食物名称	胡萝卜素	食物名称	胡萝卜素
西兰花	7210	小白菜	1680
胡萝卜(黄)	4010	蜜橘	1660
芹菜叶	2930	韭菜	1410
菠菜	2920	辣椒(红,小)	1390
豌豆苗	2667	哈密瓜	920
苋菜(绿)	2110	芒果	897
金针菜(黄花菜)	1840	南瓜	890
生菜	1790	红薯(红心)	750

二、维生素 D

（一）概　述

维生素 D 是具有钙化醇生物活性的一类化合物,又称抗佝偻病因子。维生素 D 有两种形式:麦角钙化醇(维生素 D_2)和胆钙化醇(维生素 D_3)。人体可从两个途径获得维生素 D,即通过食物摄取或皮下 7-脱氢胆固醇经阳光照射转化而来。经常接受一定量的日光照射是预防维生素 D 缺乏最安全、最有效的方法。这两种途径获得的维生素 D,绝大部分经肝、肾羟化为维生素 D_3 的活性形式即 $1,25-(OH)_2-D_3$。

（二）生理功能

1. 促进骨和牙齿的钙化

维生素 D 可以通过不同的途径增加机体对钙、磷的利用,促进骨、软骨和牙齿的钙化,以维持机体正常代谢和生长发育,预防儿童佝偻病和成人骨质软化症、骨质疏松症(osteoporosis,OP)的发生。

2. 维持血清钙、磷浓度的稳定

维生素 D 与甲状旁腺素、降钙素等共同作用维持血钙、磷浓度的恒定。当血钙水平降低时,维生素 D 可从多途径提高血钙水平,如促进小肠黏膜上皮中钙结合蛋白的合成,增进钙的转运、吸收;直接作用于肾,促进肾小管对钙的重吸收,减少尿液中钙的丢失量;增强骨钙动员,提高血钙水平。当血钙过高时,可促进降钙素产生,阻止骨钙动员,增加尿液中钙、磷的排出量,多途径降低血钙水平。

3. 调节机体免疫功能

维生素 D 具有免疫调节作用,可改变机体对感染的反应。另外,维生素 D 还参与调节机体的生长发育和心血管正常功能的维持。

（三）应　用

1. 参考摄入量

维生素 D 的来源有两条途径,因日光照射量的个体差异较大,所以难以精确估计膳食中的需要量。根据 2000 年中国营养学会制定的中国居民营养素参考摄入量,我国居民维生素 D 的推荐摄入量(RNI)为 11 岁以下、50 岁以上、中期与晚期孕妇和乳母 $10\mu g/d$,11～50 岁 $5\mu g/d$。维生素 D 的量也可用 IU 表示,其换算关系为:1IU 维生素 D$=0.025\mu g$ 维生素 D。

2. 食物来源

动物性食物是维生素 D 的主要来源,鱼肝油、海鱼、肝脏、奶油、蛋黄等维生素 D 含量均较高。蔬菜、谷物中几乎不含维生素 D。目前多采用在牛奶和婴幼儿食品中强化维生素 D 作为预防维生素 D 缺乏的措施之一。常见食物维生素 D 含量详见表 1-7。

表 1-7　常见食物维生素 D 含量(IU/100g)

食物名称	维生素 D	食物名称	维生素 D
鱼肝油	8500	奶油	100
猪油(熟)	2800	鸡肝(炖)	67

食物名称	维生素 D	食物名称	维生素 D
鲱鱼	900	鸡蛋	50～60
鲑鱼	154～550	猪肝	44～45
鸡蛋黄	158	牛乳	41

三、维生素 E

（一）概　述

维生素 E 又名生育酚（tocopherol），是一组具有 α-生育酚活性的生育酚和三烯生育酚的总称，包括 α、β、γ、δ-生育酚和 α、β、γ、δ-三烯生育酚 8 种化合物。其中以 α-生育酚在自然界分布最广并且生物活性最高。维生素 E 不溶于水而呈脂溶性，对氧敏感，易被氧化破坏，主要通过胆汁排泄，部分代谢产物可经尿液排出。

（二）生理功能

1. 抗氧化作用

维生素 E 是一种强抗氧化剂，它与超氧化物歧化酶、谷胱甘肽过氧化酶、类胡萝卜素、维生素 C、硒、谷胱甘肽等共同组成体内的抗氧化系统。维生素 E 作为抗氧化剂，可保护细胞膜上的多不饱和脂肪酸、细胞骨架和蛋白质中的巯基免受自由基攻击，维持细胞的完整性。也有助于防止维生素 A、维生素 C、ATP 和含铁蛋白的氧化。研究发现维生素 E 具有抗动脉硬化、延缓衰老、抑制肿瘤、改善免疫、保护视觉等功能，可能与其抗脂质过氧化作用有关。

2. 保持红细胞完整性

维生素 E 缺乏可致红细胞生存时间缩短、数量减少。早产儿由于胎盘转运维生素 E 的效率较低可导致维生素 E 缺乏，容易发生溶血性贫血，临床上可补充维生素 E 予以治疗。

3. 其他

维生素 E 参与机体 DNA 和维生素 C 的合成，也与精子生成、生殖能力有关，动物实验发现维生素 E 缺乏可致睾丸萎缩、生殖障碍，但人类尚未发现因维生素 E 缺乏而出现的不孕症，也未发现维生素 E 与性激素分泌有关。

（三）应　用

1. 参考摄入量

维生素 E 以 8 种形式存在，活性各不相同，其中活性最高的 α-生育酚包括来源于食物的 d-α-生育酚和人工合成的 dl-α-生育酚（活性为 d-α-生育酚的 74%）。目前，常用 α-生育酚当量（α-tocopherol equivalent，α-TE）表示膳食中总的维生素 E 的活性。

膳食中总的 α-TE(mg)＝d-α-T(mg)＋0.74dl-α-T(mg)＋0.5β-T(mg)＋0.1γ-T(mg)＋0.3TT(三烯生育酚，mg)

$$1IU \text{ 维生素 } E = 0.67mg \text{ } d-α-\text{生育酚}$$

根据 2000 年中国营养学会制定的中国居民营养素参考摄入量，我国居民维生素 E 的适宜摄入量（AI）为 14 岁以上成年人、老年人、孕妇、乳母 14mg α-TE/d，0～1 岁为 3mg α-TE/d，1～4

岁为 4mg α-TE/d,4～7 岁为 5mg α-TE/d,7～11 岁为 7mg α-TE/d,11～14 岁为 10mg α-TE/d。

2. 食物来源

维生素 E 广泛存在于天然食物中,含量比较高的食物有各种植物油、麦胚、坚果、豆类和谷类。肉类、乳类等动物性食物和蔬菜、水果中含量较少。常见食物维生素 E 含量详见表 1-8。

表 1-8　常见食物维生素 E 含量(mg/100g)

食物名称	维生素 E	食物名称	维生素 E
鹅蛋黄	95.70	花生油	42.06
豆油	93.08	芝麻(白)	38.28
葵花子仁	79.09	茶油	27.90
芝麻油(香油)	68.53	葵花子(炒)	26.46
山核桃(干)	65.55	小麦胚粉	23.20
玉米油	50.94	色拉油	24.01
芝麻(黑)	50.40	黄豆	18.90
核桃(干)	43.21	花生仁(生)	18.09

四、维生素 K

(一) 概　述

维生素 K 又称抗凝血因子。植物合成的为维生素 K_1,是人类食物中维生素 K 的主要来源,细菌合成的为维生素 K_2,动物组织中两者均有。维生素 K 类化合物加热不易破坏,但对酸、碱、紫外线敏感,脂肪酸败时易被破坏失去活性。

(二) 生理功能

1. 参与凝血

维生素 K 作为维生素 K 依赖羧化酶的辅酶,参与蛋白质翻译后修饰的羧化反应。涉及的蛋白质包括凝血酶原、凝血因子Ⅶ、Ⅸ、Ⅹ、蛋白 S、骨钙蛋白等。凝血因子羧化后才具有钙结合能力,启动凝血机制。维生素 K 缺乏可引起凝血功能障碍和出血性疾病。婴儿由于前期维生素 K 经胎盘转运量少、母乳中含量相对较低、肠道因无菌状态合成量少等原因相对易出现维生素 K 缺乏。

2. 调节骨代谢

骨钙蛋白是骨骼中存在的最丰富的维生素 K 依赖蛋白,具有与钙结合的特性,可能与骨骼钙化、更新有关。临床上通过测定血浆总骨钙蛋白水平可协助诊断某些代谢性骨病。

(三) 应　用

1. 参考摄入量

由于缺乏中国居民维生素 K 的摄入资料,中国营养学会仅建议成年人的适宜摄入量(AI)为 $120\mu g/d$,青少年按 $2\mu g/(kg \cdot d)$ 计算。

2. 食物来源

虽然肠道细菌可合成维生素 K,但目前认为十二指肠、回肠的菌群合成的维生素 K 不是人体主要来源。绿叶蔬菜和苜蓿类植物中维生素 K 含量丰富,是维生素 K 良好的食物来源。牛奶、肉类、蛋类、谷类、水果和其他蔬菜维生素 K 含量较少。常见食物维生素 K 含量详见表 1－9。

表 1－9　常见食物维生素 K 含量(mg/100g)

食物名称	维生素 K	食物名称	维生素 K
菠菜	380	胡萝卜	10
生菜	315	奶油	7
豆油	193	西红柿	6
圆白菜	145	肝	5
芦笋	60	玉米油	3
干黄豆	47	土豆	1
干扁豆	22	鲜肉	<1
黄瓜	20	鲜鱼	<1

五、维生素 B_1

(一) 概　述

维生素 B_1 又称硫胺素,由于其具有预防和治疗脚气病的作用,又称作抗脚气病维生素、抗神经炎因子。维生素 B_1 在体内以不同的磷酸化形式存在,如单磷酸硫胺素 (thiamin monophosphate,TMP)、焦磷酸硫胺素(thiamin pyrophosphate,TPP)、三磷酸硫胺素(thiamin triphosphate,TTP),主要以辅酶形式起作用。维生素 B_1 在酸性环境中比较稳定,但在碱性溶液中特别是加热时很容易被破坏,因此在煮粥、煮豆或蒸馒头时,不宜加入碱性物质。

(二) 生理功能

1. 参与物质、能量代谢

机体能量代谢和碳水化合物、蛋白质、脂肪三大营养素的代谢是一个相互联系、错综复杂的过程,主要是以 TPP 为辅酶形式通过氧化脱羧作用和参与转酮醇酶反应两种途径参与其中,维生素 B_1 摄入不足可对机体产生广泛影响。

2. 调节神经生理活动

在神经组织中,硫胺素主要以 TTP 形式存在。硫胺素缺乏常导致脚气病,主要影响心血管系统和神经系统,患者可表现头痛、失眠、不安、易怒、健忘等神经系统症状。硫胺素对神经组织的作用机制尚未明确,可能与钠离子通道、乙酰胆碱的合成与释放、支链氨基酸代谢等有关。

3. 其他

硫胺素还与机体心功能、胃肠道功能有关。硫胺素缺乏可引起心功能失调,表现为心动过速、心悸、气喘、水肿等症状,严重者可致心力衰竭。硫胺素缺乏还可使胃肠蠕动减弱、消化液分泌减少,导致食欲下降、消化不良、便秘等。

(三)应 用

1. 参考摄入量

人体对硫胺素的需要量受很多因素影响。根据 2000 年中国营养学会制定的中国居民营养素参考摄入量,我国居民硫胺素推荐摄入量(RNI)为成年男性 1.4mg/d,女性 1.3mg/d,孕妇 1.5mg/d,乳母 1.8mg/d;其余年龄段中 1～3 岁 0.6mg/d,4～6 岁 0.7mg/d,7～10 岁 0.9mg/d,11～13 岁 1.2mg/d。

2. 食物来源

硫胺素在天然食物中广泛存在,未精加工的谷类食物是最重要的膳食来源,但随着谷类被碾磨成精白米面,并在烹饪中加碱,硫胺素含量有较大程度的损失。瘦肉、动物内脏、豆类、种子、坚果等食物也是硫胺素的良好来源,蛋、奶、水果、蔬菜中含量较低。部分食物如茶叶、海产品等还含有可分解硫胺素的酶,影响硫胺素活性。常见食物维生素 B_1 含量详见表 1-10。

表 1-10 常见食物维生素 B_1 含量(mg/100g)

食物名称	维生素 B_1	食物名称	维生素 B_1
葵花子仁	1.89	黄豆	0.41
猪大排	0.80	玉米面(白)	0.34
咸肉	0.77	粳米(标三)	0.33
花生仁(生)	0.72	小米	0.33
芝麻(黑)	0.66	猪肾	0.31
榛子	0.62	麸皮	0.30
猪肉(瘦)	0.54	牛心	0.26
豌豆	0.49	面条(艾)	0.22

六、维生素 B_2

(一)概 述

维生素 B_2 又称核黄素,在体内主要以黄素单核苷酸(flavin mononucleotide,FMN)、黄素腺嘌呤二核苷酸(flavin adenine dinucleotide,FAD)的形式参与氧化还原反应。维生素 B_2 在酸性溶液中稳定,在碱性环境中不稳定,游离维生素 B_2 对光敏感,特别是在紫外线照射下可有大量损失。食物中的维生素 B_2 大多数以复合化合物即黄素蛋白形式存在,在加工、烹调过程中损失较少。

(二)生理功能

维生素 B_2 主要以 FMN、FAD 的形式作为多种黄素酶类的辅基,参与体内生物氧化与能量代谢。除在细胞呼吸链中发挥重要作用,还参与碳水化合物、蛋白质、脂肪、烟酸、维生素 B_6、叶酸的代谢。核黄素还具有较强的抗氧化活性,FAD 可作为谷胱甘肽还原酶的辅酶,参与体内的抗氧化防御系统,维持还原性谷胱甘肽的浓度和活性。核黄素摄入不足可导致很多严重的生理改变,如生长停滞、毛发脱落、生殖功能下降和口角炎、唇炎、舌炎、脂溢性皮炎、角膜溃疡等一系列皮肤、口腔、眼部症状。

(三) 应　用

1. 参考摄入量

人体对核黄素的需要量受多种因素的影响。根据 2000 年中国营养学会制定的中国居民营养素参考摄入量,我国居民核黄素推荐摄入量(RNI)为成年男性 1.4mg/d,女性 1.2mg/d,孕妇、乳母 1.7mg/d。特殊环境或特殊作业条件下(寒冷、高原、煤矿工人等)摄入量可酌情增加。

2. 食物来源

核黄素广泛存在于食物中,动物内脏、奶类、蛋类和各种肉类中含量较高,谷类、蔬菜、水果中也有一定含量。谷类、蔬菜是我国居民核黄素的主要来源,但谷类加工成精白米面后核黄素存留减少。常见食物维生素 B_2 含量详见表 1-11。

表 1-11　常见食物维生素 B_2 含量(mg/100g)

食物名称	维生素 B_2	食物名称	维生素 B_2
猪肝	2.08	猪心	0.48
羊肝	1.75	鸡蛋(红皮)	0.32
冬菇(干)	1.37	黄豆	0.20
蘑菇(干)	1.10	猪肉(肥、瘦)	0.16
紫菜(干)	1.02	荠菜	0.15
牛肾	0.85	牛乳($\bar{x}$)	0.14
苜蓿	0.73	稻米($\bar{x}$)	0.05
鹌鹑蛋	0.49	馒头(标准粉)	0.05

七、烟　酸

(一) 概　述

烟酸又名尼克酸、抗癞皮病因子、维生素 PP、维生素 B_3,在体内主要以辅酶I(nicotinamide adenine dinucleotide,NAD^+)、辅酶II(nicotinamide adenine dinucleotide phosphate,$NADP^+$)的形式作为脱氢酶的辅酶起作用。烟酸对酸、碱、热、光都很稳定,在加工、烹调过程中损失很少。我国以玉米为主食的地区因烟酸缺乏曾经出现过癞皮病的流行,采取相应措施后得以控制。

(二) 生理功能

NAD、NADP 是体内许多重要脱氢酶的辅酶,烟酸主要以 NAD、NADP 的形式,参与呼吸链的组成,在碳水化合物、脂肪、蛋白质和能量代谢中起重要作用。烟酸还作为酶系统的底物参与二磷酸腺苷(adenonisine disphosphate,ADP)核糖基化过程,影响脱氧核糖核酸(deoxyribonucleic acid,DNA)的修复、复制、细胞分化以及细胞内贮存钙的动员、钙离子的转运等。另外,药理剂量的烟酸还可降低甘油三酯(Triglyceride,TG)、低密度脂蛋白胆固醇(low density lipoprotein cholesterol,LDL - C)、极低密度脂蛋白胆固醇(very low density lipoprotein cholesterol,VLDL - C),升高高密度脂蛋白胆固醇(high density lipoprotein cholesterol,HDL - C),减少非致命性心肌梗死的复发率。烟酸缺乏可引起癞皮病或称为糙皮病,其典型症状为皮炎(dermatitis)、腹泻(diarrhoea)和痴呆(dementia),又称 3D 症状,其中以皮肤症状最为突出,多为分布于身体暴露和易受摩擦部位的对称性皮炎。

(三)应　用

1. 参考摄入量

烟酸可从食物中直接摄取,也可由色氨酸在体内转化而来。烟酸的需要量一般以烟酸当量(niacin equivalent,NE)表示。

$$烟酸当量(mg) = 烟酸(mg) + 1/60 色氨酸(mg)$$

根据 2000 年中国营养学会制定的中国居民营养素参考摄入量,我国居民烟酸的推荐摄入量(RNI)为成年男性 14mgNE/d,女性 13mgNE/d,孕妇 15mgNE/d,乳母 18mgNE/d。

2. 食物来源

烟酸广泛存在于动植物食物中,肉类、内脏、鱼类、豆类、花生和某些全谷类是烟酸的良好来源,乳类和绿叶蔬菜中含量也较高。谷类烟酸含量虽然较高,但受加工程度的影响。植物性食物特别是玉米中的烟酸主要为结合型,不能被人体吸收,以玉米为主食的地区容易发生烟酸缺乏症。常见食物烟酸含量详见表 1 - 12。

表 1 - 12　常见食物烟酸含量(mg/100g)

食物名称	烟酸	食物名称	烟酸
口蘑(白蘑)	44.30	泥鳅	6.2
香菇(干)	20.5	芝麻(黑)	5.9
羊肝	22.1	银耳(干)	5.3
花生(炒)	18.9	葵花子(炒)	4.8
鸡(土鸡,家养)	15.7	蘑菇(鲜蘑)	4.0
猪肝	15.0	明虾	4.0
鸡心	11.5	黄豆	2.1
牛肉(瘦)	6.3	玉米(鲜)	1.8

八、泛　酸

(一)概　述

泛酸又称维生素 B_5,在体内代谢转化形成两种活性形式即酰基载体蛋白(acyl carrier protein,ACP)和辅酶 A(coenzyme A,Co A),参与许多重要的代谢过程。泛酸在中性溶液中对热稳定,在酸性、碱性溶液中对热不稳定。泛酸钙广泛用于食品补充剂,泛酸的衍生物泛醇可应用于化妆品。

（二）生理功能

泛酸的活性形式辅酶 A 和 ACP 是体内重要的乙酰基或脂酰基的载体，对于脂肪酸的合成与降解、磷脂的合成、氨基酸的氧化降解都是必需的。其中辅酶 A 参与脂肪酸生物合成与 β-氧化、柠檬酸循环、酮体合成与氧化、氨基酸和其他有机酸的分解代谢等重要过程；ACP 作为脂肪酸合成酶复合体的组成部分参与脂肪酸的合成。泛酸缺乏可导致机体脂肪合成减少、能量产生不足，出现疲劳、易怒、抑郁、麻痹、肌无力、恶心等症状。人类泛酸缺乏较为罕见。

（三）应　用

1. 参考摄入量

目前还没有评估食物中泛酸含量的公认方法，因此还不能准确给出各年龄段人群的泛酸需要量，其适宜摄入量（AI）是在泛酸补充后尿中排出量的基础上制定的。我国居民泛酸的 AI 为 11 岁以上 5mg/d，孕妇 6mg/d，乳母 7mg/d。

2. 食物来源

泛酸在食物中广泛存在，含量最丰富的是蜂王浆和金枪鱼、鲤鱼的鱼子酱。人类最主要的食物来源是内脏、蘑菇、鸡蛋和某些酵母。全谷物也是良好的食物来源，但易受到加工和烹饪的影响。常见食物泛酸含量详见表 1-13。

表 1-13　常见食物泛酸含量（mg/100g）

食物名称	泛酸	食物名称	泛酸
鸡肝	9.7	黄豆	1.7
猪肝	7.0	小扁豆	1.4
面包酵母	5.3～11.0	稻米（未精制）	1.1
牛肾	3.9	猪肉	0.4～3.1
麦麸	2.9	土豆	0.3
鸡蛋	2.9	胡萝卜	0.27
花生	2.8	牛乳	0.2
蘑菇	2.1	苹果	0.1

九、维生素 B_6

（一）概　述

维生素 B_6 又称吡哆素，在体内有吡哆醇（pyridoxine，PN）、吡哆醛（pyridoxal，PL）、吡哆胺（pyridoxamine，PM）三种活性形式，均可分别被磷酸化成磷酸吡哆醇（pyridoxine 5′-phosphate，PNP）、磷酸吡哆醛（pyridoxal 5′-phosphate，PLP）、磷酸吡哆胺（pyridoxamine 5′-phosphate，PMP），参与能量和多种物质代谢等重要过程。除食物来源外，肠道内微生物也可合成一定量的维生素 B_6。维生素 B_6 在酸性溶液中稳定，在碱性溶液中易被分解破坏，对光也很敏感。

（二）生理功能

维生素 B_6 在体内主要以 PLP 的形式参与多种物质的代谢。

1. 参与氨基酸、糖原、脂肪酸、一碳单位与烟酸的代谢

PLP 是体内 100 多种酶的辅基,这些酶主要涉及氨基酸转氨基、脱羧基等代谢过程,部分酶还参与同型半胱氨酸到半胱氨酸的转硫化过程,协助降低血浆同型半胱氨酸,从而降低心血管疾病的发病率;PLP 是糖原磷酸化酶的辅酶,催化肌肉和肝中的糖原转化;PLP 通过丝氨酸棕榈酰基转移酶参与神经鞘磷脂的生物合成,还参与花生四烯酸、胆固醇的合成与转运;PLP 作为丝氨酸羟甲基转氨酶的辅酶参与一碳单位的代谢,一碳单位代谢障碍可造成巨幼细胞贫血;色氨酸转化成烟酸的过程中也需要 PLP 的酶促反应,维生素 B_6 缺乏可影响烟酸的形成。

2. 参与神经系统、免疫功能的调节

维生素 B_6 作为多种酶的辅助因子参与脑内许多神经递质的合成,如 5 -羟色胺、多巴胺、组胺、去甲肾上腺素等。维生素 B_6 缺乏可出现易激惹、抑郁、人格改变、神智错乱等精神症状,还可出现细胞免疫功能受损表现。维生素 B_6 对免疫功能的影响可能与 PLP 参与一碳单位的代谢、影响胸苷酸合成酶的作用等有关。另外,脑和其他组织中能量转化、核酸代谢、内分泌腺功能、辅酶 A 的生物合成等过程都需要维生素 B_6。

(三) 应　用

1. 参考摄入量

人体对维生素 B_6 的需要量受多种因素的影响,我国对维生素 B_6 的需要量研究较少,主要依据国外的研究资料。结合我国膳食模式特点,目前我国居民维生素 B_6 的适宜摄入量(AI)为 1.2mg/d,50 岁以上老人 1.5mg/d,孕妇、乳母 1.9mg/d。

2. 食物来源

维生素 B_6 广泛存在于动植物性食物中,白色肉类如鸡肉、鱼肉含量最高,肝、蛋黄、豆类、坚果、水果、蔬菜中含量也较丰富。常见食物维生素 B_6 含量详见表 1 - 14。

表 1 - 14　常见食物维生素 B_6 含量(mg/100g)

食物名称	维生素 B_6	食物名称	维生素 B_6
圆醇母	3.00	鸡肝	0.72
啤酒酵母	2.50	脱脂大豆粉	0.72
米糠	2.50	全麦片粥	0.53
葵花子仁	1.25	蘑菇	0.53
金枪鱼	0.90	甜玉米(生)	0.47
牛肝	0.84	牛肾(生)	0.47
黄豆	0.81	鸡肉(油炸、烤)	0.41
核桃	0.73	花生(油烯,加盐)	0.40

十、生物素

(一) 概　述

生物素曾被称为维生素 B_7,在体内主要是作为羧化酶的辅酶参与氨基酸、糖和脂类的代谢。人类生物素缺乏症很少见,但生鸡蛋中含有的抗生物素蛋白可与生物素高度特异性结合,长期摄入生鸡蛋有可能出现相应症状。生物素的衍生物生物胞素具有与生物素类似的活性，两者对空气、光、热都很稳定，但在水溶液、强酸、强碱中易于降解。

（二）生理功能

生物胞素在羧化反应中首先与 CO_2 形成羧基生物胞素，然后再将羧基转移至底物分子，生物素作为羧化酶的辅酶在能量代谢和氨基酸、糖、脂类的代谢中起重要作用；大鼠实验提示药理剂量的生物素能改善葡萄糖耐量，降低胰岛素抵抗，其机制尚未明确；其他动物实验显示生物素对维持各种免疫细胞的正常功能是必需的；另外，生物素还与细胞生长、DNA 合成、唾液酸糖蛋白受体的表达以及烟酸和前列腺素的合成有关。

（三）应　用

1. 参考摄入量

生物素除食物来源外，还可由肠道内的微生物合成。关于生物素需要量的研究相对较少。我国居民生物素的适宜摄入量（AI）为成人 $30\mu g/d$，乳母 $35\mu g/d$。

2. 食物来源

生物素广泛存在于动植物性食物中，蜂王浆和啤酒酵母中含量较高，动物内脏、鸡蛋和部分蔬菜中含量也较丰富。常见食物生物素含量详见表 1-15。

表 1-15　常见食物生物素含量（$\mu g/100g$）

食物名称	生物素	食物名称	生物素
牛肾	100	鸡肉	11
酿酒酵母	80	豌豆	9
黄豆	60	菠菜	7
花生	34	玉米	6
燕麦	24.6	猪肉	5
鸡蛋	20	香蕉	4
菜花	17	胡萝卜	3
小扁豆	13	牛乳	2

十一、维生素 B_{12}

（一）概　述

维生素 B_{12} 又称钴胺素、抗恶性贫血因子，可预防和治疗由于内因子缺乏活性而引起的恶性贫血。维生素 B_{12} 是目前所知唯一含有金属元素的维生素，在体内主要以甲基钴胺素、脱氧腺苷钴胺素（辅酶 B_{12}）两种辅酶形式参与生化反应。维生素 B_{12} 在 pH $4.5\sim5.0$ 的弱酸条件下最稳定，对光、强酸、碱、氧化剂及还原剂敏感，遇热有一定程度的损失。食物中维生素 B_{12} 在体内的吸收是一个复杂的过程，需要胃壁细胞分泌的一种糖蛋白即内因子（intrinsic factor，IF）的参与，未与 IF 结合的部分则随粪便排出体外。

（二）生理功能

1. 参与甲基转移

甲基钴胺素有甲基供体的作用，在蛋氨酸循环中可作为蛋氨酸合成酶的辅酶，将 5-甲基四氢叶酸上的甲基转移给同型半胱氨酸,使蛋氨酸再生,并提高叶酸的利用率。维生素 B_{12} 缺乏一方面可导致高同型半胱氨酸血症,另一方面因叶酸利用下降,其活性形式即 5,10-亚甲基四氢叶酸缺乏,DNA 合成发生障碍,骨髓造血细胞胞核与胞质的发育及成熟不同步(前者较后者迟缓),可发生巨幼细胞贫血。

2. 参与脂肪酸代谢

辅酶 B_{12} 作为甲基丙二酰辅酶 A 变位酶的辅酶参与甲基丙二酸向琥珀酸的转化反应。维生素 B_{12} 缺乏,脂肪酸代谢异常,导致体内合成奇数碳或支链的异常氨基酸,并可能参与神经组织的脂质组成,引起神经系统功能障碍。神经系统损害可能还与高同型半胱氨酸血症有关。

(三)应　用

1. 参考摄入量

维生素 B_{12} 在体内的贮存量少,但肝肠循环对其重复利用和体内含量的稳定十分重要。即使膳食中不含维生素 B_{12},体内的贮存量亦可满足机体大约 6 年的需要而不出现缺乏症状。中国营养学会建议维生素 B_{12} 的适宜摄入量(AI)为 14 岁以上 $2.4\mu g/d$,孕妇 $2.6\mu g/d$,乳母 $2.8\mu g/d$。

2. 食物来源

自然界中的维生素 B_{12} 主要由细菌合成,植物性食物中基本不含维生素 B_{12}。维生素 B_{12} 主要来源于肉类、内脏、鱼类、蛋类。常见食物维生素 B_{12} 含量详见表 1-16。

表 1-16　常见食物维生素 B_{12} 含量($\mu g/100g$)

食物名称	维生素 B_{12}	食物名称	维生素 B_{12}
小牛肝(炸)	87.0	脱脂奶粉	3.99
羊肝(焙)	81.09	鸡蛋黄	3.8
鸡肝(焖)	49.0	金枪鱼	3.0
猪肝	26.0	猪肉	3.0
蛤肉(生)	19.10	羊肉	2.15
沙丁鱼(罐头)	10.0	墨鱼(干)	1.8
海蟹(蒸)	10.0	鸡蛋	1.55
鸭蛋	5.4	鸡肉	1.11

十二、叶　酸

(一)概　述

叶酸(folic acid)又称蝶酰谷氨酸,它在体内的生物活性形式是四氢叶酸(THFA),食物中的叶酸要被还原为 THFA 才能被吸收。近年来,随着叶酸与出生缺陷、心血管疾病、肿瘤、老年性痴呆等疾病关系研究的深入,叶酸已被公认为是与人类健康密切相关的重要维生素。叶酸对酸、热、光等均不稳定,烹调过程中损失率较高。

(二)生理功能

四氢叶酸是一碳单位转移酶的辅酶,可作为甲基、甲酰基等一碳单位的载体,参与体内许多重要的生化反应,包括组氨酸、甘氨酸等氨基酸的代谢过程以及同型半胱氨酸向蛋氨酸的转化,还可直接影响核酸(DNA、RNA)、血红蛋白、甲基化合物(肾上腺素、胆碱、肌酸等)、神经递质(乙酰胆碱等)的合成,对细胞分裂增殖、组织生长以及神经介质的合成具有重要意义。叶酸缺乏可导致巨幼细胞贫血、神经管畸形和高同型半胱氨酸血症。研究还发现叶酸缺乏与先天性心脏病、肿瘤和阿尔茨海默病等疾病有一定关系。

(三) 应　用

1. 参考摄入量

叶酸的摄入量应以膳食叶酸当量(dietary folate equivalent,DFE)表示。

$$DFE(\mu g)＝膳食叶酸(\mu g)＋1.7×叶酸补充剂(\mu g)$$

目前,我国居民叶酸推荐摄入量(RNI)为成人 $400\mu g$ DFE/d,孕妇 $600\mu g$ DFE/d,乳母 $500\mu g$ DFE/d。

2. 食物来源

自然界中的叶酸多以二氢叶酸形式存在,广泛存在于各类动植物性食物中,含量较丰富的有肝、肾、蛋类、豆类、酵母、坚果、绿叶蔬菜和水果。常见食物叶酸含量详见表1-17。

表 1-17　常见食物叶酸含量(μg/100g)

食物名称	维生素 B_{12}	食物名称	维生素 B_{12}
黄豆	381.2	花生	104.9
菠菜	347.0	核桃	102.6
苋菜(红)	330.6	竹笋	95.8
猪肝	236.4	蒜苗	90.7
腐竹	147.6	豌豆	82.6
西红柿	132.1	鸡蛋	75.0
小白菜	115.7	豆腐	66.1
茼蒿	114.3	橘子	52.9

十三、维生素 C

(一) 概　述

维生素 C 又名抗坏血酸,是很好的电子供体,具有强还原性。食物中的维生素 C 包括还原型和脱氢型,两者可通过氧化还原反应相互转变,脱氢型如果继续被氧化或分解则失去抗坏血酸活性。维生素 C 对酸稳定,在碱性或有氧环境中易被氧化,特别是 Cu^{2+}、Fe^{3+} 存在时更易被氧化。

(二) 生理功能

1. 作为生化反应底物和多种酶的辅因子

维生素 C 作为电子供体参与体内多种酶的反应,这些反应与胶原、肉毒碱的生物合成有关。维生素 C 缺乏时,胶原合成受到影响,创伤愈合延缓,毛细血管壁变脆弱,严重时可出现以胶原结构受损害合并毛细血管广泛出血为特征的维生素 C 缺乏症。维生素 C 还参与儿茶酚胺、5-羟色胺、胆汁酸、肾上腺皮质激素的合成。

2. 抗氧化作用

维生素 C 是一种重要的强抗氧化剂,可保护体内维生素 A、维生素 E 和多不饱和脂肪酸等免遭氧化,同时将双硫键(-S-S-)还原为巯基(-SH),已知-SH 在体内与其他抗氧化剂如谷胱甘肽一起清除自由基,阻止脂质过氧化以及某些化学物质的损害,降低胆固醇,延缓动脉粥样硬化的形成,起到保护心血管的作用;维生素 C 还可以影响细胞内基因表达、预防 DNA 氧化损伤产生的作用,对衰老、肿瘤以及许多退行性疾病有一定的防治功能;研究还发现维生素 C 可以阻止胃内 N-亚硝基化合物的合成,降低胃癌的发生危险。

3. 其他

维生素 C 在体内还发挥很多其他重要作用,如促进铁的吸收、转运、贮存,参与叶酸活化,对缺铁性贫血和巨幼细胞贫血有一定防治作用;有助于保持巯基酶的活性和谷胱甘肽的还原状态,发挥解毒作用;还原高铁血红蛋白,恢复其携氧能力;促进免疫球蛋白的合成,增强机体抵抗力。

(三) 应　用

1. 参考摄入量

在我国蔬菜往往经长时间的炒、炖等烹饪过程,维生素 C 损失较多。目前,我国维生素 C 的推荐摄入量(RNI)为成人 100mg/d,中期与晚期孕妇和乳母增至 130mg/d。

2. 食物来源

维生素 C 主要来源于深色新鲜蔬菜和水果,如绿色、红色、黄色的柑橘、鲜枣、猕猴桃、草莓、菠菜、辣椒、西红柿等。动物性食物中动物的肝、肾和肉、鱼、蛋、奶类含少量维生素 C。常见食物维生素 C 含量详见表 1-18。

表 1-18　常见食物维生素 C 含量(mg/100g)

食物名称	维生素 C	食物名称	维生素 C
酸枣	900	菜花(花椰菜)	61
枣(鲜)	243	苦瓜	56
辣椒(红,小)	144	红果(山楂)	53
苜蓿	118	青菜	45
甜椒(灯笼椒)	72	木瓜	43
番石榴	68	荔枝	41
豌豆苗	67	甘蓝(卷心菜)	40
猕猴桃	62	橙	33

第五节　矿物质

目前,人体内可检出元素达 70 余种,除碳、氢、氧、氮主要以有机化合物形式存在外,其余统称为矿物质(mineral)。矿物质在体内分布不均匀,例如钙、磷、镁绝大部分在骨骼和牙齿,铁主要在红细胞中,碘在甲状腺中浓度相对较高。人体内矿物质的营养状况常受到地理环境和膳食习惯的影响,最典型的是地方性缺碘、缺硒。

人体所含矿物质中含量大于体重的 0.01%,成人需要量在 $100mg/d$ 以上的称为常量元素或宏量元素(macroelements),包括钙、磷、钾、钠、镁、硫、氯 7 种。含量小于体重的 0.01%,成人需要量为微克至毫克的称为微量元素(microelements),可分为人体必需的微量元素、人体可能必需的微量元素、具有潜在毒性但低剂量时可能具有必需功能的微量元素三类,其中人体必需的微量元素包括铁、碘、铜、锌、硒、氟、钴、锰、钼、铬 10 种。本章节将介绍部分常量元素和微量元素。

一、钙

(一) 概　述

钙是人体内含量最多的无机元素,成年时可达 $1000\sim1200g$,约占体重的 $1.5\%\sim2.0\%$。其中约 99% 主要以羟磷灰石的形式集中存在于骨骼和牙齿,其余 1% 一半与柠檬酸螯合或与蛋白质结合,另一半则以离子状态存在于软组织、细胞外液和血液中,统称为混溶钙池。骨骼中的钙在破骨细胞作用下不断被释放进入混溶钙池,混溶钙池中的钙也不断沉积于成骨细胞中,使骨骼不断更新。

维生素 D 是促进钙吸收的主要因素,某些氨基酸如赖氨酸、色氨酸、精氨酸和乳糖可与钙形成可溶性物质,也有利于钙的吸收;植酸、草酸、脂肪消化不良时未被吸收的脂肪酸、膳食纤维中的糖醛酸残基等均不利于钙的吸收。

(二) 生理功能

1. 构成骨骼和牙齿

钙是骨骼和牙齿的重要成分。幼儿骨骼约每 $1\sim2$ 年更新一次,至成年后每年更新 $2\%\sim4\%$,约每日 $700mg$,$40\sim50$ 岁后,骨钙溶出大于生成,骨组织中的钙含量每年减少约 0.7%。钙缺乏时主要影响到骨骼的代谢,典型的临床问题有骨质软化症和骨质疏松症。

2. 维持神经与肌肉活动

神经、红细胞、心肌等的细胞膜上都有钙结合部位,Ca^{2+} 从这些部位释放时,膜的结构和功能发生改变,触发细胞内信号,改变细胞膜对钾、钠等阳离子的通透性。因此,钙和钾、钠、镁等离子共同维持着神经、肌肉兴奋性的传导、肌肉的收缩以及心脏的正常搏动。Ca^{2+} 能降低神经、肌肉的兴奋性,若血清钙下降,神经、肌肉的兴奋性增高,可出现手足搐搦症。

3. 参与多种酶活性的调节

Ca^{2+} 参与体内脂肪酶、ATP 酶、腺苷酸环化酶、鸟苷酸环化酶、钙调蛋白等物质的活性调节,影响细胞内一系列生命活动过程。

4. 其他

Ca^{2+} 参与调节质膜的通透性及其转化过程,维持毛细血管的正常通透性,防止炎性渗出和水肿;Ca^{2+} 参与细胞的吞噬、分泌、分裂等活动;Ca^{2+} 参与血液凝固过程;钙结合蛋白能可逆性地与钙相结合,参与各种催化、启动、运输、分泌等过程;钙还与激素分泌、体液酸碱平衡、细胞内稳定性有关。

(三) 应 用

1. 参考摄入量

根据 2000 年中国营养学会制定的中国居民营养素参考摄入量,我国各年龄段人群的膳食钙适宜摄入量(AI)和可耐受最高摄入水平(UL)详见表 1-19。

表 1-19　中国居民膳食钙参考摄入量(DRIs,mg/d)

年龄(岁)	AI	UL	年龄(岁)	AI	UL
0~	300	—	18~	800	2000
0.5~	400	—	50~	1000	2000
1~	600	2000	孕早期	800	2000
4~	800	2000	孕中期	1000	2000
7~	800	2000	孕晚期	1200	2000
11~	1000	2000	乳母	1200	2000
14~	1000	2000			

2. 食物来源

食物中钙的最好来源是奶和奶制品,不仅钙含量丰富(110mg/100g),而且由于乳糖的作用,其吸收率也高,中国营养学会建议每日饮用一定量的奶及其制品。此外,豆类及其制品、虾皮、酥炸小鱼、芝麻酱等也是钙的较好来源。植物性食物烹调时可采用先焯水的方式去除草酸、植酸以提高钙的吸收率。甘蓝菜、花椰菜含钙丰富且草酸含量少,也是钙的较好来源。常见食物钙含量详见表 1-20。

表 1-20　常见食物钙含量(mg/100g)

食物名称	钙	食物名称	钙
虾皮	991	泥鳅	299
榛子(炒)	815	花生仁(炒)	284
奶酪	799	紫菜(干)	264
芝麻(黑)	780	杏仁(原味)	248
苜蓿	713	黑木耳(干)	247
虾米	555	黑豆(黑大豆)	224
塘水虾(草虾)	403	海蟹	208
银耳(干)	369	黄豆	191
海带(干)	348	香菜	170
豆腐干	308	牛乳(x̄)	104

二、磷

(一) 概 述

磷是人体内含量仅次于钙的无机元素,成人体内约含有 400~800g 磷,约占体重的 1%,85% 的磷集中在骨骼和牙齿,其余分布在全身各组织和体液中(其中一半存在于肌肉组织)。

磷与钙关系密切,两者的吸收、代谢均受到维生素 D、甲状旁腺素、降钙素等的调节,钙或磷体内含量过多或者不足都会影响另一个元素的正常利用。

(二)生理功能

1. 构成骨骼、牙齿,并组成重要的生命物质

钙、磷组成的羟磷灰石是骨骼和牙齿的重要成分,其中钙磷比例约为 2:1。人体内还有许多重要的含磷化合物,如核酸、磷蛋白、磷脂、环磷酸腺苷(cAMP)、环磷酸鸟苷(cGMP)和硫胺素焦磷酸酯(TPP)、磷酸吡哆醛等。

2. 参与代谢过程

磷以磷酸形式参与构成三磷酸腺苷(ATP)、磷酸肌酸(CP)等储能、供能物质,在能量的产生、转移、释放过程中起重要作用;体内许多酶系统的辅酶如硫胺素焦磷酸酯(TPP)、磷酸吡哆醛、黄素腺嘌呤二核苷酸(FAD)、烟酰胺腺嘌呤二核苷酸(NAD)等都需要磷的参与,酶蛋白的磷酸化还是调节酶活性的重要方式;葡萄糖磷酸化为葡萄糖-1-磷酸、葡萄糖-6-磷酸是碳水化合物和脂肪代谢的重要环节;蛋白质的可逆性磷酸化是机体的调控机制之一。

3. 调节酸碱平衡

磷酸盐是体内重要的酸碱缓冲系统,可通过从尿中排出不同形式和数量的磷酸盐,维持体液的酸碱平衡。

(三)应 用

1. 参考摄入量

根据 2000 年中国营养学会制定的中国居民营养素参考摄入量,我国居民膳食磷的适宜摄入量(AI)和可耐受最高摄入量(UL)详见表 1-21。

表 1-21 中国居民膳食磷参考摄入量(DRIs,mg/d)

年龄(岁)	AI	UL	年龄(岁)	AI	UL
0～	150	—	11～	1000	3500
0.5～	300	—	14～	1000	3500
1～	450	3000	18～	700	3500
4～	500	3000	孕妇	700	3000
7～	700	3000	乳母	700	3500

2. 食物来源

磷在食物中分布广泛,人体一般不会出现磷缺乏。含磷丰富的食物有瘦肉、蛋类、鱼类、奶类、动物内脏、蛤蜊、海带、紫菜、芝麻酱、花生、豆类、坚果类和粗粮等。谷类和种子中的磷以植酸磷形式存在,吸收利用率较低。常见食物磷含量详见表 1-22。

表 1-22 常见食物磷含量(mg/100g)

食物名称	磷	食物名称	磷
南瓜子仁	1159	荞麦	401
虾米(海米)	666	花生仁(炒)	315
葵花子(炒)	564	猪肝	310

续　表

食物名称	磷	食物名称	磷
莲子(干)	550	千张	309
芝麻(黑)	516	河蚌	305
黑豆(黑大豆)	500	泥鳅	302
全脂牛奶粉	469	香菇	258
红果(干)	440	玉米(鲜)	238
牛肉干	424	鸭蛋	226
银耳(干)	369	草鱼	203

三、钾

(一)概　述

人体内的钾约为无机盐重量的5%。与钠相反,钾主要存在于细胞内,细胞内钾浓度约为细胞外的25～35倍。血清钾的正常浓度为3.5～5.0mmol/L,钾的排泄主要是经肾由尿中排出。临床上需注意避免低钾血症和高钾血症的发生。

(二)生理功能

钾是细胞内液中的主要阳离子,与细胞外液中的钠离子共同维持和调节细胞内渗透压;钾与钠、钙、镁协同维持神经、肌肉的应激性和正常功能,心肌细胞内外适宜的钾浓度与心肌的兴奋性、传导性和自律性密切相关,钾不足或过量均会导致心律失常;钾还参与细胞的新陈代谢和酶促反应,如葡萄糖和氨基酸经过细胞膜进入细胞合成糖原和蛋白质,必须有一定量的钾参与,三磷酸腺苷(ATP)的生成也需要钾。另外,流行病学发现,钾的摄入量与高血压在一定范围内呈负相关。

(三)应　用

1.参考摄入量

根据2000年中国营养学会制定的中国居民营养素参考摄入量,我国居民膳食钾的适宜摄入量(AI)为成人2000mg/d,孕妇和乳母2500mg/d。

2.食物来源

钾的食物来源广泛,蔬菜、水果是钾的最好来源。富含钾的食物有扁豆、蚕豆、黄豆、冬菇、竹笋、紫菜、黑木耳等。常见食物钾的含量详见表1-23。

表 1-23　常见食物钾含量(mg/100g)

食物名称	钾	食物名称	钾
紫菜(干)	1796	枣(干)	524
银耳(干)	1588	毛豆	478
黄豆	1503	椰子	475
桂圆(干)	1348	羊肉(瘦)	405

续　表

食物名称	钾	食物名称	钾
冬菇(干)	1155	荞麦	401
葡萄干	995	竹笋	389
绿豆	787	马铃薯	342
黑木耳(干)	757	菠菜	311
黄花菜	610	猪肉(瘦)	305
腐竹	553	香蕉	256

四、镁

(一)概　述

镁是人体细胞内的主要阳离子,浓集于线粒体中,仅次于钾和磷,在细胞外液仅次于钠和钙。镁主要分布于细胞内,细胞外液中镁含量不超过 1%。正常成人体内约含镁 20～30g,其中约 55% 集中在骨骼和牙齿,27% 分布于软组织中。

(二)生理功能

镁主要集中在线粒体,作为酶的激活剂参与 300 多种酶促反应,如镁对氧化磷酸化、糖酵解、脂肪酸 β-氧化等重要代谢过程相关的酶系统生物活性均有重大影响;细胞外液中的镁含量虽少,却与钾、钙、钠离子协同维持神经、肌肉的兴奋性;镁还参与维持心肌的正常结构、功能,包括心肌的正常节律;参与调节心血管功能和胃肠道功能,有调节血压和利胆作用。镁还与钙、磷一起协同维持骨骼和牙齿的结构和功能。

(三)应　用

1. 参考摄入量

根据 2000 年中国营养学会制定的中国居民营养素参考摄入量,我国居民膳食镁的适宜摄入量(AI)为成人 350mg/d,孕妇和乳母 400mg/d。

2. 食物来源

绿色食物富含镁,叶绿素是镁卟啉的螯合物,植物性食物如粗粮、干豆、坚果中的镁含量较为丰富,奶、肉、蛋也是镁的食物来源,饮水尤其是硬水也可获得部分镁。精制谷物镁的含量较低。常见食物镁的含量详见表 1-24。

表 1-24　常见食物镁含量(mg/100g)

食物名称	镁	食物名称	镁
海参(干)	1047	黄豆	199
榛子(炒)	502	花生仁(炒)	176
西瓜子(炒)	448	黑米	147
墨鱼(干)	359	苋菜(绿)	119
芝麻(黑)	290	牛肉干	107

续　表

食物名称	镁	食物名称	镁
虾皮	265	金针菜	85
荞麦	258	全脂牛奶粉	79
黑豆(黑大豆)	243	菠菜	58
莲子(干)	242	鸡蛋黄	41
燕麦粉	203	猪肉(里脊)	28

五、铁

(一)概　述

铁是人体必需的微量元素之一,人体内铁的总量约为 $4\sim5g$,分为功能铁和贮存铁。功能铁包括血红蛋白铁、肌红蛋白铁、转铁蛋白铁、含铁酶(细胞色素、细胞色素氧化酶、过氧化物酶)以及和辅因子结合的铁,其中血红蛋白铁约占体内铁总量的 $65\%\sim70\%$。贮存铁主要包括铁蛋白和含铁血黄素两种形式。体内铁不足引起的缺铁性贫血是常见病、多发病,常与膳食中铁摄入不足有关。

(二)生理功能

铁的生理功能主要有:参与人体血红蛋白合成,与红细胞的形成和成熟有关;参与体内氧和二氧化碳转运与交换,在组织呼吸中起重要作用;参与抗体的生成与药物在肝脏的解毒;参与某些酶的构成。铁缺乏可影响个体的体力、认知能力和行为,降低机体抗感染能力。长期铁摄入不足容易发生缺铁性贫血,如不及时治疗会影响心功能,最终导致心脏病。

(三)应　用

1. 参考摄入量

成年男子每日铁损失量为 $0.9\sim1.05mg$,女性月经失血相当于每日铁损失 $0.6\sim0.7mg$。一般来说,从均衡膳食中摄入的铁可满足机体需要。我国居民膳食铁的适宜摄入量(AI)为成年男子 $15mg/d$,成年女子 $20mg/d$,孕妇和乳母分别为 $25\sim35mg/d$ 和 $25mg/d$,可耐受最高摄入量(UL)为 $50mg$。

2. 食物来源

铁在食物中存在的形式主要有两种:① 非血红素铁或离子铁:主要以 $Fe(OH)_3$ 络合物形式存在于植物性食物中。这种形式的铁必须在胃酸作用下还原为亚铁离子才能被吸收;膳食中的植酸盐、草酸盐、磷酸盐和碳酸盐,可与铁形成不溶性铁盐而抑制铁吸收,称为铁吸收的抑制因素。胃内缺乏胃酸或过多服用抗酸药物,使胃内容物 pH 升高,不利于铁离子的释出,也将阻碍铁的吸收。某些因素对非血红素铁的吸收有利,称为铁吸收的促进因素,如维生素 C、柠檬酸、果糖、葡萄糖等可与铁形成可溶性螯合物,有利于铁的吸收。维生素 C 还可作为还原性物质,在肠道内将三价铁还原为二价铁而促进铁的吸收。②血红素铁:指与血红蛋白及肌红蛋白中的卟啉结合的铁,它是以卟啉铁的形式直接被肠黏膜上皮细胞吸收,不受植酸、维生素 C 等因素的影响,其吸收率较非血红素铁高。胃黏膜分泌的内因子有促进血红素铁吸收的作用。常见食物铁含量详见表 $1-25$。

表 1-25 常见食物铁含量(mg/100g)

食物名称	铁	食物名称	铁
黑木耳(干)	97.4	牛肉干	15.6
紫菜(干)	54.9	牛肺	11.7
蛏子	33.6	虾米(海米)	11.0
鸭血	30.5	葡萄干	9.1
河蚌	26.6	猪血	8.7
鸡血	25.0	黄豆	8.2
鸭肝	23.1	香肠	5.8
猪肝	22.6	鸽	3.8
芝麻(黑)	22.7	猪肉(瘦)	3.0
藕粉	17.9	草莓	1.8

六、碘

(一)概 述

人体含碘量约为 20~50mg,碘在甲状腺组织中浓度最高。人体所需的碘可从水、食物及食盐中获取。远离海洋的内陆山区,土壤和空气中含碘量较低,影响了水和食物中的含碘量,使其成为地方性甲状腺肿高发区的可能性增高。

(二)生理功能

碘是组成人体甲状腺激素的重要成分,碘在体内主要通过甲状腺激素体现其生理作用。甲状腺激素在人体内分泌代谢调节上起着非常重要的作用,主要为:促进三羧酸循环的生物氧化,协调生物氧化和磷酸化的偶联,调节能量转化;调节蛋白质合成和分解,如蛋白质摄入不足或体内甲状腺激素缺乏,甲状腺激素促进蛋白质合成,如蛋白质摄入充足或体内甲状腺激素过多,甲状腺激素促进蛋白质分解;促进糖的吸收,加速肝糖原分解,促进周围组织对糖的利用;促进脂肪的分解、氧化,调节血清中胆固醇和磷脂的浓度;活化许多重要的酶,促进物质代谢;调节水盐代谢;促进维生素的吸收和利用;促进神经系统发育、组织发育和分化以及蛋白质合成,在胚胎发育期和出生早期起着尤为重要的作用。小儿长期缺碘有可能发生呆小病即克汀病;成人长期缺碘容易发生甲状腺功能减退。

(三)应 用

1. 参考摄入量

环境和个体因素均能影响碘的需要量。不同地区的食物含碘量有差异,个体膳食习惯的不同,某些食物如萝卜、黄豆等含有可引起碘需要量增加的致甲状腺肿物质。因此,不同地区不同个体碘的需要量也有差异,很难得出统一的适宜需要量。作为一般参考,我国营养学会2000 年提出的膳食营养素参考摄入量,建议每日适宜需碘量成人 $150\mu g/d$,孕妇 $200\mu g/d$,儿童 $90~1200\mu g/d$。

2. 食物来源

海盐和海产品含碘丰富,是碘的良好来源。含碘丰富的海产品有海带、紫菜、海鱼、虾皮等。缺碘地区补充强化碘的食物是预防地方性甲状腺肿的最好途径,其中强化碘盐是世界上大多数国家都采用的应用最广泛且效果最好的补碘方式。近年来,我国居民甲状腺疾病发病率增加,怀疑与碘摄入过量有关。2011年卫生部公布食品安全国家标准《食用盐碘含量》。标准明确,食用盐产品(碘盐)中碘含量平均水平为20~30mg/kg,而且允许在该标准的±30%范围内波动。各省、自治区、直辖市人民政府卫生行政部门应在规定的范围内,根据当地人群实际碘营养水平,选择适合本地情况的食用盐碘含量平均水平。常见食物碘含量详见表1-26。

表1-26　常见食物碘含量(μg/100g)

食物名称	碘	食物名称	碘
海产品	66	牛肉	8
蔬菜	30	精白米	7
乳类及其制品	14	大麦	4
蛋	13	稻米	4
小麦	9	水果	3

七、锌

(一)概　述

人体内锌的含量仅次于铁,主要存在于肌肉、骨骼、皮肤和毛发中。锌参与人体内300余种酶和功能蛋白的组成,对代谢活动起重要调节作用。目前认为,锌与人体的生长发育、免疫功能、脂质代谢等有着密切关系。

(二)生理功能

锌在体内主要以酶或有机分子配基的形式发挥作用。锌的功能主要有:作为酶和酶的激活剂,如锌是人体内许多重要酶的组成成分,DNA聚合酶和RNA聚合酶活性的发挥也需要锌;促进生长发育和组织再生,如锌在DNA合成、蛋白质代谢、细胞增殖、酶活性和激素调节等方面都发挥重要作用,锌还与胎儿和儿童的骨骼生长发育、性器官发育、记忆力和学习能力等都有密切关系;促进食欲,如锌参与和维持正常味觉、消化功能有关的味觉素、唾液、消化酶、胰岛素的分泌和活性,并参与味蕾细胞转化;作为维生素A还原酶的组成部分,参与维生素A的合成和利用;通过作用于中枢和外周免疫器官,影响外周T细胞的成熟,同时与免疫细胞的凋亡也有关;参与细胞膜结构的组成,维持细胞膜的稳定,并对细胞内外各种代谢活动及其功能起调节作用。人体缺锌常表现为食欲不振、生长发育延缓、第二性征发育不良、免疫力下降、记忆力和学习能力下降、创伤愈合不良等症状。

(三)应　用

1. 参考摄入量

根据2000年中国营养学会制定的中国居民营养素参考摄入量,我国居民膳食锌的推荐摄入量(RNI)为成年男性15mg/d,成年女性11.5mg/d,孕妇早期11.5mg/d,中、晚期16.5mg/d,乳母21.5mg/d。

2. 食物来源

锌主要存在于动物性食物中,其中红肉和贝壳类是锌的较好来源,奶类及蛋类次之,各种豆类、坚果类的含量也比较高。常见食物锌含量详见表1-27。

表 1-27 常见食物锌含量(μg/100g)

食物名称	锌	食物名称	锌
生蚝	71.20	河蚌	6.23
山核桃(熟)	12.59	羊肉(瘦)	6.06
扇贝	11.69	葵花子(炒)	5.91
泥蚶(血蚶)	11.59	猪肝	5.78
螺蛳	10.27	梭子蟹	5.50
墨鱼(干)	10.02	腰果	4.30
牡蛎	9.39	黑豆(黑大豆)	4.18
香菇(干)	8.57	鸡蛋黄	3.79
牛肉(前腱)	7.61	全脂牛奶粉	3.14
南瓜子(炒)	7.12	鸭蛋黄	3.09

八、硒

(一) 概 述

硒是人体必需的微量元素之一,人体内含硒总量约为14~20mg。人体内硒的水平常与地理环境、个人的饮食习惯有关。克山病是一种地方性心肌病,其病因至今未明,但普遍认为缺硒是克山病的基本发病因素,研究也证明补硒可有效预防克山病的发生。硒还与肿瘤、老年人心血管病有一定关系。

(二) 生理功能

我国在硒的营养学研究上对人类做出了重要贡献。硒的功能主要有:作为谷胱甘肽过氧化物酶的重要组成成分,在人和动物体内起抗氧化作用,防止过多的过氧化物损害机体新陈代谢,同时保护细胞膜和细胞;促进人体生长,组织培养证明硒对二倍体人体纤维细胞的生长是必需的;对心肌纤维、小动脉及微血管的结构和功能均有重要作用,可保护心血管和心肌健康;对金属有很强的亲和力,可解除体内重金属的毒性;保护视觉器官;抗肿瘤。

(三) 应 用

1. 参考摄入量

根据2000年中国营养学会制定的中国居民营养素参考摄入量,我国居民膳食硒的推荐摄入量(RNI)为成人50μg/d,孕妇早、中、晚期均为50μg/d,乳母65μg/d。人体对硒的需要量与中毒剂量接近,中国营养学会制定的成人可耐受最高摄入量(UL)为400μg。

2. 食物来源

硒在动物性食物如猪肉、牛肉、动物内脏类及海产品中含量较高;谷类和其他食品的硒含量较依赖于土壤中的硒含量,芝麻、大蒜、圆葱、黄芪中硒含量较为丰富。常见食物的硒含量详见表1-28。

表 1-28　常见食物硒含量(μg/100g)

食物名称	硒	食物名称	硒
猪肾(猪腰子)	111.77	黄鳝	34.56
梭子蟹	90.96	鲈鱼	33.06
牡蛎	86.64	鹌鹑蛋	25.48
虾米	75.4	鲢鱼	15.68
牛肾	70.25	鸡蛋($\bar{x}$)	14.34
河蟹	56.72	猪肉(腿)	13.40
海虾	56.41	鸡($\bar{x}$)	11.75
小黄鱼	55.20	牛肉(瘦)	10.55
带鱼	36.57	芝麻(黑)	4.70
泥鳅	35.30	大蒜(蒜头)	3.09

第六节　水

(一) 概　述

水是人类生命活动所需的最基本营养素,也是机体中含量最多的组成成分,约占人体组成的50%～80%。机体中水的总量因体重不同而有差异。肌肉组织中水分含量是脂肪组织的3倍左右,相同体重个体因肌肉组织和脂肪组织比例不一样,体内的水量也不一样。此外,随着年龄增长,人体内水分含量也会逐渐下降。水不仅构成细胞赖以生存的外环境,同时可以作为各种物质的溶媒,并参与细胞代谢,是维持人体正常生理活动不可或缺的物质。

(二) 生理功能

1. 溶媒和反应剂

人体中的化学物质只有溶解在细胞内液或细胞外液中,才能获得流动性,从而使生命成为可能。无论是营养物质的吸收、转运,还是代谢产物的排出都需要溶解在水中以水作为载体才能进行,这关系到消化、吸收、代谢、分泌、排泄等多种重要生理过程。水还作为反应剂直接参与体内多种化学反应,在反应中被分解提供氢原子、氢离子、氧原子、氧离子、羟基、氢氧根离子等,大分子物质可以通过水解反应分解为小分子。

2. 润滑剂和调节体温

以水为基础的体液在机体各部位发挥着润滑剂的作用,比如唾液和食道中的黏液能使食物更易于吞咽,关节腔内的滑液可使关节运动自如;水还有调节体温的作用,人是恒温动物,体内物质代谢产生的多余热量需要及时释放出体外。部分热量可通过机体热辐射散发,但最为有效的还是经皮肤表面的水分蒸发,即排汗方式。通常这一过程人体无法察觉,又称隐性排汗。

3. 其他

水是机体的重要组成成分,体内除了能够自由流动的自由水,还有吸附和结合在有机固体物质上不参与代谢的结合水。结合水能使组织具有一定形态、硬度和弹性。另外,尽管水本身只有氢和氧两种元素,但日常饮用水和食品加工中的水可为机体提供大量矿物质。

(三)应　用

1. 参考摄入量

水的需要量因个体年龄、劳动强度、膳食、疾病、气候等因素的不同而有差异。婴幼儿单位体重需要的摄水量通常大于成年人;劳动强度大的个体尤其是在干燥炎热环境中工作时体内需水量增加;高蛋白、低碳水化合物饮食的个体、甲状腺功能亢进症与糖尿病等患者水需要量也增加。一般情况下,个体每日需要摄入水量为 1500~2500mL,可视情况酌情增加。孕妇由于组织间隙扩张,加上胎儿的需要和生成羊水的需要,也应补充水量,但同时还需注意清淡饮食,限制食盐摄入,减轻孕期水肿,预防妊娠高血压综合征;乳母为维持正常泌乳也需增加摄水量。

2. 水的来源

人体所需的水主要来源于三个方面:代谢水、食物中的水分、饮用水及饮料。代谢水或内生水是指作为终产物在体内代谢过程中产生的水,每日约 300~400mL;固体食物中含水量差异较大,一般来说,蔬菜、水果含水量相对较多。人体每日约从食物中摄入水 500~1000mL 左右;饮用水及各种饮料是体内水的最主要来源,个体差异大。补充水分应以白开水为宜,不能以高糖饮料或碳酸饮料作为水的主要来源。饮水应主动、少量多次,不应在感到口渴时再喝水,也不宜短时间内饮用过多的水。胃对水的吸收速率是 800mL/h,如果每小时饮水量超过 800mL,超出部分不能被吸收。酒精饮料、咖啡、茶虽然也是水的来源,但它们同时还具有利尿作用。

日常生活中的饮用水主要包括以下几种:

(1)普通饮用水指自然界中可以饮用的淡水,如河水、湖水、泉水或地下水。我们现在使用的普通自来水来自这些水源,经过滤、消毒后再输送到千家万户。水的品质与环境直接相关,饮用水在浑浊度、细菌量等方面都需达到国家卫生标准。

(2)矿泉水是流经地壳岩石或土层的地下水,溶有较多种类的矿物质。矿泉水需在各种有害元素的含量和卫生标准上达到国家相关标准,才能够被饮用。天然地下水流经人为的矿石层,或加入某些矿物质,使其达到天然矿泉水的饮用标准,称人工矿泉水或人工矿化水。

(3)纯净水是在普通饮用水的基础上经人工设备反复过滤,去除细菌或某些大分子物质后得到的。纯净水饮用更为安全,但相对缺乏某些矿物质。

此外,还有蒸馏水,即把普通饮用水转变为蒸汽再冷却而获得;活性水即负离子水,主要通过高科技使水分子的氢、氧重新排列,提高水的活性即渗透力和溶解能力,使水含氧量更高,更容易被人体吸收利用。

(季兰芳　吴育红)

第二章

非营养素物质

第一节　膳食纤维

"膳食纤维"一词在 1970 年以前的营养学中未曾出现,当时只有"粗纤维"之说,用以描述不能被消化、吸收的食物残渣,且仅包括部分纤维素和木质素。当时认为粗纤维对人体不具有营养作用,甚至吃多了还会影响人体对食物中营养素特别是微量元素的吸收,因而一直未被重视。此后,通过一系列研究,人们发现那些不能被人体消化吸收的"非营养"物质,却与人体健康密切相关,而且在预防人体某些疾病如冠心病、糖尿病、结肠癌和便秘等方面起着重要作用。与此同时,营养学专家也认识到"粗纤维"一词已不适用,因而将其废弃,改为膳食纤维。

一、定义与组成

(一) 定　义

膳食纤维的定义一直在改进,早期的膳食纤维是指被哺乳动物消化酶水解以后剩余的植物细胞的残留。这种生理学定义将纤维的特性与在消化道内的消化过程相联系,但也给分析化学家提出了如何检测的问题。因此,营养宣传上采用了可溶性、不可溶性膳食纤维,以及两者之和为总膳食纤维来理解膳食纤维的概念,并提出其化学组成是非淀粉多糖和木质素。随着现代科技和食品工业的发展,该膳食纤维定义的局限性也越来越明显。

1999 年,美国谷物化学家协会(American Association of Cereal Chemists,AACC) 成立的膳食纤维定义专门委员会对膳食纤维的定义确定为:膳食纤维是指能抗人体小肠消化吸收的、而在人体大肠中能部分或全部发酵的、可食用的植物性成分——碳水化合物及其相类似物质的总和,包括多糖、寡糖、木质素以及相关的植物性物质。该定义明确地规定了膳食纤维的主要成分:膳食纤维是一种可以食用的植物性成分,而非动物性成分。

(二) 组　成

膳食纤维是一大类具有相似生理功能的物质,根据目前的分析方法可大致分成总膳食纤维、可溶性膳食纤维、不溶性膳食纤维和非淀粉多糖。

1. 总膳食纤维:包括所有膳食纤维组分,如非淀粉多糖、木质素、抗性淀粉等。
2. 可溶性膳食纤维:包括果胶、树胶等亲水胶体物质和部分半纤维素。

3. 不溶性膳食纤维：包括纤维素、木质素和部分半纤维素。

4. 非淀粉多糖：食物样品中除去淀粉后，残渣用酸水解成中性糖，然后用气相色谱或高效液相色谱定量检测其总和，即为非淀粉多糖。

研究较多的主要是不溶性膳食纤维与可溶性膳食纤维。前者是指存在于植物细胞壁中的纤维素、半纤维素和木质素；后者是指存在于自然界非纤维性物质中的果胶和树胶等。

（1）纤维素：纤维素是 D 葡萄糖以 $\beta-1,4-$糖苷键组成的大分子多糖，相对分子质量约为 5 万~250 万，相当于 300~15000 个葡萄糖基。纤维素不能被人体肠道的酶所消化，因其具有亲水性，在肠道内起吸收水分的作用。

（2）半纤维素：由几种不同类型的单糖构成的异质多聚体，这些糖是五碳糖和六碳糖，包括木糖、阿拉伯糖、甘露糖和半乳糖等。半纤维素木聚糖在木质组织中占总量的 50%，它结合在纤维素微纤维的表面，并且相互连接，这些纤维构成了坚硬的细胞相互连接的网络。

（3）果胶：其分子主链是半乳糖醛酸，侧链是半乳糖和阿拉伯糖，它具有水溶性，工业上即可分离，相对分子质量约为 5 万~30 万。果胶是一种无定形的物质，存在于植物的细胞壁和细胞内层，为内部细胞的支撑物质。

（4）木质素：由四种醇单体（对香豆醇、松柏醇、5-羟基松柏醇、芥子醇）形成的一种复杂酚类聚合物。存在于木质组织中，主要作用是通过形成交织网来硬化细胞壁。人体不能消化木质素。

常见食物中的大麦、豆类、胡萝卜、柑橘、亚麻、燕麦和燕麦糠等食物都含有丰富的可溶性膳食纤维；不溶性膳食纤维（如纤维素等）主要来自食物中的小麦糠、玉米糠、芹菜、果皮和根茎蔬菜等。

二、功　能

膳食纤维虽然不能被人体消化吸收，但在体内具有重要的生理作用，是维持人体健康必不可少的一类物质。

（一）改善大肠功能，预防结肠癌和直肠癌

膳食纤维可通过缩短胃肠转运时间、增加粪便量及排便次数、保持水分、稀释肠内有毒物质浓度以及为大肠内菌群提供可发酵底物等影响大肠的功能。所有这些因素均受膳食纤维类别和量的影响，例如在膳食中补充一定量的麦麸、水果和蔬菜即可缩短食物在大肠的通过时间。

研究表明结肠癌和直肠癌的发生主要与致癌物质在肠道内停留时间过长，致癌物质和肠壁长时间接触有关。增加膳食纤维摄入量，一方面可使致癌物质浓度相对降低，另一方面膳食纤维又有刺激肠蠕动作用，可加速肠内容物的排空，缩短致癌物质与肠壁接触的时间，同时还可减少肠内微生物的产生以及肠内容物转变为致癌物的机会，因此可以降低结肠癌和直肠癌的发生率。有学者认为，长期高动物蛋白、低膳食纤维饮食是导致结肠癌和直肠癌发生的重要原因。

（二）平衡菌群

人体肠道内细菌有很多，并且种类和数量均比较恒定。一般情况下，这些细菌是有益的，它们能抑制某些病原菌如沙门氏菌、霍乱弧菌等生长，还能合成 B 族维生素和维生素 K，是人

体维生素的一个重要来源。

可溶性膳食纤维的容水量大,可为肠内菌群提供理想的增生场所,使肠内细菌在数量上得以增加;但当肠内细菌增生过度时,膳食纤维则能通过促进肠蠕动而加速其排出,由此维持肠内菌群的动态平衡。此外,膳食纤维也参与维持肠黏膜的完整性,可防止肠内细菌透过肠壁向外移动而致病,从而有效促进机体健康。

(三)防治便秘与痔疮

不溶性膳食纤维可组成肠内容物的核心,由于其吸水性可使粪便体积增大机械刺激肠蠕动;膳食纤维可被结肠细菌发酵产生短链脂肪酸和气体化学刺激肠黏膜,促进粪便排泄;膳食纤维还可增加粪便含水量,减少粪便干硬程度,利于排便。不同膳食纤维吸收水分差异较大,谷类纤维比蔬菜、水果类纤维能更有效增加粪便体积防治便秘。

痔疮是因为大便秘结而使血液长期阻滞与淤积所引起。膳食纤维因具有通便作用,可降低肛周压力,使血流通畅,从而起到防治痔疮的作用。

(四)改善糖尿病症状

糖尿病是一种由于体内胰岛素相对或绝对不足,引起碳水化合物、脂肪和蛋白质代谢紊乱的全身慢性代谢性疾病,其特点是高血糖及糖尿。膳食纤维中的果胶可延长食物在肠内的停留时间、降低葡萄糖的吸收速度,使进餐后血糖不会急剧上升,有利于糖尿病病情的改善。瓜尔豆是一种高黏性纤维源,食用瓜尔豆的人群血糖控制会得到一定的改善。糖尿病性肾肿大与血糖浓度呈高度相关,瓜尔豆胶可减轻动物的糖尿病性肾肿大,进一步提示瓜尔豆胶有控制血糖的作用。另外研究发现,每日在膳食中加入 26g 食用玉米麸(含纤维 91.2%)或大豆壳(含纤维 86.7%),在 28～30 天后,糖耐量有明显改善。因此,糖尿病患者膳食中长期增加食物纤维,有助于改善餐后血糖,降低胰岛素需要量,可作为糖尿病治疗的一种辅助措施。

研究显示,在控制餐后血糖急剧上升和改善糖耐量方面,可溶性膳食纤维效果最佳。可溶性膳食纤维在胃肠中能形成一种膜,使食物营养素的消化吸收过程减慢,包括延缓葡萄糖、淀粉等的消化、吸收,避免了餐后血糖急剧上升。膳食纤维还能提高人体对胰岛素的敏感性,改善胰岛素调节血糖的作用,提高人体对葡萄糖的耐受性,有利于糖尿病的治疗和康复。

(五)降低血脂,预防冠心病

膳食纤维能显著降低人体血胆固醇,具有防治动脉硬化、高血压、心脏病等心血管疾病的作用。不同组分的膳食纤维降低血脂、胆固醇的效果差异较大,果胶等膳食纤维降血脂的效果显著,其机理可能为果胶可增加小肠内容物的黏度,直接阻碍膳食胆固醇向肠壁黏膜细胞扩散,同时降低胆汁酸对脂肪的乳化作用,干扰了脂肪的吸收;同理,果胶也能抑制胆汁酸在肠道内的重吸收,促使粪便中胆汁酸排泄增加,阻断了胆固醇的肠肝循环,使更多的肝胆固醇向胆汁酸转化,最终降低胆固醇水平。

(六)利于减轻体重

膳食纤维在大肠内发酵代谢,提供能量低于一般的碳水化合物,且富含膳食纤维的食物一般能量密度较低;水溶性膳食纤维具有很强的吸水溶胀性能,吸水后体积和重量可增加 10～15 倍,胃内容物体积增大刺激人体产生饱腹感,继而减少食物的摄入;膳食纤维黏性、吸附性较强,可阻碍消化酶与肠道内容物的混合,减慢食物的消化排空速度,从而延缓饥饿感。研究发现膳食纤维对超重/肥胖症患者减轻体重的效果优于健康体重者。

（七）改善口腔及牙齿功能

当前人们选择的食物越来越精细,使用口腔肌肉和牙齿的机会减少,牙齿脱落与龋齿发生增多。膳食中增加纤维素,可增加口腔肌肉和牙齿活动的机会。长期合理摄入膳食纤维,人体的口腔功能能得到改善。

三、应　用

随着社会的快速发展,人们的生活水平有了很大的提高,饮食日趋精细,导致糖尿病、心血管病、肥胖症和超重、消化道肿瘤、便秘等发病率增高。可喜的是,人们对食品的消费观念也发生了变化,对食品的要求不仅停留在感官、口感上,而且越来越讲究其功能性。膳食纤维正是因其特殊的保健功能被人们所认识。自 20 世纪 70 年代以来,膳食纤维就逐渐成为营养学家和食品科学家关注的对象。他们对膳食纤维合理摄入对慢性非传染性疾病的防治作用进行了广泛的研究。现代食品工业已采用米糠、麦麸、黑麦、燕麦、豆渣等富含膳食纤维的原料,经过科学配方、系列加工,开发出直接口服的食疗型膳食纤维产品。膳食纤维也可用作食品添加剂,如可以作为品质改良剂添加到酸奶等发酵食品、面包等焙烤食品之中。

第二节　果　胶

一、定　义

果胶是一组聚半乳糖醛酸。它具有水溶性,其相对分子质量约为 5 万～30 万。在适宜条件下其溶液能形成凝胶,部分果胶发生甲氧基化即甲酯化,形成甲醇酯,其主要成分是部分甲酯化的 α-(1,4)-D-聚半乳糖醛酸。残留的羧基单元以游离酸的形式存在或形成铵、钾、钠和钙等盐。

果胶存在于植物的细胞壁和细胞内层,为内部细胞的支撑物质。柑橘、柠檬、柚子等果皮中约含 30% 果胶,是果胶的重要来源。按果胶的组成可有同质多糖和杂多糖两种类型,同质多糖型果胶如 D-半乳聚糖、L-阿拉伯聚糖和 D-半乳糖醛酸聚糖等;杂多糖果胶最常见,由半乳糖醛酸聚糖、半乳聚糖和阿拉伯聚糖以不同比例组成,通常称为果胶酸。不同来源的果胶,其比例也各有差异。部分甲酯化的果胶酸称为果胶酯酸。天然果胶中约 20%～60% 的羧基被酯化,相对分子质量为 2 万～4 万。果胶的粗品为略带黄色的白色粉状物,溶于 20 份水中,形成黏稠的无味溶液。

二、功　能

果胶是理想的天然食品添加剂和保健品,在食品上用作胶凝剂、增稠剂、稳定剂、悬浮剂、乳化剂与香味增效剂。用于保健品时,可调节血糖和血脂,对糖尿病、高血压、便秘,解除铅中毒都有一定的积极作用。果胶也可用于化妆品,对保护皮肤,防止紫外线辐射,治疗创口,美容养颜都有一定的作用。

三、应　用

果胶是一种由半乳糖醛酸组成的天然高分子化合物,具有良好的胶凝化和乳化稳定作用,已广泛用于食品、医药、日化及纺织行业。果胶作为胶凝剂、增稠剂广泛用于食品工业,如适量的果胶能使冰淇淋、果酱和果汁凝胶化。柚子皮、柑橘皮等富含果胶,是制取果胶的理想原料。目前生产工艺上主要以稀酸来提取。果胶分果胶液、果胶粉和低甲氧基果胶三种,其中尤以果胶粉的应用最为普遍。

第三节　低聚糖

一、定　义

低聚糖,又称寡糖,是指由 2～10 个单糖通过糖苷键连接形成直链或支链的化合物,由于其聚合度低,所以称为低聚糖。糖苷键是由一个单糖的半缩醛羟基和另一单糖的羟基缩水形成的。它们常常与蛋白质或脂类共价结合,以糖蛋白或糖脂的形式存在。低聚糖可分为功能性低聚糖和普通低聚糖。普通低聚糖包括蔗糖、乳糖、麦芽糖、麦芽三糖和麦芽四糖等,它们可被机体消化、吸收,不是肠道有益细菌双歧杆菌的增殖因子;功能性低聚糖包括水苏糖、棉子糖、异麦芽酮糖、乳酮糖、低聚果糖、低聚木糖、低聚半乳糖、低聚乳果糖、低聚异麦芽糖、低聚异麦芽酮糖和低聚龙胆糖等。人体胃肠道内没有水解这些低聚糖(异麦芽酮糖除外)的酶系统,因此它们不被机体消化、吸收,而直接进入大肠内优先为双歧杆菌所利用,是双歧杆菌的增殖因子。低聚糖除低聚龙胆糖没有甜味而具有苦味之外,其余均有一定的甜味,可作为功能性甜味剂替代或部分替代蔗糖。低聚龙胆糖因具有特殊苦味,可在咖啡饮料、功克力或某些调味品中使用。功能性低聚糖热量和甜度均较低,基本上不增高血糖、血脂。

最常见的低聚糖是二糖,亦称双糖,是两个单糖通过糖苷键结合而成的,连接它们的共价键类型主要有两大类:N-糖苷键型和 O-糖苷键型。① N-糖苷键型:寡糖链与多肽上的天冬酰胺(Asn)的氨基相连。这类寡糖链有三种主要类型:高甘露糖型、杂合型和复杂型。② O-糖苷键型:寡糖链与多肽链上的丝氨酸(Ser)或苏氨酸(Thr)的羟基相连,或与膜脂的羟基相连。

低聚糖可以从天然食物中萃取,也可以利用生化科技及酶促反应,由淀粉或双糖合成而来。低聚糖不能被人体的胃酸破坏,但它可以被肠中的细菌发酵利用,转换成短链脂肪酸及乳酸。这些不能被人体消化,只能被肠道细菌吸收利用的碳水化合物,每克约可产生 0～2.5kcal 的热量。

低聚糖主要存在于母乳、大豆、棉子、桉树、甜菜、龙胆属植物根及淀粉的酶水解物中,在大蒜、洋葱、牛蒡、芦笋、豆类、蜂蜜等食物中也有低聚糖的存在。常见的低聚糖主要成分与结合类型及主要用途详见表 2-1。

表 2 - 1　常见的低聚糖

低聚糖名称	主要成分与结合类型	主要用途
低聚麦芽糖	葡萄糖(α-1,4-糖苷键结合)	滋补营养性,抗菌性
低聚异麦芽糖	葡萄糖(α-1,6-糖苷键结合)	防龋齿,促进双歧杆菌增殖
环状糊精	葡萄糖(环状 α-1,4-糖苷键结合)	低热值,防止胆固醇蓄积
龙胆二糖	葡萄糖(β-1,6-糖苷键结合)	苦味,能形成包装接体
偶联糖	葡萄糖(α-1,4-糖苷键结合),蔗糖	防龋齿
低聚果糖	果糖(β-1,2-糖苷键结合),蔗糖	促进双歧杆菌增殖
潘糖	葡萄糖(α-1,6-糖苷键结合),果糖	防龋齿
海藻糖	葡萄糖(α-1,1-糖苷键结合),果糖	防龋齿,优质甜味
低聚蔗糖	葡萄糖(α-1,6-糖苷键结合),蔗糖	防龋齿,促进双歧杆菌增殖
低聚牛乳糖	半乳糖(β-1,4-糖苷键结合),葡萄糖骨架	防龋齿,促进双歧杆菌增殖
低聚壳质糖	乙酰氨基葡萄糖(β-1,4-糖苷键结合),蔗糖	抗肿瘤性
低聚大豆糖	半乳糖(α-1,6-糖苷键结合),蔗糖	促进双歧杆菌增殖
低聚半乳糖	半乳糖(β-1,6-糖苷键结合),蔗糖	促进双歧杆菌增殖
低聚果糖型糖	半乳糖(α-1,2′ : β-1′,2-糖苷键结合)	优质甜味
低聚木糖	木糖(β-1,4-糖苷键结合)	水分活性调节

二、功　能

功能性低聚糖对人体的保健作用主要有以下几个方面:

(一) 改善人体内微生态环境,有利于双歧杆菌和其他有益菌的增殖

双歧杆菌是人类的生理性细菌,与人终生相伴,但呈动态性变化,其数量会随年龄的增大而逐渐减少,肠道内双歧杆菌的多少是衡量人体健康的指标之一。双歧杆菌具有多方面的生理功能:它经代谢产生有机酸使肠内 pH 值降低,可抑制肠内沙门氏菌和其他病原菌的生长;减少肠内氨、胺、吲哚、硫化氢等腐败物质的产生;促进肠蠕动,防治便秘;增加维生素合成;提高人体免疫力;分解致癌物质,预防癌症。

人体肠道内腐败细菌如产气荚膜梭菌和大肠杆菌等可将氨基酸转化生成氨、吲哚等腐败产物,研究发现每日食用 10g 大豆低聚糖粉可明显减少这些腐败产物,同时还可抑制与肠内致癌物质生成有关的 β-葡萄苷酸酶和偶氮还原酶;摄入功能性低聚糖后,肠道内增殖的双歧杆菌又可发酵低聚糖,将其分解转化为大量短链脂肪酸。短链脂肪酸能刺激肠道蠕动,增加粪便的湿润度,并保持一定的渗透性,从而双向调节肠道内环境,防止便秘和腹泻的发生。

目前,抗生素广泛应用于治疗各种疾病,人体肠道内正常的菌群平衡受到不同程度的破坏,因而有目的地增加肠道内双歧杆菌等有益菌的数量就显得十分必要。双歧杆菌制品从生产到销售都受到许多条件的限制,通过摄入功能性低聚糖来活化肠道内双歧杆菌并促进其自然增殖则更切实可行。

（二）具有水溶性膳食纤维的部分功能

功能性低聚糖能改善血脂代谢,降低血液中胆固醇和甘油三酯的水平;能维持肠道功能,促进排便,预防结肠癌。另外,它还能保持人体的糖代谢正常,不会使血糖升高,适合糖尿病患者食用。

（三）低热量

功能性低聚糖由于很难被唾液酶和小肠消化酶水解,很少或不能被人体消化吸收,基本不提供能量。某些功能性低聚糖,如低聚果糖具有一定的甜味,可添加在低能量食品中改善口感,如减肥食品、糖尿病食品等。

（四）预防龋齿

龋齿的发生与口腔中的微生物有一定的关系,功能性低聚糖不是口腔微生物的合适底物,不会引起牙齿的龋变,因而可起到预防龋齿、保护牙齿的作用。

三、应　用

低聚糖广泛应用于食品、保健品、饮料、医药、饲料添加剂等领域。它是替代蔗糖的新型功能性糖源,是面向21世纪"未来型"的新一代功效食品,是一种具有广泛适用范围和应用前景的新产品。美国、日本、欧洲等地均有规模化生产,我国低聚糖的开发和应用开始于20世纪90年代中期,近几年发展较快。

应用比较多的低聚糖主要有两类:一类是低聚麦芽糖,具有易消化、低甜度、低渗透的特性,可延长供能时间,有增强机体耐力、抗疲劳等功能。人体经过强体力消耗和长时间的剧烈运动后易出现脱水、能源储备和血糖降低、体温升高、肌肉神经传导受影响、脑功能紊乱等一系列生理变化和症状,经食用低聚麦芽糖后,能调整血糖水平,减少乳酸产生,提高机体耐力。另一类低聚糖是称为"双歧因子"的低聚异麦芽糖。这类糖进入大肠作为双歧杆菌的增殖因子,能有效地促进人体内有益细菌,即双歧杆菌的生长繁殖,抑制腐败菌生长,长期食用可减缓衰老、通便、抑菌、防癌、抗癌、减轻肝脏负担,并可提高营养素吸收率,尤其是对钙、铁、锌离子的吸收。低聚糖还能改善人体对乳制品中乳糖的消化能力和脂质代谢。低聚糖的含量越高,对人体的营养保健作用越大。

因此,低聚糖作为一种食物配料被广泛应用于乳制品、乳酸菌饮料、双歧杆菌酸奶、谷物食品和保健食品,尤其是婴幼儿和老年人的食品。目前市场上有单独以低聚糖为原料而制成的口服液,直接用来调节肠道菌群、润肠通便、调节血脂、提高免疫力。

第四节　黄　酮

一、定义与理化性质

（一）定　义

黄酮类化合物,又称生物类黄酮,是指具有乙-苯基吡喃酮结构的一类黄色素,是具有色酮环与苯环为基本结构的一类化合物的总称。黄酮是色原酮或色原烷的衍生物,是以黄酮(2-苯基色原酮)为母核而衍生的一类黄色色素。黄酮类化合物结构常连接有酚羟基、甲氧基、甲基、异戊烯基等官能团,常与糖结合成苷。它可以分为黄酮类、黄酮醇类、异黄酮类、黄烷酮类等。广义的范围还包括查耳酮、异黄烷酮、双黄酮及茶多酚。

黄酮类化合物广泛存在于植物的各个部位,在植物界中分布很广,主要存在于芸香科、唇形科、豆科、伞形科、银杏科与菊科。有 20% 左右的中草药中含有黄酮类化合物,资源十分丰富。黄酮类化合物可以直接从食物中获得,也可以从富含黄酮类化合物的植物中提取。

(二) 理化性质

天然黄酮类化合物多以苷类形式存在,并且由于糖的种类、数量、连接位置及连接方式不同可以组成各种各样的黄酮苷类。组成黄酮苷的糖类包括单糖、双糖、三糖和酰化糖。黄酮苷固体为无定形粉末,其余黄酮类化合物多为结晶性固体。黄酮类化合物的不同颜色为天然色素添加了多种色彩。这是由于其母核内形成交叉共轭体系,并通过电子转移、重排,使共轭链延长而显现出了颜色。黄酮苷一般易溶于水、乙醇、甲醇等极性强的溶剂,但难溶于或不溶于苯、氯仿等有机溶剂。黄酮类化合物因分子中多具有酚羟基而显酸性,酸性强弱因酚羟基数目、位置而异。

二、功　能

黄酮广泛存在于自然界的某些植物和浆果中,如山楂、蓝莓、葡萄、接骨木果等,大约有 4000 多种,其分子结构不尽相同,芸香苷、橘皮苷、栎素、绿茶多酚、花色糖苷、花色苷酸等都属黄酮。人类可以通过多食用葡萄、洋葱、花椰菜、红酒、绿茶等获得黄酮,促进身体健康。

(一) 对心血管系统的作用

1. 黄酮类化合物对高血压引起的头痛、头晕等症状有明显疗效,尤以缓解头痛最为显著。葛根素具有降压作用,静脉注射葛根素能使正常麻醉犬的血压暂时明显降低,也能使清醒的自发性高血压大鼠血压降低。

2. 黄酮类化合物能抑制凝血因子和血小板凝集,具有较好的抗凝血作用。研究发现黄酮类化合物可以抑制二磷酸腺苷(ADP)诱导的大鼠血小板凝集,对 5-羟色胺和 ADP 联合诱导的家兔和绵羊血小板凝集也有抑制作用。此外,黄酮类化合物还可降低血管内皮细胞羟脯氨酸的代谢,使内壁的胶原或胶原纤维含量相对减少,有利于防止血小板黏附凝集和血栓形成,防治动脉粥样硬化。

3. 黄酮类化合物对外周血管有积极影响。麻醉犬静脉注射黄酮类化合物,能增加脑血流量且相应降低血管阻力,还能减弱乙酰胆碱引起的脑内动脉扩张和去甲肾上腺素引起的血管收缩。此外,黄酮类化合物还可以改善异丙肾上腺素引起的小鼠微循环障碍。

4. 黄酮类化合物可以降低胆固醇,改善血液循环,向天果中的黄酮还含有一种 PAF 抗凝因子,这些都有助于降低心脑血管疾病的发病率,也可改善心脑血管疾病的症状。

(二) 抗肿瘤作用

黄酮类化合物具有较强的防癌抗癌作用,其机理主要有三方面:① 对抗自由基;② 直接抑制癌细胞生长;③ 对抗致癌促癌因子。

黄酮类化合物具有较强的抗癌活性,流式细胞仪分析细胞分裂周期各时相 DNA 变化时显示,此类物质可使 S 期细胞明显减少,其增殖指数降低并诱导凋亡。

三羟异黄酮可明显抑制结肠癌的癌前病变发展过程,体外癌细胞培养研究证实,它对乳腺癌、胃癌、肝癌、白血病及其他一些癌细胞系的生长、增殖均具有抑制作用。麦胚黄酮能阻断人体乳腺髓样癌细胞株 Bcap-37 由 G2-M 向 S 期转变,并能诱导细胞发生凋亡,呈剂量-效应关系;麦胚黄酮还能明显抑制乳腺癌细胞株 Bcap-37 中 bcl-2 基因的蛋白表达,该蛋白表达率与麦胚黄酮类提取物浓度成负相关,提示麦胚黄酮可能是通过降低 bcl-2 蛋白的表达水平来促进细胞凋亡。

(三)抗病毒作用

黄酮类化合物具有明显的消炎、治疗溃疡作用,比如天然黄酮对胃溃疡有一定疗效,可使胃黏液增加并减轻胃损伤。黄酮类化合物还具有抗流感病毒、脊髓灰质炎病毒感染的作用。

(四)雌激素作用

黄酮类化合物具有雌激素的双重调节作用。从大豆中提取的大豆异黄酮能提高大鼠乳腺重量和乳腺细胞 DNA 含量,促进大鼠乳腺发育和泌乳量。同时它还能使正常雄鼠的血清睾酮、生长激素等水平显著升高。

(五)降血糖作用

黄酮类化合物能够促使胰岛 β 细胞功能恢复,有助于降低血糖,改善糖耐量,同时它还有对抗肾上腺素的升血糖作用。

被称为花色苷酸的黄酮化合物在动物实验中被证明可以降低 26% 的血糖和 39% 的三元脂肪酸丙酯,其降血糖功效十分明显;另外它有稳定胶原质的作用,从而对糖尿病引起的视网膜病变及毛细血管脆化有很好的防治作用。银杏叶总黄酮对蛋白非酶糖化有不同程度的抑制作用,其机制可能与选择性阻断晚期糖基化终产物(AGEs)前体物质的生成有关。葛根素对蛋白质非酶糖化也有不同程度的抑制作用,实验发现它可降低四氧嘧啶型高血糖小鼠的血糖,其机制可能与促进胰岛 β 细胞功能恢复有关。

(六)降血脂作用

大豆异黄酮能降低大鼠的甘油三酯,改善高血脂引起的体内过氧化状态。黄芩茎叶总黄酮和银杏叶总黄酮均能明显抑制高脂大鼠血清总胆固醇、甘油三酯和低密度脂蛋白的升高。黄杞总黄酮也能降低蛋黄乳液引起的小鼠高血脂,大剂量时还能提高高密度脂蛋白含量。

(七)保护神经系统,改善记忆力

谷氨酸过度释放会造成兴奋性神经毒性损伤,研究发现黄酮提取物能有效拮抗钾诱导的神经细胞释放谷氨酸产生的作用,抑制效应随浓度增加而增加。其机理可能与黄酮类化合物作为钙离子通道拮抗剂,能抑制氯化钾等引起的钙离子增高有关,从而对神经系统起到保护作用。黄酮还能影响小鼠的记忆,研究发现黄酮能改善 D-半乳酸所致急性衰老小鼠的记忆。

(八)抗氧化性

黄酮类化合物具有抗氧化作用。黄酮类化合物具有 $C_6-C_3-C_6$ 双芳环连结形式,分子中心的 α,β-不饱和吡喃酮具有抗氧化活性,是很好的天然抗氧化剂。类黄酮的抗氧化能力与其所含羟基的数量和位置有关。类黄酮具有清除活性氧自由基的作用,清除能力大小依次为:芦丁>槲皮素>桑色素>橙皮苷。类黄酮可预防动脉硬化、癌症、糖尿病、帕金森氏病等疾病,还有抗衰老作用。

蜂胶黄酮具有较强的清除自由基、抗氧化作用。蜂胶黄酮既能明显提高小鼠脑组织抗氧化酶的活性,又能显著降低脑组织一氧化氮的含量,抑制其细胞毒作用,达到延缓衰老的目的。蜂胶主要是通过螯合金属离子和清除自由基而起到抗氧化作用。

(九)抗突变性

研究发现经常食用富含黄酮类化合物的大豆制品,对预防前列腺癌有一定作用;当人体摄入杂环胺类物质,肝脏内的 P450 酶能被激活,促使其产生突变而致癌,而黄酮类物质可极大地抑制这种酶的活性;在培养的癌细胞中加入黄酮类化合物,能有效抑制癌细胞的增殖,其机理可能与调节细胞生长周期,把细胞转变为正常状态有关。

三、应 用

黄酮类化合物能有效清除自由基,高效吸收所有波段的紫外线,故能较好地防止紫外线对皮肤及其他器官的损伤。目前已有化妆品利用类黄酮作为防晒因子添加到护肤品中,可有效抵抗自由基对皮肤的侵害,预防皮肤过早老化。黄酮类化合物还可有效抑制防晒剂本身的光分解,延长防晒剂的使用寿命,增强其防晒效果。

第五节 茶多酚

一、定 义

茶多酚(green tea polyphenols,GTP)是茶叶中儿茶素类、黄酮类、酚酸类和花色素类化合物的总称,约占茶叶干重的 15%～25%。在未经过发酵的绿茶中儿茶素类成分含量高,达 25%,主要以儿茶素、表儿茶素、没食子酚儿茶素、表没食子酚儿茶素为主。经过发酵的茶叶,如红茶、乌龙茶等主要含有上述多酚的缩合物、茶黄素、花青素的多聚物和高度缩合的鞣质等。茶多酚中最重要的成分是黄烷醇类的多种儿茶素(catechins)。

二、功 能

(一)抗突变、抗肿瘤作用

茶多酚能有效清除自由基,防止脂质过氧化;诱导人体内代谢酶的活性增高,促进致癌物的解毒;抑制和阻断人体内源性亚硝化反应,防止癌变和基因突变;抑制致癌物与细胞 DNA 的共价结合,防止 DNA 单链断裂;提高机体的细胞免疫功能。每日摄入茶多酚 160mg,可对人体内亚硝化过程产生明显的抑制和阻断作用。当摄入量加大为 480mg 时,茶多酚对其抑制的作用可达到高峰。

(二)抗氧化、延缓衰老作用

人体线粒体 DNA 容易受氧自由基的氧化而损伤,导致细胞生物能量缺乏与细胞死亡增加。当人体内自由基呈过多状态时,人体抗氧化防御机制平衡失调,自由基使一系列的生物分子发生氧化损伤,生物体就会逐渐开始衰老。茶多酚能抑制皮肤线粒体中脂氧合酶活性和脂质过氧化作用,有抗衰老效应。茶多酚的抗氧化作用较维生素 E 更好,且对维生素 C、维生素 E 有增效效应。

(三) 防治高脂血症合并的疾病

1. 调节血压

人体能分泌促使血压增高的血管紧张素Ⅱ和对血压有缓解作用的缓激肽。血管紧张素转换酶一方面使血管紧张素Ⅰ转化为有升压作用的血管紧张素Ⅱ,一方面使有降压作用的缓激肽失去生理活性,从而达到升高血压的作用。茶多酚可通过抑制血管紧张素转换酶的活性来调节血压,使血压保持相对稳定。

2. 抗动脉粥样硬化

茶多酚具有抗凝、促进纤溶、阻止血小板黏附和沉积的作用,能减少主动脉壁中胆固醇的沉积。茶多酚主要通过提升高密度脂蛋白胆固醇的含量,减少动脉血管壁上胆固醇的蓄积,同时它还能抑制低密度脂蛋白胆固醇的吸收,达到降低血脂、预防和延缓动脉粥样硬化、防治心血管疾病的作用。

3. 预防脑血管病

当人体衰老时,体内产生过多的过氧化脂质,可使血管壁弹性减退,在血液黏稠度增加时,容易发生脑血管病。茶多酚有遏制过氧化脂质产生的作用,能保护血管壁的弹性与功能,防止血管痉挛,保持血管的有效直径而正常供血,一定程度上可预防脑血管病。

4. 抗血栓

血浆纤维蛋白原增高可引起红细胞聚集,血液黏稠度增高,容易导致血栓的发生;细胞膜脂质中磷脂与胆固醇增多,会降低红细胞的变形能力,影响微循环的灌注,增加血液黏度,促使毛细血管内血流淤滞而加剧红细胞聚集与血栓形成。茶多酚对红细胞变形能力具有保护和修复作用,且易与凝血酶形成复合物,阻止纤维蛋白原变成纤维蛋白。它还能有效减少血浆和肝脏中胆固醇的含量,促进脂类及胆汁酸的排泄,从而有效防止血栓的形成。

(四) 抗肿瘤作用

化学致癌物与某些物理因素能诱发和促进肿瘤的形成。茶多酚对多种肿瘤的形成各个阶段都有一定的预防和抑制作用。研究还发现它可减小已形成肿瘤的体积、数目及其侵袭和转移广度。

茶多酚可能是通过抑制肿瘤细胞的增殖、抑制上皮生长因子与受体的相互作用、阻滞肿瘤细胞周期等抑制肿瘤细胞的生长;它还能增强抗肿瘤药,如阿糖胞苷、氨甲蝶呤对肿瘤细胞的杀伤作用。

(五) 抗过敏反应与抗菌作用

茶多酚能抑制活性因子,如抗体、肾上腺素、酶等引起的过敏反应,并抑制组胺的释放,对缓解哮喘等过敏性病症有较好的作用。

茶多酚通过提高免疫球蛋白总量并使其维持在高水平,刺激抗体活性的变化,从而提高人体免疫力,促进机体健康。茶多酚还能对抗多种致病菌,如沙门氏菌、肉毒杆菌、金黄色葡萄球菌、绿脓杆菌等。

(六) 防辐射损伤,减轻放疗的不良反应

茶多酚具有较好的抗辐射功能,可吸收放射性物质,并阻止其在人体内扩散。茶多酚能够阻挡紫外线并清除紫外线诱导的自由基,从而保护黑色素细胞的正常功能,抑制黑色素的形

成,减轻色素沉着。

(七) 解毒作用

某些药物化学成分对人体有不良反应。茶多酚对药物如环孢素 A、雷公藤内酯醇所致毒性有明显防护作用;对金属铅、镉、三氧化镍染毒及硝酸羟胺、四氯化碳、硫代乙酰胺、醋氨酚、乙硫氨酸及乙醇等化学毒物均有一定的拮抗作用;对石英粉尘、烟气引起的细胞损伤亦有一定的对抗作用。其解毒机制主要与其清除氧自由基、抗氧化作用、促进毒物的排泄有关。茶多酚对药物和化学毒物所致的组织损伤均有明显防治作用。

(八) 防龋固齿和清除口臭的作用

茶多酚类化合物可以杀死齿缝中的乳酸菌及其他龋齿细菌,具有抑制葡萄糖聚合酶活性的作用,使葡萄糖不能在细菌表面聚合,病菌不能在牙上着床,从而中断龋齿的形成。残留于齿缝中的蛋白质食物是腐败细菌增殖的基质,茶多酚可以杀死此类细菌,因而有清除口臭的作用。

另外,茶多酚还可以提高机体的免疫功能;促进毛囊中毛发生长和真皮乳头细胞增殖,同时抗细胞凋亡,刺激毛发的生长和再生;茶多酚通过与 γ-氨基丁酸受体的相互作用产生抗焦虑效果;它还可以抑制尿道结石的形成。

三、应　用

茶多酚在医药、日化、轻化、化妆品、食品、油脂、保健等方面应用日益广泛。目前对茶多酚的提纯和应用研究受到国内外的关注。

茶多酚可用于食品保鲜防腐,无毒副作用,食用安全。茶叶能够保存较长的时间而不变质,这是其他树叶、菜叶、花草所达不到的。将茶多酚掺入其他有机物中,能够延长贮存期,防止食品褪色,提高纤维素稳定性,有效保护食品中的各种营养成分。其主要用途如下:① 用于糕点及乳制品。对高脂肪糕点及乳制品,如月饼、饼干、蛋糕、方便面、奶粉、奶酪、牛奶等,加入茶多酚不仅可抑制和杀灭细菌,延缓腐败,延长保质期,防止食品褪色,保持食品原有风味,还可使甜味"酸尾"消失,味感甘爽。② 用于饮料生产。茶多酚不仅可配制果味茶、柠檬茶等饮料,还能抑制豆奶、汽水、果汁等饮料中的维生素 A、维生素 C 等多种维生素的降解破坏,保证饮料中的各种营养成分。③ 用于水果和蔬菜保鲜。在新鲜水果和蔬菜上喷洒低浓度的茶多酚溶液,可抑制细菌繁殖,保持水果、蔬菜原有的颜色,达到保鲜防腐的目的。④ 用于畜肉制品。茶多酚对肉类及其腌制品,如香肠、肉食罐头、腊肉等,具有良好的保质效果,尤其是对罐头类食品中耐热的芽孢菌等具有显著的抑制和杀灭作用,并有消除臭味、腥味,防止食物氧化变色的作用。在食用油中加入茶多酚,能阻止或延缓不饱和脂肪酸的自动氧化分解,从而防止油脂酸败,使油脂的贮藏期延长一倍以上。

(邬晓婧)

第三章

人体对营养的需求与合理膳食

第一节　平衡膳食与合理营养

一、基本概念

人体需要的能量和各种营养素,必须通过每日膳食不断得到供应和补充。人类在长期的进化过程中,不断寻找和选择食物、改善膳食,逐渐在人体的营养需要和膳食之间建立起了平衡关系。如果这种平衡关系失调,膳食不能满足或者超过人体的营养需要,就会发生不利于人体健康的影响,导致疾病的发生。

平衡膳食由多种食物构成,不但要提供足够的热能和各种营养素以满足人体的生理需要,而且还要保持各种营养素之间的数量平衡,以利于它们的吸收和利用,达到合理营养的目的。因此,平衡膳食包括满足机体需要的能量和营养素、各种营养素之间应保持适当比例以及各种具有不同营养特点的食物在膳食中应占合理比重三个方面。

许多国家或组织机构都制定有膳食供给量或安全摄入量的标准或建议,作为评价合理膳食的理论依据。它是以人体生理需要为基础,并充分考虑个体差异、营养素在烹饪加工中的稳定性、食物供给情况以及经济生产水平等因素,规定各种生理情况和劳动情况下,居民每日膳食应供应的各种营养素数量,因此各国的膳食供给量或安全摄入量的标准及建议有所差别。

膳食结构模式会受到各种因素的制约,包括社会经济状况、人口、食物资源、农业和食品生产水平以及人民的消费水平、人体的营养需求和传统饮食习惯等。根据主食和畜、禽、水产品消费量的比例,当今世界的膳食结构有多种模式。欧美发达国家模式以"高热量、高脂肪、高蛋白"的膳食结构为主要特征,该模式动、植物性食物的比例接近 $1:1$;发展中国家模式以谷类、薯类等植物性食物为主食,动物性食物常常摄入不足。

"高热能、高脂肪、高蛋白"的"三高"膳食与高血压、高血脂、冠心病、糖尿病、乳腺癌、大肠癌的发病呈正相关。"三高"膳食在导致产能营养素过剩的同时,也可能导致某些微量营养素的缺乏,如由于谷类和/或蔬菜摄入量较少常导致膳食纤维和水溶性维生素摄入缺乏。

发展中国家的膳食结构,大多是半温饱型或准温饱型膳食,热能基本能满足机体需要,但由于动物性食物摄入不足,蛋白质、脂肪的摄入量偏低,脂溶性维生素和无机盐容易缺乏。维生素 A 缺乏引起的干眼病、维生素 B_1 缺乏引起的脚气病、缺钙引起的佝偻病、缺铁引起的贫血在发展中国家发病率很高。

以日本为代表的膳食模式是目前世界上较合理的膳食结构。60 多年来,它使日本的人均寿命跃居世界的首位,各种营养过剩性疾病和营养缺乏病的发病率都较低。

近半个世纪来,"地中海膳食结构"以有利于预防心脑血管疾病而越来越受到西方发达国家的推崇。这种膳食结构强调多吃蔬菜、水果、鱼类、豆类、坚果类食物,其次才是谷类。烹饪时以植物油(不饱和脂肪酸丰富)代替动物油(饱和脂肪酸丰富),尤其提倡食用橄榄油。它的主要特点有:膳食富含植物性食物,包括水果、蔬菜、全谷类、豆类和坚果等;食物以当季和当地产的食物为主,新鲜度高,加工程度低;橄榄油是主要的食用油;脂肪提供能量占膳食总能量约 25%～35%,其中饱和脂肪酸约占 7%～8%;每天食用适量奶酪和酸奶;每周食用适量鱼、禽肉和蛋;以新鲜水果作为主要的餐后食品,甜食每周只食用几次;每月只食用几次红肉;大部分成年人饮用红酒。

我国传统膳食结构的基本特点是:以植物性食物为主,动物性食物所占比例较小,食物所提供的营养素基本能满足人体的需要,但该膳食模式还有待于进一步改善。目前,随着我国人民生活水平的提高,膳食结构从过去的半温饱型转变为温饱型,部分地区部分人群饮食趋向于"三高"膳食结构,成为肥胖、高血压、糖尿病等疾病的重要危险因素。

中国古代医学典籍《黄帝内经》中提出"五谷为养,五果为助,五畜为益,五菜为充"的膳食原则,这种以谷、果、蔬菜类植物性食物为主,畜禽类动物性食物为辅的膳食结构,避免了"三高"型膳食结构营养过剩和不平衡的弊病,符合现代营养学原则,是科学合理的。从营养学角度看,"吃好"是指膳食调配合理,达到营养平衡。有些人由于缺乏营养学知识,以为"吃好",就是要吃精米白面,结果导致维生素 B_1 缺乏,其实粮食加工越精细,维生素、矿物质等营养素的损失就越多。另外,食物的营养价值与价格不一定呈正比关系,价格便宜食物其营养价值也可能比较高。例如,胡萝卜的营养价值并不低于冬笋,但价格比冬笋便宜得多。海参、燕窝价格较贵,但它们蛋白质的营养价值可能并不如一般的鱼、肉类。植物蛋白和动物蛋白在结构上除了氨基酸的比例不同外,并没有根本的差别。植物性食物可以通过调整膳食结构,在食物加工过程中适当搭配,使其蛋白质的结构符合人体的需要,因此,植物性食物蛋白质的营养价值并不一定比动物性食物差。

总之,我国膳食结构的模式应该是保持优点,弥补不足,即在不改变膳食基本原则的前提下加以优化,切忌盲目模仿西方的膳食模式。要适当增加动物性食物、豆类及其制品的摄入量,以改善蛋白质的生物利用率。中国居民应达到食品消费目标为人均年消费粮食 230kg、肉类 20～30kg、蛋类 10～15kg、奶类 10～15kg、水产品 15kg、豆类 20kg。根据这个标准,人均每天食物中供给的热量达 2400～2700kcal;蛋白质达 73～77g,其中动物性蛋白质约 22%;脂肪达 56～62g,其中动物性脂肪占 50% 左右。

平衡膳食是指膳食中营养素供给全面合理,其要求是既要满足人体热能和营养素的生理需要,又要达到各种营养素之间的平衡。例如,三种产能营养素之间热能来源比例的平衡;维生素 B_1、维生素 B_2 和尼克酸之间的平衡;蛋白质中必需氨基酸与非必需氨基酸之间的平衡;饱和脂肪酸与不饱和脂肪酸之间的平衡;可消化的碳水化合物与膳食纤维之间的平衡;无机盐中钙、磷比例的平衡;酸性食物和碱性食物之间的平衡;动物性食物与植物性食物之间的平衡等。平衡膳食的观点运用于烹饪,主要体现在以下几个方面:

（一）烹饪原料的选择注重多样化

中国烹饪采用的原料十分广泛,其营养价值各不相同,如动物性原料禽类、畜类等含有丰富的优质蛋白质、饱和脂肪酸以及脂溶性维生素,但常缺乏碳水化合物、水溶性维生素与膳食纤维。为了使各种营养素都能满足人体的需要,最基本的要求是选择的原料种类应多样化。在选择原料时,应按每种原料所含的营养素种类和数量进行合理选择和科学搭配,使各种烹饪原料在营养素的种类和数量上取长补短、相互调剂,改善和提高菜肴的营养水平,以达到平衡膳食的要求。因此,在选择烹饪原料时,除选择肉类及其制品外,还应注意选择下述原料:

1. 蔬菜和水果

新鲜的蔬菜和水果含有丰富的水溶性维生素和无机盐,深色蔬菜,特别是黄色和红色蔬菜中含有丰富的胡萝卜素、维生素 C、维生素 B_2。动物性原料中加入有色蔬菜,既可补充动物性原料中含量不足的维生素和矿物质,又可中和动物性原料在体内代谢后产生的酸性物质,对调节人体内的酸碱平衡起重要作用。

2. 豆类及豆制品

豆类含有丰富的优质蛋白,并含有一般动物性原料缺乏的维生素 B_1、维生素 B_2、不饱和脂肪酸和必需脂肪酸。另外,大豆及其制品中含有丰富的无机盐,如钙和磷,而且比例也适合人体的需要。豆制品在加工过程中,除去了妨碍人体消化吸收的物质如植酸类物质、抗胰蛋白酶和过多的膳食纤维,所以豆制品是人体蛋白质和无机盐的一个良好来源。

3. 禽蛋类

禽蛋蛋白质含量丰富,生物利用率高。此外,它含有易被人体吸收、利用的钙、磷、铁等矿物质、必需脂肪酸、卵磷脂、维生素 A、维生素 D 及 B 族维生素。

4. 菌菇类

菌菇类味道鲜美,其营养价值具有一定的特殊性,除了富含蛋白质、矿物质和水溶性维生素外,它还含有降低胆固醇、抗癌和抗衰老的生物活性物质如香菇多糖等,日常饮食中包含一荤一素一菇,是健康的膳食搭配。

（二）营养素之间比例达到平衡

1. 三大产能营养素之间的平衡

蛋白质、脂肪和碳水化合物是产生热能的三大营养素。人体每天所需总热能的 55％～65％来自碳水化合物,20％～30％来自脂肪,10％～15％来自蛋白质,这种热能构成比既经济又合理,符合人体的需要。

2. 热能消耗量与维生素 B_1、维生素 B_2 和尼克酸之间的平衡

维生素 B_1 与维生素 B_2 都是人体代谢酶的辅酶成分,与能量代谢有密切关系。尼克酸在体内构成辅酶 I 和辅酶 II,是组织代谢中非常重要的递氢体。这三种维生素与人体的能量代谢关系密切,其供给量应根据能量消耗按比例供给,维生素 B_1、维生素 B_2 和尼克酸之间的比例约为 1：1：10。

3. 饱和脂肪酸与不饱和脂肪酸之间的平衡

动物性脂肪中饱和脂肪酸的含量较高,植物油中不饱和脂肪酸含量较高,这两种脂肪酸对人体的生理功能各有特点,不饱和脂肪酸熔点低、消化吸收率高,还含有必需脂肪酸,营养价值较高。饱和脂肪酸熔点高,消化吸收率较低,营养价值较低。不饱和脂肪酸有助于降低心血管系统疾病的发生,而饱和脂肪酸摄入过多会增加糖尿病、高血脂等的发病率。饱和脂肪酸、多

不饱和脂肪酸和单不饱和脂肪酸的比例最好为 1∶1∶1。

4. 酸性食物和碱性食物之间的平衡

人体有强大的酸碱缓冲系统,虽然体内新陈代谢每天都会产生酸性和碱性物质,但通过缓冲系统的调节能维持其酸碱度在正常水平。日常膳食中我们应该注意食物的酸碱性,尽量使它们维持平衡,以减少人体的负担。食物是酸性或碱性,取决于它们在体内完全氧化分解后的产物属于碱性还是酸性。蛋白质不能被完全氧化,其分解产物呈酸性,故为酸性食物。有些食物如柠檬、柑橘等虽有酸味,但当它们在体内完全氧化后,主要产生碱性元素如钠、钾、钙、镁等,故为碱性食物,蔬菜和水果基本上都属碱性食物。

膳食中酸性食物和碱性食物应保持一定的比例,酸性食物或碱性食物摄入过多、过少都对人体不利。虽然由于饮食引起的酸中毒或碱中毒非常罕见,但饮食的酸性或碱性会影响尿液的酸碱度。正常尿液一般为弱酸性,尿液的酸碱度改变对结石的形成有一定的影响。通过调节饮食,改变尿液的酸碱度,可预防尿道结石形成。如尿酸盐结石患者,除应少吃含嘌呤丰富的食物如肝、肾、豆类以减少尿酸外,还应多吃碱性食物如蔬菜、橘子、甘薯等以降低尿液酸度。关于食物的酸碱性及摄入后对人体健康的影响,有待循证研究。

三、《中国居民膳食指南》和平衡膳食宝塔

"民以食为天",膳食是人体健康的物质基础,研究显示膳食构成和许多疾病的发生存在相关性。为了引导民众合理选择并科学搭配食物,达到平衡膳食、促进健康的目的,卫生部委托中国营养学会制定了膳食指南(dietary guideline,DG)。膳食指南根据营养学原则,针对不同年龄、不同性别、不同生理状况、不同劳动强度的各种人群提出了合理膳食基本要求。

《中国居民膳食指南》(2007)以最新的科学证据为基础,密切结合我国居民膳食营养的实际情况,对各年龄段的居民摄取合理营养,避免由不合理的膳食带来疾病具有普遍的指导意义。今后 10～20 年,是中国改善国民营养健康的关键战略时期,全社会要广泛参与,大力推广和运用《中国居民膳食指南》,进一步提高国民营养健康素质,为全面建设小康社会奠定坚实的人口素质基础。

(一)《中国居民膳食指南》十条内容

1. 食物多样,谷类为主,粗细搭配

人类的食物是多种多样的。各种食物所含的营养成分不完全相同,每种食物至少可提供一种营养物质。平衡膳食必须由多种食物组成,才能满足人体对各种营养素的需求,达到合理营养、促进健康的目的。

食物可分为五大类:第一类为谷类及薯类,谷类包括米、面、杂粮,薯类包括马铃薯、甘薯、木薯等,主要提供碳水化合物、蛋白质、膳食纤维及 B 族维生素。第二类为动物性食物,包括肉、禽、鱼、奶、蛋等,主要提供蛋白质、脂肪、矿物质、维生素 A、B 族维生素和维生素 D。第三类为豆类和坚果,包括大豆、干豆类及花生、核桃、杏仁等坚果类,主要提供蛋白质、脂肪、膳食纤维、矿物质、B族维生素和维生素 E。第四类为蔬菜、水果和菌藻类,主要提供膳食纤维、矿物质、维生素 C、胡萝卜素、维生素 K 及有益健康的植物化学物质。第五类为纯能量食物,包括动植物油、淀粉、食用糖和酒类,主要提供能量。动植物油还可提供维生素 E 和必需脂肪酸。

谷类食物是中国传统膳食的主体,是人体能量的主要来源。坚持谷类为主是保持我国传

统膳食结构良好的一面,它能够避免高能量、高脂肪和低碳水化合物膳食的弊端。人们应保证每天摄入适量谷类食物,一般成年人每天以 250~400g 为宜。另外,要注意粗细搭配,经常吃一些粗粮、杂粮和全谷类食物。稻米、小麦不要研磨得太精,以免所含维生素、矿物质和膳食纤维流失过多。

2. 多吃蔬菜水果和薯类

蔬菜水果含能量少,也是维生素、矿物质、膳食纤维和植物化学物的重要来源;薯类含有丰富的淀粉、膳食纤维以及多种维生素和矿物质。富含蔬菜、水果和薯类的膳食有助于保持肠道正常功能,提高免疫力,降低患肥胖症、糖尿病、高血压等慢性疾病的风险,因此蔬菜、水果和薯类是人类平衡膳食的重要组成部分。我国成年人推荐每天吃蔬菜 300~500g,水果 200~400g,并注意增加薯类的摄入。

3. 每天吃奶类、大豆或其制品

奶类营养成分齐全,构成比例适宜,容易消化吸收。奶类除含丰富的优质蛋白质和维生素外,含钙量也较高,而且易于吸收,是膳食钙质的很好来源。各年龄人群适量饮用奶类有利于骨骼健康。建议每人每天平均饮奶 300mL。有脂代谢异常、超重或肥胖倾向者应选择低脂或脱脂奶。

大豆含有丰富的优质蛋白质、必需脂肪酸、维生素和膳食纤维,而且含有磷脂、低聚糖以及大豆异黄酮、植物固醇等多种植物化学物,可适当增加其摄入量,建议每人每天摄入 30~50g 大豆或相当量的豆制品。

4. 常吃适量的鱼、禽、蛋和瘦肉

鱼、禽、蛋和瘦肉均是人类优质蛋白、脂类、脂溶性维生素、B 族维生素和矿物质的良好来源,是平衡膳食的重要组成部分。畜肉类铁含量高且易于被吸收利用;鱼类、禽类脂肪含量一般较低,但不饱和脂肪酸含量丰富,特别是鱼类;蛋类富含优质蛋白质,各种营养成分齐全,是很经济的优质蛋白质来源。

目前,我国部分居民食用动物性食物较多,尤其是饱和脂肪酸和胆固醇含量较高的猪肉。日常生活中应该提倡适当多吃鱼、禽肉,少吃猪肉,特别是高脂肪高能量的肥肉和猪油。我国各地区经济发展不平衡,还有部分居民摄入动物性食物的量还不够,应该适当增加。

5. 减少烹调油用量,吃清淡少盐膳食

脂肪是人体能量的重要来源,还可提供必需脂肪酸,有利于脂溶性维生素的消化吸收,但是脂肪摄入过多是引起肥胖症、脂代谢异常、动脉粥样硬化与心脑血管病等多种慢性疾病的重要危险因素。食盐摄入量也与高血压的发病密切相关。食用油和食盐摄入过多是我国城乡居民共同存在的营养问题。为此,建议我国居民应养成吃清淡少盐膳食的习惯,即膳食不要太油腻,不要太咸,不要摄食过多的油炸、烟熏与腌制食物。建议每人每天烹调油用量不超过 25~30g;食盐摄入量不超过 6g(包括酱油、酱菜等所含的食盐量)。

6. 食不过量,天天运动,保持健康体重

合理的进食量和运动量是保持健康体重的两个主要因素。如果进食量过大而运动量不足,多余的能量就会在体内以脂肪的形式积存下来,增加体重,导致超重或肥胖症;相反,进食量不足,摄入能量少可引起体重过低或消瘦。体重过高和过低都是不健康的表现,易导致多种疾病,影响寿命。所以,应保持进食量和运动量的平衡,使摄入的各种食物所提供的能量能满足机体需要,而又不造成能量过剩,维持体重在适宜范围。中国肥胖问题工作组专家建议我国成人健康体重为体质指数(body mass index,BMI)维持在 18.5 ～23.9 之间。

　　正常生理状态下,大部分人的食欲可以有效控制其进食量,只有少部分人食欲调节不敏感,满足食欲的进食量常常超过实际需要量。另外,还有少部分人因心理因素存在食量过度现象。近年来人们生活方式改变,身体活动减少,蛋白质和脂肪摄入却相对增加,我国超重和肥胖症发病率逐年增加与此密切相关,这也是心脑血管疾病、糖尿病和某些肿瘤发病率增加的主要原因。运动不仅有助于保持健康体重,还能够降低患高血压、脑卒中、冠心病、2 型糖尿病、大肠癌、乳腺癌和骨质疏松症等慢性疾病的风险,同时还有助于调节心理平衡,有效减轻压力,缓解抑郁和焦虑的症状,改善睡眠,因此应该改变久坐少动的不良生活方式,养成天天运动的好习惯,建议成年人每天进行累计相当于步行 6000 步以上的运动量,如果身体条件允许,最好进行 30 分钟中等强度的运动。

　　7. 三餐分配要合理,零食要适当

　　合理安排一日三餐的时间及食量十分重要,应尽量做到进餐定时定量。早餐提供的能量应占全天总能量的 25%～30%,午餐应占 30%～40%,晚餐应占 30%～40%。每个人可根据职业、劳动强度和生活习惯进行适当调整。一般情况下,早餐在 6:30—8:30,午餐在 11:30—13:30,晚餐在 18:00—20:00 进行为宜。每天要吃早餐,并保证营养充足合理,午餐要科学吃好,晚餐要适量平衡。不暴饮暴食,不经常在外就餐,尽可能在家进餐,营造家庭轻松愉快的就餐氛围。一日三餐之外的零食作为营养补充,可以合理选用,以水果类和坚果类为佳,但摄入零食的能量应包含在全天能量之中。

　　8. 每天足量饮水,合理选择饮料

　　水是人类每天膳食的重要组成部分,是一切生命必需的物质,在生命活动中发挥着重要功能。体内水的来源有饮水、食物中的水和体内代谢水。水的排出主要通过肾脏,以尿液的形式排出,其次是经肺呼出、经皮肤和随粪便排出。正常情况下,进入体内的水和排出的水基本相等,处于动态平衡。平时要主动补水,不要感到口渴时再喝水。饮水应少量多次,最好选择白开水、茶水等。饮料品种多样,需要合理选择,如乳饮料和纯果汁饮料含有一定量的营养素和有益成分,适量饮用可以作为膳食的补充。某些饮料添加了一定量的矿物质和维生素,适合热天户外活动和运动后饮用。某些饮料只含糖和香精香料,口感虽好但营养价值却不高,大量饮用会在不经意间摄入过多能量,造成体内能量过剩;饮后如不及时漱口刷牙,残留在口腔内的糖还会在细菌作用下产生酸性物质,损害牙齿健康。有些人尤其是儿童青少年每天饮用大量含糖的饮料代替白开水或矿泉水,这是一种不健康的习惯,应当改正。

　　9. 如饮酒应限量

　　在节假日、喜庆和交际的场合,饮酒是一种习俗,可适量饮用,但应控制量,如无节制地饮酒,尤其是不含其他营养素,基本上是纯能量食物的高度白酒,会使食欲下降,营养素摄入量减少,长期饮酒可致多种营养素缺乏、急慢性酒精中毒、酒精性脂肪肝,严重时还会造成酒精性肝硬化。经常过量饮酒还会增加患高血压、脑卒中等疾病的风险,并可导致交通事故及家庭暴力的增加,对个人健康和社会安定都是有害的,应该严禁酗酒。

　　另外,饮酒还会增加患某些癌症的危险。建议成年人如饮酒应尽可能选用低度酒,并控制量,一天饮用酒的酒精量男性不超过 25g,女性不超过 15g。孕妇和儿童、青少年应忌酒。

　　10. 吃新鲜卫生的食物

　　健康人一生需要从自然界摄取大量的食物,人体一方面从这些食物中吸收各种营养素以满足生长发育、新陈代谢、繁衍后代的需要,另一方面又需防止食物中的有害因素诱发食源性疾病。

　　食物放置时间过长容易引起变质,产生对人体有害的物质。食物还可能因生物学污染、化学性污染、物理性污染含有或混杂各种有害因素而导致食物中毒。吃新鲜卫生的食物是防止食源性疾病、实现食品安全的基本措施。正确采购食物是保证食物新鲜卫生的第一关。烟熏食品和部分加色食品可能含有苯并芘或亚硝酸盐等有害成分,不宜多吃。

　　食物合理储藏可以保持新鲜,避免受到污染。高温加热能杀灭食物中的大部分微生物,延长其保存时间。食物冷藏温度常为 4～8℃,只适于短期贮藏;冻藏温度低达－12～－23℃,可保持食物新鲜,适于长期贮藏。科学烹调加工是保证食物卫生安全的一个重要环节。注意应保持良好的个人卫生以及食物加工环境和用具的洁净,避免食物在烹调时的交叉污染。另外,有一些食物含有天然毒素,例如河豚鱼、毒蕈、含氰苷类的苦味果仁和木薯、未成熟或发芽的马铃薯、新鲜黄花菜和四季豆等。为了避免误食中毒,一方面需要学会鉴别这些食物,另一方面应掌握对不同食物进行浸泡、清洗、加热等去除毒素的方法。

(二) 中国居民平衡膳食宝塔

　　中国居民平衡膳食宝塔是《中国居民膳食指南》(2007)专家委员会根据《中国居民膳食指南》结合中国居民的膳食结构特点设计的。它把平衡膳食的原则转化成各类食物的重量,并以直观的宝塔形式表现出来(图 3－1)。它明确指出居民食物分类的概念、每天各类食物的合理摄入范围及适宜的身体运动量,便于中国居民充分理解和在生活中应用。

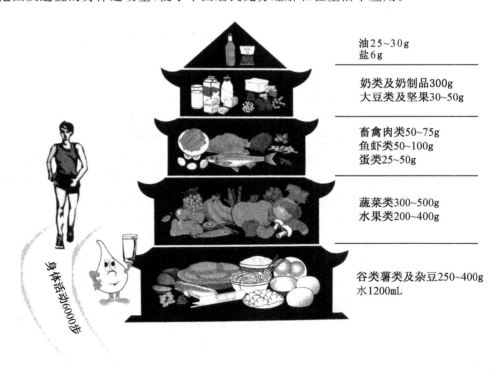

图 3－1　中国居民平衡膳食宝塔

（三）中国居民平衡膳食宝塔的合理应用

1．确定自己的食物需要

平衡膳食宝塔建议的每人每天各类食物适宜摄入量范围适用于一般健康成人，应用时要根据个人年龄、性别、身高、体重、劳动强度、季节等情况适当调整。

2．同类互换，调配丰富多彩的膳食

人们选用多种多样的食物不仅是为了获得均衡的营养素，也是增进食欲、满足自己的美味享受。宝塔每一层中都有许多的食物品种，因每种食物属同一类，其所含营养成分相似，在日常膳食中可以互相替换。

3．合理分配三餐食量

中国多数地区居民习惯于一天吃三餐。三餐食物量的分配及间隔时间应与作息时间和劳动状况相匹配，特殊情况可适当调整。现代社会部分人忽视早餐的质和量，甚至不吃早餐，这是不科学的生活习惯，应予以改正。

4．因地制宜充分利用当地资源

我国各地的饮食习惯及物产不尽相同，因地制宜充分利用当地资源能更有效地应用平衡膳食宝塔。例如牧区奶类资源丰富，可适当提高奶类摄取量；渔区可适当提高鱼及其他水产品摄取量；农村山区则可利用山羊奶以及花生、瓜子、核桃、榛子等资源。由于地域、经济或物产所限无法采用同类互换时，也可用豆类替代乳类、肉类，选用蛋类替代鱼、肉类。

5．养成良好的饮食习惯，且长期坚持

膳食营养对健康的影响是长期的，不合理饮食与慢性非传染性疾病的发病密切相关。中国居民应该运用平衡膳食宝塔知识，自幼养成良好的饮食习惯，长期坚持不懈，充分发挥膳食营养对健康的重要促进作用。

第二节　常用食物的营养与选择

食物是各种营养素的载体，是人类赖以生存的基础。不同种类的食物提供的营养素不尽相同，对人类健康有不同的营养学价值和意义。评价一种食物的营养价值，一般是对食物营养素的数量和质量进行总体评价，如系统地评价食物中所含营养素种类、含量、功能因子及生物利用率等。

一、食物分类

食物根据来源可以分为动物性食物、植物性食物和矿物性食物三大类，根据其营养素含量的特点又可以分为谷类、薯类、豆类、蔬菜水果类、坚果类、菌藻类、畜禽肉类、鱼类、奶类、蛋类等。每一类食物都有各自的营养素。只要在日常膳食中把这几类食物合理地搭配，就可以获得充足而平衡的营养。

不同种类的食物营养素含量和种类不同，其营养价值也不一样。所谓食物的营养价值，是指食物中所含的能量和营养素能满足人体需要的程度，包括营养素的种类是否齐全、营养素的含量是否丰富以及比例是否合理、营养素是否容易被人体消化吸收和利用等几个方面：

在评价食物营养价值时,国际上常常采用"营养素密度"这个概念,即食物中某营养素满足人体需要的程度与其能量满足人体需要程度之比值。一般来说,如果一种食品能量值相对较低,而营养素含量相对较丰富,则认为其营养价值较高。

营养素密度的概念也可以表述为食物中相应于 1000kcal 能量含量的某营养素含量。其计算公式为:

营养素密度 =(一定数量食物中的某营养素含量 / 同量食物中的能量含量)×1000

随着社会经济的发展和生活水平的提高,人们体力劳动强度下降,生活中的家务劳动也逐渐减轻,于是能量消耗渐渐减少,如不注意控制膳食中的能量、增加体力活动,很容易使体重超出理想范围。另一方面,若一味节食,减少食物摄入量,又可能会造成营养素缺乏而影响健康。如果能够注意摄入营养素密度较高的食物,便可以在保证合理能量的前提下获得充足的营养素供应。除了需要控制体重的人之外,食量不大、能量需求低的老年人也应优先摄入营养素密度较高的食物。

美国营养机构在营养素密度理论的基础上,结合人体的实际需要,提出了食物的"营养质量指数"(index of nutritional quality,INQ)的概念,这一指数比上述的营养素密度更加直观和实用,从 INQ 值的大小可判断该食物营养质量的高低。

INQ 的计算方法如下:

$$能量密度 = \frac{一定数量食物提供的能量}{能量推荐摄入量\ RNI\ 标准}$$

$$营养素密度 = \frac{一定数量食物中某种营养素的含量}{相应营养素的推荐摄入量\ RNI\ 标准}$$

$$INQ = \frac{营养素密度}{能量密度}$$

评价标准如下:

INQ = 1,表示食物提供营养素的能力与提供能量的能力相当,二者满足人体需要的程度相等,为"营养质量合格食物"。

INQ<1,表示该食物提供营养素的能力小于提供能量的能力,长期食用此食物,会发生该营养素不足或能量过剩的危险,为"营养质量不合格食物"。

INQ>1,表示该食物提供营养素的能力大于提供能量的能力,为"营养质量合格食物",并且特别适合超重和肥胖症患者选择。

INQ 最大的特点就是可以根据不同人群的营养需求来分别计算食物的营养价值。同一种食物,可以做到因人而异。如评价以下三种食物对一个 30 岁男性中体力劳动者的 INQ 值,结果如表 3－1。

表 3－1　食物营养成分及营养质量指数对比(100g 食物)

能量和营养素	RNI 或 AI	面条(富强粉,煮)		大白菜		猪瘦肉	
		含量	INQ	含量	INQ	含量	INQ
能量(kcal)	2700	109	1.0	17	1.0	143	1.0
蛋白质(g)	80	2.7	0.8	1.5	3.0	20.3	4.8

续　表

能量和营养素	RNI或AI	面条（富强粉，煮）		大白菜		猪瘦肉	
		含量	INQ	含量	INQ	含量	INQ
钙(mg)	800	4.0	0.1	50	9.9	6	0.1
铁(mg)	15	0.5	0.8	0.7	7.4	3.0	3.8
锌(mg)	15	0.21	0.4	0.38	4.0	3.0	3.8
维生素 A(μg RE)	800	—	0	20	4.0	44	1.0
维生素 C(mg)	100	—	0	31	49.2	—	0
维生素 PP(mg)	30	1.8	1.5	0.6	3.2	5.3	3.3

由表 3-1 可以看出，面条中除维生素 PP 的 INQ 值大于 1 外，其余各种营养素 INQ 均小于1；而大白菜由于其能量含量低，所以各种营养素的 INQ 值均大于 1，为"营养质量合格食物"。

二、各类食物的营养

（一）谷类及其制品

谷类在人类膳食中占有重要比例，是人体能量的主要来源，也是维生素 B$_1$、尼克酸和蛋白质的重要来源，此外它还提供少量矿物质和脂肪。

谷类的子粒都有相似的结构，最外层是种皮，其内是谷皮、糊粉层、胚乳，谷粒的一端有胚芽。谷类种子含淀粉量在 60% 以上，蛋白质含量约在 7%～13% 之间，少数品种可高达 15%以上。大部分谷类食品的蛋白质中赖氨酸含量较低，蛋白质的生物利用率不高，发育期的儿童青少年仅靠谷类不能获得足够的优质蛋白质。谷类中所含的主要维生素是硫胺素、核黄素、尼克酸、维生素 B$_6$ 和维生素 E。黄色的谷类种子如玉米、小米等含有一定数量的胡萝卜素。谷类中不含维生素 B$_{12}$、维生素 C、维生素 D 和维生素 A。

未精制的谷物子粒中富含 B 族维生素和多种矿物质，由于这类营养素主要存在于谷粒的表层，经碾磨加工之后，大部分留在糠麸之中，因此精白米、富强粉的营养价值受到一定影响。经常食用全麦食品、糙米、粗粮、杂粮，不仅能增加主食的多样性，还可有效地改善人体的营养平衡。

（二）豆类及其制品

豆类包括大豆和多种干豆，属营养价值较高的一类食物，其中大豆是植物性食物中营养素含量最为丰富的食物之一，其蛋白质含量高达 35%～40%，脂肪含量高达 25%～30%，还有不少碳水化合物。各种干豆蛋白质和脂肪含量低于大豆，但仍是膳食中蛋白质、B 族维生素和矿物质的良好补充来源。豆类资源丰富、价格低廉，是我国居民蛋白质等营养素的重要来源，同时也是老年人、糖尿病患者、心血管疾病患者的有益食品。

大豆可以制成多种豆制品，如豆腐、腐竹、腐乳、豆豉、豆奶粉等，在我国居民的膳食中占有重要地位。大豆中提取的大豆蛋白是重要的食品添加物，是谷类制品、肉类制品中的常用添加辅料，用以改善其营养价值并提高产品品质。营养学家鼓励中国居民多食用大豆制品，如经常饮用豆奶等。

干豆包括红豆、绿豆、豌豆、蚕豆、扁豆、芸豆等，其特点是淀粉含量在 60% 左右，脂肪含量通常不超过 1%,蛋白质含量在 20% 左右,其蛋白质中富含赖氨酸,而缺乏含硫氨基酸,建议豆类与谷类同食,充分发挥蛋白质的互补作用。另外,豆类属高钾低钠食物,对高血压、水肿患者有益;豆皮中含有丰富的膳食纤维,对帮助人体排出体内代谢产物有一定作用。

多种豆类中含有一些抗营养因子和过敏物质,如蛋白酶抑制剂、凝集素和抗维生素等,这些物质在加热处理之后可被破坏而失活。因此,豆类不可生食,必须彻底煮熟。豆类中含有较多的低聚糖类物质,它们不能被人体所吸收,在肠道内被微生物发酵产气,因使人感到腹胀而被称为"胀气因子"。近年来研究表明,豆类中所含低聚糖类物质不会对健康造成严重影响,而且是肠内有益菌"双歧杆菌"的生长促进因子。

(三) 蔬菜水果类食物

1. 蔬菜类

蔬菜是植物的根、茎、叶、花等可食部位,能为人体提供多种水溶性维生素、矿物质、水以及膳食纤维。

蔬菜的含水量大多在 90% 以上,其蛋白质含量低于 3%,脂肪含量低于 1%。除薯类和藕等少数蔬菜之外,绝大多数蔬菜中的淀粉含量都很低,属于低能量食品。蔬菜中含有除维生素 D 和维生素 B_{12} 之外的维生素,其中 B 族维生素的含量不是很高,但维生素 C 和胡萝卜素含量非常丰富。绿叶蔬菜中的维生素 K 含量也较高,其含量与绿色的深浅度呈正相关。

我国居民身体所需的维生素 A 大部分由蔬菜中的胡萝卜素转化而来,绿叶蔬菜也是膳食中维生素 B_2 的重要来源之一。中国居民的水果消费量不高,膳食中的维生素 C 主要来源于蔬菜,因此提倡在膳食中摄入充足的蔬菜对保证维生素的供应十分重要。

蔬菜富含各种矿物质,是钾、镁、钙等的重要膳食来源,也是调节体液酸碱平衡的重要食物类影响因素。中国居民膳食中的铁主要为非血红素铁,其吸收利用率较低,蔬菜中含有丰富的维生素 C,可以促进铁的吸收,对保证铁的生物利用起很重要的作用。

许多绿叶蔬菜富含钙元素,如油菜、芥兰、木耳菜、雪里蕻、苋菜等,每 100g 中的钙含量可达 100mg 以上。但是菠菜、空心菜、雪里蕻等带有涩味的蔬菜中含有较多草酸,容易与钙、铁等矿物质结合,降低它们的生物利用率。烹调加工时最好先将这些蔬菜在沸水中焯一会,去除大部分草酸,然后捞出炒食或凉拌。注意:焯菜时间不应过久,否则会造成维生素 C 大量损失。

深绿色嫩茎叶类蔬菜所含营养素最为丰富,是胡萝卜素、维生素 C、维生素 B_2、钙、铁、镁等各种营养素的良好来源。光合作用越强、叶绿素越多的叶片,其胡萝卜素的含量也越高,每 100g 新鲜蔬菜中胡萝卜素可达 2～4mg,维生素 C 含量更高,可达 20mg 以上,维生素 B_2 含量为 0.1mg 左右。此外,橙黄色蔬菜如胡萝卜、南瓜、红心甘薯等胡萝卜素含量也较高,浅色蔬菜中胡萝卜素和各种矿物质含量相对较低。

2. 水果类

水果是富含水分和糖分的植物果实。水果中所含的营养素与蔬菜类似,但数量和比例有一定差异。

水果含水量达 85% 以上,碳水化合物含量在 10% 以上,高于除薯类、藕等茎类植物以外的各种蔬菜。成熟水果中的碳水化合物主要是蔗糖、果糖、葡萄糖。唯有香蕉中含有一定量的淀粉,其碳水化合物含量高达 20%,必要时可作为膳食能量的重要来源之一。水果中蛋白质含量多在 1% 以下,香蕉中含量可大于 1%。

水果富含维生素 C 和各种矿物质，但多数水果的维生素和矿物质含量远不及绿叶蔬菜。维生素 C 含量较高的水果主要有鲜枣、猕猴桃、黑枣、草莓、山楂和柑橘类等，其中 100g 鲜枣维生素 C 含量可达 200mg 以上，某些野果的维生素 C 含量还要高，如 100 克酸枣中的维生素 C 含量可达 800mg 以上。苹果、桃、梨、杏和海棠等水果的维生素 C 含量相对少些，100g 鲜果中的维生素 C 含量常少于 10mg。胡萝卜素含量较高的水果有芒果、枇杷、黄杏等。另外，水果中的钙、铁等矿物质的含量常低于蔬菜。水果作为一种享受性食物，在膳食中占有一定地位，其特点是食用方便，口味诱人，富含果胶、有机酸、芳香物质，有增进食欲的作用。水果在食用前无需烹调，所含营养素不会过多损失。

（四）坚果类食物

坚果一般分两类：一是树坚果，包括杏仁、腰果、榛子、核桃、松子、板栗、白果、开心果、夏威夷果等；二是种子，包括花生、葵花子、南瓜子、西瓜子等。

含油坚果的蛋白质含量较高，一般在 13％～35％ 之间，如花生为 25％，葵花子为 24％，西瓜子仁为 32％。惟有栗子蛋白质含量较低，仅 5％ 左右。坚果类蛋白质的限制氨基酸因品种而异，例如，花生、葵花子的限制性氨基酸是蛋氨酸和异亮氨酸，其质量不如大豆蛋白，但是可以与小麦粉很好地营养互补；芝麻的限制性氨基酸为赖氨酸，核桃的限制性氨基酸为赖氨酸和含硫氨基酸，可以和大米一起食用，提高蛋白质的生物利用率。

含油坚果的脂肪含量可高达 40％～70％。花生是最常见的坚果，它含油量达 40％，是重要的食用油来源；葵花子和核桃的含油量达 50％ 以上；松子仁的含油量更高，达 70％。坚果类含有的卵磷脂具有补脑益智的作用，必需脂肪酸含量也较高。

脂溶性维生素与油脂相伴，含油坚果中的维生素 E 十分丰富，B 族维生素的含量也较高，杏仁中还含较多核黄素。

含油坚果含铁、锌、铜、锰、硒等各种微量元素高于大豆，更远高于谷类。芝麻除含有特别丰富的铁、钙之外，还含有芝麻酚等抗衰老物质，堪称坚果中的营养珍品。黑芝麻还含有大量的锰。因此，芝麻历来被我国人民视为传统保健品。

坚果类虽为营养佳品，但因为大部分坚果脂肪、热能含量很高，不宜大量食用，以免引起消化不良或肥胖等问题。花生的黄曲霉毒素污染问题也需引起重视。

（五）菌藻类食物

菌藻类食物包括食用菌和藻类。食用菌是指供人类食用的真菌，自然界有 500 多个品种，常见的有蘑菇、香菇、银耳、木耳等。藻类是无胚、自养、以孢子进行繁殖的低等植物，供人类食用的有海带、紫菜、发菜等。

菌藻类食物富含蛋白质、碳水化合物、矿物质、维生素和膳食纤维。蛋白质含量以发菜、香菇和蘑菇最为丰富，可高达 20％。蛋白质中氨基酸组成比较均衡，必需氨基酸含量占蛋白质总量的 60％ 以上。脂肪含量低，约 1％。碳水化合物含量一般为 20％～35％。膳食纤维丰富，可高达 25％～30％ 左右。

菌藻类食物中维生素 B_1 和维生素 B_2 含量比较高。胡萝卜素含量差别较大，在紫菜和蘑菇中含量丰富，其他菌藻类食物中含量较低。菌藻类食物中微量元素如铁、锌、硒等含量也丰富，约是其他食物的数倍甚至十余倍。海产植物如海带、紫菜等还含丰富的碘，每 100g 干海带中碘含量可达 36mg。

菌藻类食物除了提供丰富的营养素外，还具有明显的保健作用。研究发现，蘑菇、香菇和银耳中含有生物活性多糖,具有提高人体免疫功能和抗肿瘤的作用。香菇中的香菇嘌呤,能抑制体内胆固醇合成、促进胆固醇分解和排泄,因而具有降血脂作用。黑木耳能抗血小板聚集,防止血栓形成,有助于防治动脉粥样硬化。海带因含有大量的碘,临床上常用来治疗缺碘性甲状腺肿。海带中的褐藻酸钠盐,有预防白血病和骨癌的作用。

(六)畜、禽肉类和鱼类食物

肉类食物中畜肉指牛、猪、羊等,禽肉指鸡、鸭、鹌鹑等,一般将动物内脏也算在肉类中,鱼类则包括淡水鱼和海鱼。肉类食品是优质蛋白质、脂肪、B族维生素、铁和其他微量元素的重要来源。

肉类中的蛋白质、维生素和无机盐的含量与动物的种类、年龄、肥育度和部位有很大关系。幼畜的肉和内脏含脂肪较少,而老畜的肉脂肪含量较高。禽肉中蛋白质含量较高而脂肪含量较低,其脂肪的饱和程度也相对较低。畜肉脂肪中饱和脂肪较多,还含有一定量的磷脂和胆固醇。鱼类是蛋白质的良好来源,其含量通常在15%～20%之间。不同鱼类所含脂肪的数量差异较大,大部分鱼类是高蛋白低脂肪的食物。肉类中的蛋白质生物效价比较高,是膳食中优质蛋白的重要来源,也可以与植物蛋白质互补。动物的蹄筋、肉皮主要由结缔组织构成,其蛋白质以胶原蛋白、弹性蛋白为主,缺乏色氨酸、蛋氨酸等人体必需的氨基酸,其营养价值相对较低,但有利于人体皮肤等的健康。

肉类含有丰富的B族维生素,但维生素A、D、E的含量均很低。肉类中最重要的矿物质是铁,主要以血红素铁的形式存在,锌、铜、硒等微量元素也较多。肉类中矿物质的吸收利用率比植物性食物高。肉类中钙的含量低,而骨中富含钙,但在煮汤时难以溶解出来,当加入足够的醋时,能使骨汤的含钙量相对增加。

大部分鱼类脂肪含量在10%以下,每100g鱼肉中的能量在100kcal左右,约为猪肉的1/3。例如,带鱼含蛋白质18%,脂肪含量为5%,远低于瘦猪肉。少数鱼类富含脂肪,如大马哈鱼、鳗鱼等,其脂肪含量在10%以上。

鱼类的脂肪与畜类脂肪不同,鱼类含饱和脂肪酸较少,含长链不饱和脂肪酸较多。后者具有预防动脉粥样硬化、降低血脂和胆固醇的作用。鱼油中的二十二碳六烯酸(DHA)还有促进大脑发育的作用。鱼类含有一定量的胆固醇,脂肪含量高的鱼所含胆固醇高于脂肪含量少的鱼。鱼子中的胆固醇含量也较高。

鱼类的维生素 B_1 含量低于肉类,这与鱼中所含的硫胺素酶促使维生素 B_1 降解有关。鱼类的维生素A含量高于肉类,食用鱼类可补充一定数量的维生素A。例如,食用100g鲮鱼肉可获得维生素A 125mg,相当于成年男性一日需要量的15%。某些海鱼的肝是维生素A、维生素D的丰富来源,但过量食用鱼肝油可发生维生素A、维生素D中毒。鱼类中的铁含量与肉类相当或略低,但钙含量高于肉类,海鱼还富含碘、硒等微量元素。在膳食中选用鱼类替代部分肉类,既可改善口味,又能改善营养平衡,对身体是有益的。

(七)牛奶及其制品

牛奶和乳制品是膳食中蛋白质、钙、磷、维生素A、维生素D和维生素 B_2 的重要来源,是中国居民迫切需要提高摄入量的重要食品。

乳类脂肪中含有较多碳原子数在10以下的挥发性短链脂肪酸,使牛奶具有特殊的风味。牛奶脂肪中的共轭亚油酸、酪酸和神经鞘磷脂等脂类成分具有一定预防肿瘤的作用。乳类脂肪是自然界中共轭亚油酸的重要食物来源之一,每100g牛奶含共轭亚油酸约240～2810mg。

牛奶中的淡淡甜味来自乳糖，牛奶中乳糖含量约 4.5%，是其中唯一的碳水化合物。乳糖对钙、铁、锌的吸收有益，可促进肠道细菌合成 B 族维生素，并促进肠内双歧杆菌的繁殖，抑制有害细菌。部分人群因消化道中缺乏乳糖酶，不能消化牛奶中的乳糖，可出现"乳糖不耐症"，在摄入牛奶之后会出现腹胀、腹泻等症状。该类人群可以饮用经乳酸发酵的酸奶，或饮用经乳糖酶处理后的无乳糖乳制品。

牛奶是天然的补钙食品，如果不经常食用乳类食品，膳食中的钙供应往往难以达到营养素参考摄入量标准。牛奶中的钙、磷含量高且比例合适，牛奶含有的维生素 D、乳糖、必需氨基酸等还可促进钙的吸收，使其吸收利用率达 50%～60%。

(八) 蛋类及其制品

蛋类及其制品也就是禽类的卵及其加工制品，鸡蛋、鸭蛋、鹅蛋、鹌鹑蛋等是膳食中蛋白质、维生素 A、维生素 B_2 的重要来源。蛋类营养全面，易于烹调，在烹调处理中营养素损失很少，是很好的天然营养食品。蛋类的蛋白质含量为 11%～13%，略低于肉类。鸡蛋的蛋白质是常见食物蛋白质中质量最佳的一种，生物价为 94，其氨基酸比例合理，符合人体需要，常被作为评价食物蛋白质营养价值时的参考蛋白质。如果按蛋白质含量计算，鸡蛋在各种优质蛋白质食物来源中价格最低、生物利用率最高。由于鸡蛋中富含蛋氨酸，可以与豆类食品一起食用，起到蛋白质互补作用。

鸡蛋黄和蛋清分别占鸡蛋可食部分的 1/3 和 2/3，脂肪、维生素和矿物质主要集中在蛋黄。鸡蛋的脂肪含量约为 9%～11%。卵磷脂含量十分丰富，与蛋黄中的蛋白质以乳化态存在，容易消化与吸收。蛋黄中的胆固醇含量很高，达 2000mg/100g。

蛋黄中含有较丰富的维生素 A、维生素 D、维生素 E 和 B 族维生素，其中维生素 B_2 含量较高。蛋黄的黄色主要来源于核黄素和类胡萝卜素，家养鸡从青草、青叶中获得较多的类胡萝卜素，因此蛋黄颜色较深。蛋黄中含有多种矿物质，其中钠含量较高。因为蛋黄中含有妨碍铁吸收的卵黄高磷蛋白，所以铁的吸收利用率较低，仅为 3% 左右。鸡蛋中的钙主要存在于蛋壳中，可食部分钙含量并不高。

第三节　烹饪食物与营养

一、烹饪食物的合理选择和配伍

中国烹饪十分注重对烹饪原料的选择和配伍，这也是中国烹饪的主要特点之一。

合理营养指膳食中应含有人体需要的全面营养素，即蛋白质、脂类、碳水化合物、维生素、矿物质和水。六大营养素和热能的摄入应能满足人体维持生命和从事劳动的需要，能提供组织细胞生长发育和修复的材料并维持机体的正常生理功能。摄入的食物应易于消化、吸收与利用；食物中应不含对人体有害的物质。

烹饪原料的选择和配伍是否合理对食物原料的营养价值有很大影响，主要有以下几个方面：

（一）合理选择和搭配对食欲、消化、吸收的影响

食物原料的营养素之间可相互作用，提高或降低人体对其他营养素的消化、吸收和利用率。例如，脂溶性维生素在有脂肪存在的情况下可增加吸收率，故在烹调含脂溶性维生素多的食物时，若与脂肪含量高的原料搭配，不但可改善菜肴的风味，还可增加脂溶性维生素的吸收。如羊肉与胡萝卜一起烹调，不仅能降低羊肉的膻味，还可增加胡萝卜中胡萝卜素的吸收。

通过选用适当的烹调方法或调节两种原料的用量可改善菜肴的营养价值，如菠菜中含有草酸、植酸等可干扰其他烹饪原料中微量元素的吸收。在烹饪菠菜豆腐时，可先将菠菜烫洗除去草酸和植酸，减少草酸等对豆腐中钙吸收的影响，也可通过适量减少菠菜或增加豆腐用量的方法，提高钙的摄入、吸收和利用。大米缺乏赖氨酸，大豆富含赖氨酸而色氨酸相对不足，玉米色氨酸含量丰富。大豆、玉米、大米单独食用时，其蛋白质的生物价分别为 57、60、57，但当三者按 20%：40%：40% 的比例混合食用时，其蛋白质生物价可提高到 73%，与猪肉相当，因此既大大提高了蛋白质的利用率，又避免多吃肉类导致的胆固醇、脂肪摄入过高等问题。

每一种食物原料对人体的营养作用都存在利弊两个方面，不能因为某种食物原料存在对人体消化、吸收不利的因素就完全否定或弃用，选择食物原料时应注意扬长避短，合理搭配。

（二）合理选择和搭配满足人体的营养需要

不同的生理状况对营养素的需求有一定的差别，必须根据就餐者的生理特点，选择合适的食物原料，以保证营养素的供给与需要相匹配。正在生长发育的青少年对蛋白质的需要量大，质量要求也高，膳食中宜多供给动物性蛋白；轻体力劳动者和脑力劳动者，脂类的供给量不宜过多；重体力劳动者可适当增加脂肪的供给比例，以满足体力劳动时耗能增加的需要。

食物原料选择与个体身体健康状况也有关系。健康人群选择食物原料只要符合或满足人体的生理需要即可，但不同疾病的患者选择食物时，应避免某些食物或营养素对其病情产生不良影响。如胆囊炎、胰腺炎患者应避免选择高脂肪、高蛋白的原料，食物宜清淡、易消化吸收，既能满足人体对各种营养素的需求，又不会增加患者胰腺和胆囊的负担，避免诱发疾病急性发作。糖尿病患者的膳食应避免烹饪原料含有过多的糖类和能量，有助于控制血糖，稳定病情。冠心病、动脉粥样硬化的患者应尽量避免高脂肪和高胆固醇食物，防止病情恶化，甚至发生脑血管病变。

烹饪原料的选择应根据平衡膳食的要求，结合就餐者的生理、健康状况及饮食习惯等多种因素，既要满足生理需要，又要符合营养要求，最终有利于身体健康与长寿。

二、烹调方法对营养成分的影响

烹饪不仅可以使食物具有令人愉悦的色、香、味、形，促进人们的食欲，还能杀菌消毒，保证食品的安全卫生，同时经烹饪后的食物还有助于被人体消化、吸收。然而，食物中各种营养素的组成和含量也会受烹饪的影响而产生不同程度的变化，一般来说，维生素最易被破坏而损失，各种矿物质次之，蛋白质、脂肪和碳水化合物损失相对较少。

（一）烹饪过程中营养素的损失

1. 营养素的丢失

营养素的丢失是指烹饪原料在某些物理因素，如日光、盐渍、淘洗等作用下，营养物质可通过蒸发、渗出或溶解于水中而遭受损失。

（1）蒸发：主要是通过日晒或热空气的作用，使食物中的水分蒸发、脂肪外溢而干枯。在此过程中,维生素 C 损失较大,食物的鲜味也受到一定的影响。

（2）渗出：食物的完整性受到损伤,或人工加入食盐,改变了食物内部渗透压,使其水分渗出,某些营养物质也随之外溢,从而使营养素如脂肪、维生素等不同程度损失。

（3）溶解：食物在初加工、切配过程中,经不恰当地洗切、浸泡、长时间炖煮等,使水溶性维生素和蛋白质溶解于水中,随淘洗水或汤汁丢弃,因而造成营养素的损失。

2. 营养素的破坏

食物中营养素的破坏是指食物因受物理、化学或生物因素的作用,其所含营养物质分解、氧化、腐败、霉变等,使食物失去原有的特性。营养素破坏的主要原因是食物保管不善或加工方法不当等。

（1）高温作用：食物在高温烹调时,如油炸、油煎、熏烤或长时间炖煮等,食物受热面积大、时间较长,较易破坏营养素。例如油炸食物,维生素 B_1 可损失 60%,维生素 B_2 可损失 40%,尼克酸可损失 50%,维生素 C 几乎 100% 被破坏。

（2）化学因素：配菜不当,如将含鞣酸、草酸多的食物与蛋白质、钙含量高的食物一起烹制或同食,则可形成鞣酸蛋白、草酸钙等不易被人体吸收的物质,降低了食物的营养价值。烹调过程中,不恰当地使用食碱,可使食物中的 B 族维生素和维生素 C 受到破坏。动物类脂肪,在光、热的作用下会氧化酸败,同时还能使脂溶性维生素受到破坏。

（3）生物因素：主要是食物自身生物酶的作用和微生物的侵袭,如蛋类的胚胎发育、蔬菜的呼吸作用和发芽、食物的霉变或腐败变质等,都可造成食物食用价值的改变。

（二）各种烹调方法对营养素的影响

1. 煮

将原料放入多量的汤汁或清水中,先用旺火煮开,再用温火煮烂的烹调方法。采用这种烹调方法时,汤液中溶解了许多水溶性物质,如维生素 B_1、维生素 C 及矿物质（钙、磷）等,糖类及蛋白质在加热过程中部分水解,而脂肪无显著变化。蔬菜采用这种烹调方法时,尽管很少或根本不损失胡萝卜素,但约 30% 的维生素 B_1 和约 60% 的维生素 C 会受到破坏。

煮沸时间的长短、煮沸前食物的处理方法对营养素的损失有影响。烹调时间越长,维生素损失越多。烹调时间与维生素 C 保留率的关系详见表 3-2。食物的表面积愈大,它们溶解在汤汁中的水溶性营养素就愈多,把食物切细、切碎,不仅增加了食物的表面积,而且使食物中的某些酶释放,增加了食物与酶接触的机会,因此汤汁中营养素含量丰富,如丢掉汤汁,也就损失了部分营养素。

表 3-2　烹调时间与维生素 C 保留值的关系

烹调时间（min）	维生素 C 保留值（%）			
	球茎甘蓝	甘　蓝	胡萝卜	马铃薯
20	49	—	35	—
30	36	70～78	22	53～66
60	—	53～58	—	40～45
90	—	13	—	17

2. 蒸

主料经过加工切配、加调料后,上屉蒸熟的烹调方法。用蒸的方法烹调,食物与水的接触比煮沸要少,可溶性物质的损失相对比较少,但如烹调时间较长,因加热引起维生素分解的量也随之增加。

3. 炖

将原料在开水内焯去血污后,放入锅内,加上调味品和水,加盖,先用旺火烧开,再改用温火炖到酥烂的烹调方法。慢炖所发生的变化与煮沸时相似,不过速度较慢,食物中的蛋白质温和变性,处于容易消化的状态,坚韧的胶原蛋白在与热水长时间接触中变成了可溶的明胶,使汤具有黏性,食物变得柔软,所以炖法特别适合于含结缔组织较多的肉类。干果在炖煮之前需要浸泡,炖煮时,纤维素软化,蛋白质轻微变性,可溶性物质溶解在煮液中。由于采用低温,并且果酸的存在使煮液的酸碱度低于 7,这样维生素 B_1 和维生素 C 的破坏较少。另外一种烹调方法煨对食物原料的影响与炖相仿。

4. 焖

主料经煎或炸后,放入辅料、调料、高汤,用小火焖到一定时间勾芡而成的烹调方法。采用该法,主料需先煎或炸,故蛋白质、脂肪、维生素都有不同程度的损失。加热时间的长短会影响烹饪原料中维生素的含量。食物经焖煮后,消化吸收率有所提高。

5. 烤

主料经过腌渍或加工成半熟制品后,放入烤炉,利用辐射热将原料烤熟的烹调方法。烤分明火烤和暗火烤两种。明火烤即在火上直接烤原料,因火力分散,故烤制时间较长,从而使维生素受到较大的损失。暗火烤又叫烘,炉内保持高温,使原料的四周均匀受热,容易烤透,与明火烤相比营养素破坏较少。

6. 卤

原料经过焯水后,放入卤汁中烹制适当时间,使味道渗入原料内的烹调方法。卤菜的原料大多采用肉类及其内脏或豆制品等,部分蛋白质、维生素、矿物质会溶于卤汁中,所以应该很好地利用卤汁,提高食物的利用率。

7. 熘

加工成型的主料,经挂糊油炸或经滑熘,再另起油锅煸炒辅料,然后加上主料再勾芡翻炒而成的烹调方法。食物原料的外面裹一层糊,再经油炸或油滑时,因糊受热而成焦脆的外壳,从而使原料所含的汁液、鲜味不易外溢,既保护了烹饪原料的营养素,又增加了风味。

8. 爆

主料加工改刀,经过油炸、油滑或水焯后,另起油锅,用葱、蒜炝锅,放入主料,勾芡出勺的烹调方法。这是一种旺火快速加热的烹调方法。营养素的损失较少,是一种常用的较好的烹调方法。

9. 炸

原料加工改刀、挂糊后,用油炸熟的烹调方法。炸烹饪原料时油温较高,营养素有不同程度的损失,尤其是维生素,油炸要比煮沸损失更多。

挂糊油炸是保护营养素、增加美味的一种方法。挂糊就是炸前在原料表面裹上一层淀粉或面粉调制的糊,使原料不与热油直接接触,以减少蛋白质、维生素等营养素的损失。它可使油不浸入原料内部,而原料所含的汁液、鲜味也不容易外溢。故原料虽经油炸,但外焦里嫩,另有风味。烘、烤、炸三种不同烹调方法对 B 族维生素的影响详见表 3 - 3。

表 3 - 3　烘、烤、炸时肉类 B 族维生素的保留值(%)

肉　类	烹调方法	B 族维生素的保留值(%)		
		维生素 B₁	维生素 B₂	尼克酸
猪肉	烘、烤	40～70	74～100	65～85
	在烘架上炙烤	70	100	85
	油炸	50～60	77	75～97
牛肉	烘、烤	41～64	83～100	72
	在烘架上炙烤	59～77	77～92	73～92
	油炸	89	98	92

10. 炒

炒是广泛使用的一种烹调方法。锅内放少量油,用葱、姜炸锅,放入主料炒至半熟,再加入辅料和调料炒熟的烹调方法。炒菜时要急火快炒,即用高温短时间炒,可以减少维生素的损失。注意不要过早放盐,否则,不仅影响成熟时间,还会出现较多的菜汁而增加维生素的破坏。炒菜时可用淀粉勾芡,使汤汁浓稠。绿叶蔬菜中含有大量胡萝卜素,用油烹制后能增加其吸收率。

11. 熏

将主料加调料经过煮熟或蒸熟后,在熏锅内放上木屑或茶叶以及其他食用香料,把煮好的主料放在熏锅架子上盖上盖,锅底加热,使香料燃烧产生浓烟,吸附在被熏原料表面上的烹调方法。熏制食物防腐能力较强,食物表面有适度的焦皮,具有独特的风味。鱼、肉类等经熏制后会产生某些对人体有害的物质,维生素 C 的损失较大。在熏肉、鱼、肠时,不宜用明火直接熏,应用管道通干热蒸气熏。

12. 煎

主料挂糊或不挂糊,放在油锅内用小火煎至两面呈金黄色后,再加上辅料和调料煎熟而成的烹调方法。煎用油少,可是油温比煮、炖要高,对维生素有较大破坏,如在原料外裹上一层糊,则能减少维生素的损失。

三、烹饪原料在加工过程中营养素的损失

(一) 主　食

我国膳食中谷类占有重要的地位,每天总热量的 60%～70% 来自谷类食物,所以保护其中所含的营养素非常重要。

1. 米饭

烹制米饭前的淘米过程可使某些能溶于水的营养素流失。大米搓洗次数愈多,浸泡时间愈长,淘米水温愈高,各种营养素损失也愈多。所以,应尽量减少淘洗次数,最多不要超过三次;淘米时不宜强力揉搓,水温也不宜过高。淘米对营养素的损失率详见表 3 - 4。

表 3 - 4　淘米过程中营养素的损失

营养素	损失率(%)	营养素	损失率(%)
矿物质	70	蛋白质	16.7
硫胺素	29～60	脂肪	42.6
核黄素＋尼克酸	23～25	糖类	2.0

　　米饭的制作方法不同,营养素损失的多少也不一样,如捞饭即把米放在水中煮到半熟后再将米捞出蒸熟,这种方法做成的米饭会损失大量的维生素、矿物质、蛋白质和糖类,不宜采用。应该用焖或煮的方法做米饭。若由于风俗习惯吃捞饭,米汤不应弃掉。另外,熬粥时要盖上锅盖,煮开后改用小火,以免营养素大量破坏。捞米饭和蒸米饭营养成分的比较详见表 3-5 所示。

表 3 - 5　捞米饭和蒸米饭营养成分的比较(500g)

营养成分	捞米饭	蒸米饭	损失率(%)
脂肪(g)	0.5	2.5	80.0
碳水化合物(g)	128.0	136.0	5.9
磷(mg)	215.0	455.0	42.7
铁(mg)	2.0	5.0	60.0
维生素 B_1(mg)	0.1	0.2	50.0
维生素 B_2(mg)	0.05	0.1	50.0
尼克酸(mg)	1.5	2.5	40.0

　　2. 面食

　　和大米一样,面食的制作方法不同,其营养素的损失差别也很大(见表 3 - 6)。做面食时应注意:第一,发酵面加碱不要太多,碱多了会破坏维生素,同时影响外观和口味;第二,炉温不宜太高,炸油条、烤烧饼、烤点心时,炉温太高也会破坏许多营养素。面条、水饺的汤汁不应丢弃,以减少营养素的损失。

表 3 - 6　面食不同制作方法对营养素的影响

面食制作方法	营养素	损失率(%)
煮面条	维生素 B_1、B_2	35
	蛋白质	2～5
烙　饼	维生素 B_1	20
烤烧饼	维生素 B_1	30
炸油条	维生素 B_1	100
	维生素 B_2	45
	尼克酸	45
蒸馒头	除维生素 B_2 外	几乎没有损失

（二）副　食

1. 蔬菜类原料

蔬菜可供给人体丰富的矿物质、维生素及膳食纤维等人体生长和体内生理功能调节不可缺少的营养素,而不合理的烹调加工可使这些营养素受到不同程度的损失。① 不合理的洗菜方法:蔬菜先切后洗,维生素和矿物质可通过切口溶解到洗菜水里而丢失;菜切得越碎,冲洗的次数越多,用水浸泡的时间越长,则营养素损失也越多。② 挤菜汁:烹调前先用开水将菜稍烫一下,捞出来挤去菜汁,然后再烹调或作馅,这样做导致了菜中大部分水溶性维生素的丢失。另外,在炒菜时加水过多,使维生素溶解在菜汤里,吃菜弃汤也增加了水溶性维生素的损失。③ 加热破坏:加热的温度越高、时间越长,维生素损失越多。炒菜时加少量醋对维生素 B、维生素 C 有一定的保护作用。炒菜时,避免使用铜制炊具如铜锅、铜勺,因铜会加快维生素 C 的破坏。炒菜要现炒现吃,盐和酱油也最好在菜起锅前加入,尽量减少烹调时间,这些都有利于维生素的保护和保留。部分蔬菜油炒后维生素 C 和胡萝卜素的损失率详见表 3-7。

表 3-7　蔬菜油炒后维生素 C 和胡萝卜素的损失率(%)

名称	处理及烹调方法	损失率(%)	
		维生素 C	胡萝卜素
绿豆芽	水洗,油炒 9～13min	41	2
韭菜	切成段,油炒 5min	48	6
油菜	切成段,油炒 5～10min	36	24
雪里蕻	切成段,油炒 7～9min	31	21
菠菜	切成段,油炒 9～10min	16	23
大白菜	切成小段,油炒 12～18min	43	—
番茄	去皮,切块,油炒 3～4min	6	5
青椒	切成丝,油炒 1～5min	22	11
胡萝卜	切成丝,油炒 6～12min	—	21
土豆	去皮,切丝,油炒 6～8min	46	—

2. 动物性原料

动物性食物可提供丰富的优质蛋白质、矿物质和脂溶性维生素,能促进人体生长发育,增进健康。动物性食物烹调后,蛋白质、脂肪等营养素含量变化不大,而且容易被消化吸收。动物性食物烹调方法多种多样,加热的温度和时间有较大差别,营养素在不同的烹调方法中被破坏的程度也不同,尤其是维生素。不同烹调方法对动物性食物中维生素的影响详见表 3-8。

表 3-8　不同烹调方法对动物性食物中维生素保存率的影响(%)

动物性食物	烹调方法及处理情况	维生素 B_1	维生素 B_2	尼克酸	维生素 A
猪肉	炒肉丝:切成丝,油炒 1.5～2.5min,加酱油	87	79	55	89
	红烧肉:切成块,用油炒 3min,加入酱油、水,大火煮沸后用小火煨半小时	40	62	50	68

续　表

动物性食物	烹调方法及处理情况	维生素 B_1	维生素 B_2	尼克酸	维生素 A
猪肝	炒猪肝：切成片，加入团粉、酱油，拌匀油炒3min，加水少许	68	99	83	59
	卤猪肝：将大块肝放入沸水中，加调味品约煮1h，改刀	45	63	45	50
鸡蛋	炒鸡蛋：去壳，打匀，加盐适量，用油炒1～1.5min	87	97	100	93
	煮鸡蛋：将鸡蛋放水中，大火煮沸5min	93	97	96	98

　　肉类食物如鸡、鸭、鱼、肉等都含有丰富的维生素，因易溶于水而流失，烹调时应先洗后切，且最好连汤一起食用。

　　为了减少肉类和其他动物性食物营养素的损失，建议采用急火快炒的烹调方法，或在烹调时加入适量淀粉挂糊、上浆、勾芡，这样既可保护各种营养素少受损失，又能保持食物色、香、味、形俱佳，促进食欲又增加营养。

四、烹饪过程中减少营养素损失的措施

（一）保护措施

1. 挂糊上浆

　　挂糊是把淀粉和水或蛋清调制成黏稠的糊，再把原料放在糊内拖挂，将糊均匀地裹在原料上。上浆是把淀粉、蛋清、调味品等直接加在原料中一起调拌。上浆或挂糊的原料下锅后，直接与高温油接触的不是原料本身，而是原料最外层的浆或糊，遇热即形成外壳，保护原料并减少原料中水分和营养素的溢出；原料不直接与锅底接触，蛋白质不会骤热变老、烧焦；减少维生素因高温而破坏。烹制的菜肴不仅色泽好、味道鲜嫩、营养素损失少，而且消化吸收率也较高。

2. 加醋忌碱

　　维生素 B_1、维生素 B_2、维生素 C 等怕碱不怕酸，在酸性环境中比较稳定。凉拌蔬菜提前放醋，还有抑菌作用。烹饪动物性原料，如红烧鱼、糖醋排骨等，可先放醋增加原料中钙的溶解，从而促进钙在人体内吸收。骨头敲成碎段加醋少许煮汤，也可促进钙的溶解和吸收。

　　平时熬粥或煮牛肉、豆类、粽子时，为加速食物熟软，有时会加碱，这会增加食物中营养素尤其是水溶性维生素的破坏，应尽量避免。炒牛肉为了使肉质鲜嫩，可放入从木薯中提取的酶制剂。

3. 酵母发酵

　　制作发面食品，要尽量采用鲜酵母或干酵母。面团经过酵母发酵后，不仅可增加面粉的 B 族维生素，还可破坏面粉所含的植酸盐。面团发酵有两种方法：传统的面粉发酵和鲜酵母发酵。前者因乳酸菌和醋酸菌等杂菌产生的有机酸含量高而需要加碱中和，后者不产生多余的有机酸，不用加碱。有些面团在发酵时产酸过多必须加碱中和，加碱的量应以中和过多的酸为准，不宜多加，否则 B 族维生素、维生素 C 等容易被破坏。采用蒸和烙的方法制作面食，维生素破坏较少，用煮和炸的方法，维生素损失相对较多。

4. 勾芡

勾芡是在菜肴接近成熟时,将调好的水淀粉淋入锅内,使汤汁黏稠,增加汤汁对菜肴的附着力。勾芡可减少营养素的损失和破坏。

5. 旺火急炒

减少营养素损失的烹饪原则是:火大油热快炒,加热时间要短。副食原料经旺火急炒,能缩短菜肴熟的时间,可使原料营养的损失率大大降低。例如,猪肉切成丝,旺火急炒,维生素 B_1 损失率为 13%、维生素 B_2 为 21%、维生素 PP 为 45%;而切成块用文火炖,维生素 B_1 损失率为 65%,维生素 B_2 为 41%、维生素 PP 为 75%;又如西红柿去皮切成块,经油炒 3~4min,维生素 C 的损失率为 6%;而大白菜切成块,油炒 15min,维生素 C 的损失率则达 43%。叶菜类采用旺火急炒,维生素 C 的平均保存率可达 60%~70%,胡萝卜素的保存率则可达到 76%~96%。旺火急炒时加盐不宜过早,否则渗透压增大会使水溶性营养素外移而易被氧化或流失。

(二)加工措施

1. 清洗

各种食物原料在烹饪前一定要清洗。清洗能减少微生物、寄生虫卵和杂物,使食物干净卫生。但米在淘洗时,为减少维生素和矿物质的流失,应尽量减少淘洗次数,且淘洗时不要用热水,也不用两手搓洗。清洗各种蔬菜时,应洗后再切,且不宜在水中浸泡过久。

2. 切配

各种烹饪原料如果切得太碎,原料中易氧化的营养素与空气接触的机会增多,营养素的氧化破坏也随着增多。原料应尽量做到现切、现烹、现做、现吃,以保护营养素少受氧化而损失。对烹饪原料切配的数量应当估算准确,如果原料切配得过多,不及时烹饪,则会增加营养素在保存期的氧化。蔬菜炒熟后放置 1h,维生素 C 损失 10%,放置 2h 损失 14%,放置 5h 后回锅烹煮,损失率更大。

3. 水烫

有些菜肴制作过程中需水烫处理,注意一定要火旺、水沸,加热时间短。如果原料多,要分次下锅,使水温不低于 80℃。由于火旺、水沸,原料在沸水中翻个身即可捞出,这样能减轻原料色泽的改变、减少维生素的损失。蔬菜原料含有某些氧化酶易使维生素 C 氧化破坏,氧化酶在 50~60℃ 时活性最强,温度达到 80℃ 以上则活性减弱或灭活,一般旺火加工后维生素 C 的平均保存率为 84.7%。若放在冷水中煮熟,维生素 C 要损失 40%。蔬菜经过沸水烫后,虽然损失一部分维生素,但同时除去较多的草酸,有利于钙、铁在体内的吸收。另外,原料出水后,不要挤去汁水,这会使水溶性维生素大量丢失。水烫动物性原料,也需旺火和沸水,食物因骤受高温,蛋白质凝固而保护营养素不外溢,注意也不要切得太细。

(王慧铭)

第四章

特殊人群的营养护理

第一节 婴幼儿、儿童和青少年的营养护理

一、婴幼儿营养护理

出生 1～12 个月为婴儿期,包括新生儿期(断脐至生后 28 天);1～3 岁为幼儿期。婴儿期是一生中生长发育最迅速的时期,一般 1 岁时的体重为出生时的 3 倍,身长为出生时的 1.5 倍。幼儿期生长发育虽不及婴儿期迅速,但亦是非常旺盛的阶段,这一时期是完成从以母乳为主营养到以食物为营养的过渡期,也是养成良好饮食习惯的关键时期。婴幼儿期良好的营养,是一生体格和智力发育的基础,亦是预防成年慢性疾病如动脉粥样硬化、肥胖症、冠心病等的关键时期。

营养是保证婴儿正常发育和身心健康的物质基础。正常母乳的营养构成及营养素含量是最适宜婴儿营养需要的食品。母乳非常适合于生长发育迅速、生理功能尚未完全发育成熟的婴儿。纯母乳喂养能满足 6 个月龄以内婴儿所需要的全部液体、能量和营养素。因某种原因不能用纯母乳喂养时,宜首选婴儿配方食品喂养。婴儿生长至 4～6 个月时,无论用人乳、牛乳或代乳品喂养,已逐渐不能满足婴儿生长发育的需要,应及时增加各种辅食以弥补奶类的不足。添加辅食的原则为"逐步适应、由稀到稠、由少到多、由细到粗、由一种到多种、用勺喂养"。在添加辅食过程中,应观察儿童的体重增长、精神状况及大便消化情况,出现异常问题应及时调整。

幼儿膳食应特别注意各种营养素与能量的合理供给,膳食要平衡,特别要保证富含蛋白质、维生素、无机盐的食品的摄入。每日应提供粮谷类 100～150g,鱼、肉、禽、蛋类或豆制品(以干豆计)100～130g,蔬菜、水果类 150～250g;每日牛奶至少 350mL;每周进食一次富含铁和维生素 A 的动物肝脏,1 次富含碘、锌的海产品。多食黄绿色蔬菜和新鲜水果,以增加胡萝卜素、维生素 C 和铁的摄入。幼儿的食物应单独制作,质地应细、软、碎、烂,避免刺激性强和油腻的食物。食物烹调时还应具有较好的色、香、味、形,并经常更换烹调方法,以刺激小儿胃酸的分泌,促进食欲。一般可安排早、中、晚三餐和餐间的两次点心。

选用婴幼儿食品时要注意强化婴幼儿生长发育所需的维生素、矿物质、氨基酸等各种营养

素。婴幼儿以乳类食品为主,但牛奶喂养容易缺乏维生素 A、维生素 D 及维生素 C;母乳喂养则容易缺乏维生素 D。4～6 个月以上的婴儿若不及时添加辅食,有可能造成多种维生素缺乏,所以在婴幼儿食品,如奶粉、米粉中强化维生素是很有必要的。另外,断奶后的婴幼儿由于添加辅食的质和量存在问题或对营养素吸收尚不完全,容易发生某些微量元素如铁和锌等的缺乏,进而导致缺铁性贫血或低锌血症,因而有必要进行强化补充。

婴幼儿合理选择营养强化食品十分必要,在选择时要注意以下几个方面的问题:

1. 选择合理的强化剂量

要根据中国居民营养素参考摄入量规定的各年龄段营养素参考摄入量来确定。营养素在人体内有一定的含量与比例,如果超出正常的范围,可能会出现不良反应,如食用过量维生素 A、维生素 D,可引起毒性反应;氨基酸摄入长期不平衡,会降低人体抵抗力。食品强化某种营养素剂量必须根据食品的营养成分与人体对该种营养素的合理需求而决定。对于 6 个月以上的婴儿,因母乳提供的营养素已不能满足其生长发育的需要,必须添加辅食,在辅食中的营养素强化剂量应是各年龄段的营养素参考摄入量减去母乳供给量。

2. 注意各营养素之间的平衡

婴幼儿摄取的食物中如某种营养素缺乏或不足,需要由强化食品进行补充。应正确掌握缺什么补什么的原则,否则,一种营养素摄入过多,会造成其他营养素吸收减少或排出增加。如钙摄入过多会导致磷排出增加;糖摄入过多会导致维生素 B_1 消耗增加;补锌过多会降低铁的吸收等。

3. 选择营养强化食品要有明确的针对性

我国居民的饮食结构容易造成维生素 A、维生素 D、维生素 B_2 及钙的缺乏;饮食过于精细、常吃精白米和面及喜欢吃"捞饭"的人群更容易发生维生素 B_1 缺乏;北方地区人群在缺乏新鲜蔬菜和水果的季节,常见维生素 C 摄入不足;远离海洋的内陆居民,易出现碘摄入不足;婴幼儿生长发育迟缓、食欲不振、毛发枯黄、有异嗜癖的表现可能与锌缺乏有关。要针对不同人群、不同情况来选择不同的强化食品。鉴于婴幼儿的喂养特点,对婴幼儿食品要考虑维生素 D 的补充,以预防婴幼儿佝偻病的发生,并减少对今后生长发育的影响。

4. 若同时存在多种营养素缺乏,应做好有计划地强化干预

医护人员应全面了解婴幼儿存在的营养问题、主要的临床表现,分析缺乏营养素的种类和程度。可以先强化缺乏最严重的营养素,再强化其他营养素。如同时存在多种营养素缺乏,而且已经影响到婴幼儿的正常生活或出现系列较严重的临床症状,则应该入住医院,给予肠外营养支持,及早纠正营养失衡状况。

二、儿童营养护理

3 周岁至 6～7 岁入小学前称为学龄前期,6 岁到 12 岁称为学龄期。此年龄段儿童与婴幼儿期相比,生长发育速度相对减慢,但仍保持稳步的增长,脑及神经系统持续发育并逐渐成熟。与成人相比,儿童仍处于迅速生长发育阶段,因其活泼好动而需要更多的营养。

学龄前儿童每日食谱参考如下:200～300mL 牛奶(不要超过 600mL);谷类 150～200g,以取代乳类成为主食;1 个鸡蛋;100g 无骨鱼、禽或瘦肉及适量的豆制品;150g 蔬菜和适量水果。每周补充 1 次富含铁和维生素 A 的猪肝和富含铁的猪血,1 次富含碘、锌的海产品。学龄

前期儿童的咀嚼和消化功能仍低于成年人,应以家庭膳食为主,膳食单独制作为宜,蔬菜切碎,瘦肉加工成肉末或细小的肉丁,尽量减少食盐和调味品的食用。烹调多采用蒸、煮、炖等方法,制成质地柔软、容易消化的膳食。每天的食谱要更换品种及烹调方法,尽量1周内不重复,并注意色、香、味的合理搭配。学龄前期儿童宜采用"三餐两点"制供给食物,早、中、晚正餐之间加适量点心,保证儿童的营养需要,又不过多增加胃肠道负担。学龄前儿童好奇心重,注意力容易分散,同时喜欢模仿,具有很大的可塑性,这是培养个人良好生活习惯的重要时期。家长应注意培养其不偏食、不挑食、少零食和细嚼慢咽、不暴饮暴食、口味清淡的健康饮食习惯及良好的卫生习惯。

学龄期儿童独立活动的能力逐渐增强,可以接受成人的大部分饮食,只是在用膳时应给予多方面的关心和呵护。学龄期儿童的能量供给要充足,以满足其生长发育的全面需要。首先要保证早餐的质量,食量相当于全日量的三分之一,并坚持在上午课间加餐。每日膳食要有鱼、肉、蛋、奶、豆类和蔬菜的合理搭配摄入,主食需保质保量,不应偏食、挑食。注意多吃富含铁和维生素C的食物,积极预防缺铁性贫血的发生。少吃零食,控制食糖摄入量,饮用水以白开水或矿泉水为宜,不提倡选用碳酸饮料。鼓励儿童每天进行充足的户外活动以增强体质和耐力,提高身体的柔韧性和协调性,保持健康体重,预防和控制肥胖症,这对今后常见慢性病的发生也有一定的预防作用。户外运动还能增加皮肤日光照射,有利于体内维生素D合成,以保证骨骼的健康发育。儿童的营养状况直接与儿童的抗病能力有关,对于容易患感冒、上呼吸道感染或时有腹泻发生的儿童,应加强营养。

三、青少年营养护理

青少年期是指11～12岁到18岁这一阶段,是人体生长发育的第二个高峰期,是从儿童到成人的过渡阶段。这一阶段最突出的特点是生长发育迅速。青少年期身体特征是身高、体重、体型、肌肉组织及外形都有明显的变化,全身的组织和器官都从稚嫩走向成熟,器官功能也逐渐完善。青少年活动量大,学习负担重,对能量和营养素的需求都超过成年人,应该重视平衡膳食,做好合理营养。每餐或每份膳食中能量和各种营养素要种类齐全、数量充足、比例合适。

(一)供给充足的能量,满足生长发育的需要

谷类是我国膳食中主要的能量来源,青少年能量需要量大,每日需400～500g,各人又因活动量的大小而有所不同。主食可根据个人嗜好、饮食习惯、家庭环境与经济状况选用不同的种类。同时要注意粗细搭配,经常选用粗粮和杂粮,如玉米、小米、番薯与马铃薯等。

(二)保证足够的蛋白质、矿物质和维生素

蛋白质是构建人体组织器官、调节生长发育和性成熟所需激素的原料,蛋白质摄入不足会影响青少年的生长发育。青少年每日摄入的蛋白质应有50%为优质蛋白质,鱼、肉、蛋、奶、豆类是膳食中优质蛋白质的主要来源,青少年每天的食谱中应含有充足的动物性食物和大豆类食物。

矿物质在构成人体结构、调节人体代谢、促进生长发育等方面发挥着重要作用。钙、铁、锌、碘等元素在青春期需要量最多,也最容易缺乏。钙是建造骨骼和牙齿的重要成分,青春期骨骼发育迅速,需要摄入充足的钙。中国小学生钙的摄入量普遍不足,尚不到适宜摄入量的一半,因此青少年应每日摄入一定量含钙丰富的食物,如奶类、鱼虾类与豆类食品,及时补充钙以

满足生理需求。铁是造血的原料,长时间缺铁可导致缺铁性贫血,还会使人体抵抗力下降,对学习和智力也会有一定影响。中小学生缺铁性贫血较为普遍,应注意补充含铁丰富且吸收利用率较高的食物,如动物肝脏、动物血、瘦肉等。锌有助于促进青少年生长发育、大脑发育和性成熟,平时应注意摄入含锌丰富的食物,如海产品、肉类、核桃、松子等。碘是合成甲状腺素的原料,甲状腺素是人体内重要的内分泌激素,它调节甲状腺功能与能量代谢,促进生长发育。青少年期应该常选用富含碘的海产品如海带、紫菜等,以增加碘的摄入,维持正常甲状腺功能。青少年对各种维生素的需求量较大,如平时不重视补充很容易出现维生素缺乏症。目前较容易缺乏的有维生素 B_1、维生素 B_2、维生素 C、维生素 A 和维生素 D 等,应注重在饮食中加以补充与调整。

（三）注意平衡膳食,参加体力活动,避免超重或肥胖和盲目节食

青少年是长身体的重要阶段,应做好食物多样化,坚持以谷类为主,保证足量、均衡的营养,以满足生长发育的需要。当前部分青少年因膳食结构不合理,摄入高能量膳食,多余的能量在体内转变成脂肪而导致超重或肥胖。相反,部分女性青少年因追求苗条身材而盲目节食,能量和营养素长期摄入不足,引起体内代谢紊乱,抵抗力下降,严重者可出现低血钾、低血糖而影响学习和生活。个别甚至发展到厌食与心理障碍。

青少年要保持适宜的体重,应做好平衡膳食,少吃高能量的食物,如肥肉、糖果和油炸食品等,同时要增加体力活动,保持能量的摄入和能量消耗达到平衡。

（四）重视早餐的合理搭配

青少年学习任务十分繁重,大脑处在高度的紧张状态,为此,需要消耗大量的能量和营养素。葡萄糖是大脑能直接利用的能量,青少年经常不吃早餐或早餐吃得不合理,人体处于饥饿状态,大脑血糖供应不足,会导致上课注意力难以集中、反应不快或迟钝、记忆力下降从而影响学习效率。当前学生不吃早餐或早餐随便应付的现象非常普遍,应引起高度重视。

青少年的体质强弱与营养直接相关,其营养素的全面摄入与平衡需要长期坚持。青少年处于重要的生长时期,该年龄段营养问题应得到社会、学校与家庭的共同关心和支持。

第二节　老年人的营养护理

2009 年,中国 60 岁以上老年人达 1.67 亿,占总人口的 12.5%。中国人口老龄化形势严峻,预计"十二五"期间,我国老年人口将突破 2 亿,占总人口比例将超过 15%。人体衰老是不可逆转的发展过程,随着年龄的增加,老年人器官功能逐渐衰退,容易发生代谢紊乱,导致营养缺乏病和慢性非传染性疾病的危险性增加。营养不良或营养过剩、紊乱有可能加速衰老的速度,而合理的营养有助于延缓衰老,防止各种老年常见病,达到健康长寿和提高生命质量的目的。针对老年人的生理特点和营养需求,《中国老年人膳食指南》在一般人群膳食指南的基础上补充了以下四点建议。

（一）食物宜粗细搭配、松软、易于消化吸收

老年人消化器官生理功能有不同程度的减退,咀嚼功能和胃肠蠕动减弱,消化液分泌减少,因此食物宜细软、易于消化吸收。但是随着人们生活水平的提高,食物加工也日益精细化,老年人摄入主食、粗粮减少,而摄入油脂及能量增加导致 B 族维生素、膳食纤维和某些矿物质供给不足,老年人发生便秘、高血压、血脂异常、心脏病、糖尿病等的危险性也增高。因此老年人选择食物应粗细搭配,食物烹制宜松软易于消化,但又应该适当增加粗粮摄入。粗粮含丰富的 B 族维生素、膳食纤维、钾、钙、植物化学物质,建议老年人每天最好进食 100g(2 两)粗粮或全谷类食物。在适合老年人咀嚼的前提下,要兼顾食物的色、香、味、形;注意烹调的方法,以蒸、煮、炖等为主,避免油腻、腌制、煎、炸、烤的食物。宜选用食物有米面及其制品,如面包、馒头、麦片、花卷、稠粥、面条、馄饨,细软的蔬菜、水果、豆制品、鸡蛋、牛奶以及鱼虾、瘦肉和禽类等。

(二)合理安排饮食,提高生活质量

家庭和社会均应努力改善老年人的饮食质量、进餐环境和进食情绪,使老年人在进餐时保持愉悦的心情,摄入丰富均衡的食物,保证足量的营养素以满足机体需要,促进老年人身心健康,减少疾病,延缓衰老,提高生活质量。研究表明老年人和家人、同伴一起进餐与单独进餐相比,更加享受食物和进餐过程,而且和家人、朋友一起进餐还会促进消化液的分泌,增进食欲,促进消化。

老年人随着年龄增加,生理功能减退,可出现不同程度的免疫功能和抗氧化功能降低以及其他健康问题。老年人活动量减少,消化功能衰退,导致食欲减退,更容易使老年人健康和营养状况恶化。因此应注意摄入营养全面的均衡饮食。老年人蛋白质合成减少、蛋白质利用率降低,应鼓励其选用优质蛋白质;老年人胆汁酸减少,酶活性降低,消化脂肪的能力下降,故摄入脂肪供能应占总能量的 20% 左右为宜,并以植物油为主;老年人糖耐量降低,胰岛素分泌减少,血糖调节作用减弱,易发生高血糖,故不宜多用蔗糖;老年人随着年龄增加,骨矿物质不断丢失,骨密度逐渐下降,女性绝经后由于激素水平变化致骨质丢失更为严重,另一方面老年人钙吸收能力下降,如果膳食钙摄入不足,更容易发生骨质疏松和骨折,故应注意钙和维生素 D 的补充;此外,锌是老年人维持和调节正常免疫功能所需;硒可提高机体抗氧化能力,与延缓衰老有关;适量的铬可使胰岛素充分发挥作用,并使 LDL - C 降低,HDL - C 升高,均应注意摄入。另外,补充维生素对老年人健康也很重要,如维生素 A 可减少老年人皮肤干燥和上皮角化;β-胡萝卜素能清除过氧化物,有预防癌症、增加免疫力的功能,可延缓白内障发生;维生素 E 有抗氧化作用,能减少体内脂质过氧化物,消除脂褐质,降低血胆固醇浓度;维生素 C 有延缓血管硬化的作用。老年人应经常食用富含各类矿物质和维生素的食物。

(三)重视预防营养不良和贫血

老年人由于生理、心理和社会经济情况的改变,消化功能下降,开始出现牙齿、口腔问题,因孤独等原因可能情绪不佳,再加上体力活动减少,可能致食欲减退,摄取营养素不足而造成营养不良。老年人随着年龄增长出现不同程度的老化,包括器官功能减退、基础代谢降低和身体成分改变等,常存在不同程度和不同类型的慢性疾病,更容易出现系列的营养问题。老年人最常见的营养问题是营养不良和贫血。2002 年中国居民营养与健康状况调查报告表明,60 岁以上老年人低体重(BMI<18.5kg/m^2)的发生率为 17.6%,是 45~59 岁年龄段的 2 倍;贫血患病率为 25.6%,也远高于中年人群。因此老年人应重视预防营养不良与贫血。

1. 预防老年人的营养不良与体重不足

老年人为预防出现营养不良,应注意:① 保证充足的食物摄入,提高膳食质量。食物宜品种多样化且易于消化吸收。应注意保证奶类、肉类、鱼虾类和大豆制品的摄入,根据个人喜好烹制合乎口味的膳食,以保证能量和优质蛋白质的摄入,使体重维持在正常范围。② 适当

增加进餐次数。老年人由于胃肠功能减退,一次进食较多容易消化不良,可少量多餐,每天进餐 4~5 次,这样既可以保证需要的能量和营养素,又可以使食物得到充分吸收利用。对于已经出现营养不良或低体重的老年人,更应逐步增加摄入量,使消化系统有一个适应过程。③ 适当使用营养素补充制剂。部分老年人由于生理功能下降及疾病原因不能从膳食中摄取足够营养素,特别是维生素和矿物质,可适当使用营养素补充制剂。④ 及时治疗原发病。老年人支气管炎、肺气肿、肿瘤、心脑血管疾病、胃肠疾病等发病率增加,这些疾病容易导致营养不良,因此,积极治疗原发病是改善营养状况的重要措施。⑤ 定期称量体重,监测营养不良。体重减轻是老年人营养不良的主要表现,若体重突然急剧下降可能是一些重大疾病发生的前兆,因此应当经常称量体重。

2. 防治老年人贫血

老年人为防治贫血,应注意:① 增加食物摄入。贫血的老年人应增加食物摄入量,包括主食和各种副食,以保证能量、蛋白质、铁、维生素 B_{12}、叶酸的供给,提供造血的必需原料。② 调整膳食结构。部分老年人偏向素食,膳食中动物性食物摄入少,而植物性食物含铁少,且利用率低,因此这部分老年人应注意适量增加肉类、鱼类、动物血和肝等的摄入。新鲜的水果和绿叶蔬菜,可提供丰富的维生素 C 和叶酸,有促进铁吸收的作用,建议足量摄入。另外,吃饭前后不宜饮用浓茶,以减少其中鞣酸等物质对铁吸收的干扰。③ 选用含铁的强化食物如强化铁的酱油、强化铁的面粉和制品等。国内外研究表明,食物强化是改善人群铁缺乏和缺铁性贫血最经济、最有效的方法。④ 适当使用营养素补充制剂。当无法从膳食中获得充足的营养素时,可以有选择地使用营养素补充制剂,如铁、B 族维生素、维生素 C 等。⑤ 积极治疗原发病。除了膳食摄入不足以外,有些慢性疾病也可导致贫血。因此必要的时候需要到医院查明病因,积极治疗原发性病。

(四) 多做户外活动,维持健康体重

2002 年中国居民营养与健康状况调查结果显示,我国城市居民经常参加锻炼的老年人仅占 40%,不锻炼者高达 54%。大量研究证实,活动少、能量摄入多引起的超重和肥胖是高血压、高血脂、糖尿病等慢性非传染性疾病的独立危险因素。老年人适当多做户外活动能延缓骨骼、肌肉、消化、呼吸、心血管、中枢神经等各系统功能的衰退,还可使皮肤接受充足的光照,有利于体内维生素 D 合成,可预防或延缓骨质疏松症的发生。

老年人运动应掌握四项原则:① 安全。老年人体力下降,协调功能和视力、听力也减弱,因此,运动时首先要考虑安全,避免有危险性的项目和动作。运动强度、幅度不宜太大,动作要简单、舒缓。② 全面。老年人应选择多种项目或能锻炼全身的运动项目,使全身各关节、肌肉群和多个部位受到锻炼。锻炼时注意上下肢协调运动、身体左右侧对称运动。③ 自然。老年人运动方式应自然、简便,不宜做负重憋气、过分用力、头部旋转摇晃的运动,尤其是有动脉硬化和高血压的老年人,更应注意避免。④ 适度。老年人应该根据自己的生理特点和健康状况选择适当的运动强度、时间和频率。每周可户外锻炼 3~5 次,每次至少 30min,运动强度以轻微出汗、自我感觉舒适为度。WHO 推荐的最适宜锻炼时间是上午 9:00~10:00 或下午16:00~18:00。

中国老年人平衡膳食宝塔内容详见图 4-1。

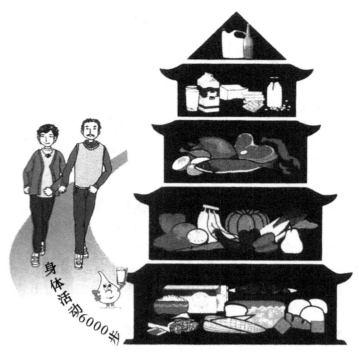

油 20~25g

盐 5g

奶类及奶制品
300g
大豆类及坚果
30~50g

畜肉类
50g
鱼虾、禽类
50~100g
蛋类
25~50g

蔬菜类
400~500g
水果类
200~400g

谷类薯类及杂豆
200~350g

水　1200mL

中国营养学会（老年营养分会）

图 4-1　中国老年人平衡膳食宝塔（2010）

第三节　孕妇与产妇的营养护理

一、孕妇营养护理

　　妇女从妊娠期开始到哺乳期，由于孕育胎儿、分娩胎儿及分泌乳汁喂养婴儿的需要，对各种营养素的需要量较平常增加。妊娠期、哺乳期是需要加强营养的特殊生理阶段。孕妇的营养状况是否良好，关系到妊娠过程、胎儿和婴儿的正常生长发育。在孕妇严重营养不良时，早产与新生儿低出生体重发生率增加，胎儿先天性畸形发生率增加，围生期婴儿死亡率增高，影响胎儿、婴儿的体格和智力发育。孕妇营养状况还会影响本人的健康，营养不良的孕妇容易出现呼吸道、泌尿道感染，严重时可引起先兆子痫等并发症。目前，随着人民生活水平的不断提高，孕妇的营养问题越来越受到人们的关注，部分孕妇因饮食结构不合理，能量摄入过多，导致胎儿体重过大甚至造成难产。胎儿出生体重过重也是儿童单纯性肥胖症的危险因素之一。

　　怀孕早期是婴儿重要器官形成的关键时期，该期胚胎发育迅速，对营养的需求加大，但因部分孕妇会出现早孕反应，影响食物摄入，所以在孕前期妇女就应特别重视营养，储备足量的营养素，以保证怀孕后胎儿和自身能够得到最佳的营养。

（一）孕前期的膳食营养指导

1. 多摄入富含叶酸的食物或补充叶酸

妊娠的头 4 周是胎儿神经管分化和形成的重要时期,此期叶酸缺乏可增加胎儿发生神经管畸形及早产的危险。育龄妇女应从计划妊娠开始尽可能早地多摄取富含叶酸的食物并从孕前 3 个月开始每日补充叶酸 $400\mu g$,并持续至整个孕期。

2. 常吃含铁丰富的食物

孕前缺铁易导致早产、孕期母体体重增长不足以及新生儿低出生体重,故孕前女性应储备足够的铁为孕期利用。建议孕前期妇女多摄入含铁丰富的食物,缺铁或贫血的育龄妇女可适量摄入铁强化食物或在医生指导下补充小剂量的铁剂。

3. 保证摄入加碘食盐,适当增加海产品的摄入

妇女围孕期和孕早期碘缺乏均可增加新生儿发生克汀病的危险性。健康妇女孕前和孕早期除摄入碘盐外,还建议每周至少摄入 1 次富含碘的海产品。因甲状腺疾病较为复杂,且与女性生育密切相关,建议育龄妇女孕前最好检查甲状腺功能,特别是既往有自然流产史的女性,应排除甲状腺疾病再备孕。

4. 戒烟、禁酒

夫妻一方或双方经常吸烟或饮酒,不仅影响精子、卵子的发育,造成精子或卵子的畸形,还会影响受精卵在子宫的顺利着床和胚胎发育,导致流产。酒精可以通过胎盘进入胎儿血液,造成胎儿宫内发育不良、中枢神经系统发育异常、智力低下等,所以孕前 3～6 个月需要戒烟、禁酒。

（二）孕期的营养指导

怀孕头 3 个月为孕早期,是胚胎发育的初期,胚胎生长速度较缓慢,孕妇膳食中热能及各种营养素的需要量与孕前没有太大的差别,但由于早孕反应(恶心、呕吐、厌食、厌油、偏食)会影响营养素的摄入。该期孕妇体重一般增加较少。

1. 孕早期膳食营养要求

（1）按照孕妇喜好,选择促进食欲的食物。食物以清淡为宜,以减少怀孕早期的妊娠反应,使孕妇摄取足量食物,满足其对营养的需要。

（2）选择容易消化的食物如粥、面包干、馒头、饼干、甘薯等,以减少孕期呕吐。

（3）想吃就吃,少食多餐。怀孕早期反应较重的孕妇,不必像常人那样强调饮食的规律性,应根据孕妇的食欲和反应的轻重及时进行调整,采取少食多餐的办法,保证进食量。比如睡前和早起时,吃几块饼干、面包等点心,可以减轻呕吐,增进食量。

（4）保证摄入足量碳水化合物。怀孕早期应摄入足量谷类或水果,保证每天至少摄入 150g 碳水化合物(约合谷类 200g)。为防止酮体对胎儿早期脑发育的不良影响,孕妇完全不能进食时,也应静脉补充至少 150g 葡萄糖。

（5）多摄入富含叶酸的食物并补充叶酸。怀孕早期叶酸缺乏可增加胎儿发生神经管畸形及早产的危险。妇女应从计划妊娠开始时就尽可能早地多摄取富含叶酸的食物。受孕后每日应继续补充叶酸 $400\mu g$,至整个孕期。

（6）戒烟、禁酒。孕妇吸烟或经常被动吸烟可导致胎儿缺氧、营养不良和发育迟缓。孕妇饮酒,酒精可以通过胎盘进入胎儿血液,造成胎儿宫内发育不良、中枢神经系统发育异常、智力低下等。

孕 4～6 个月为孕中期,孕妇体重增长迅速,可增加体重约 4～5kg。

2. 孕中期膳食营养要求

(1)保证充足的能量。孕 4～6 个月时,胎儿生长开始加速,母体子宫、胎盘、乳房等也逐渐增大,加上早孕反应可能导致的营养不足,孕中期需要保证充足的能量。

(2)保证充足的鱼、禽、蛋、瘦肉、海产品和奶的供给。鱼、禽、蛋、瘦肉和奶是优质蛋白质的良好来源,其中鱼类还可提供 ω-3 多不饱和脂肪酸,蛋类尤其是蛋黄是卵磷脂、维生素 A 和维生素 B_2 的良好来源,有利于胎儿健康发育。

(3)注意铁的补充。孕中期妇女血容量及红细胞迅速增加,并持续到分娩前,同时胎儿也需要一定的铁储备,因此妊娠妇女宜从孕中期开始增加铁的摄入量,多摄入含铁丰富且吸收率又较高的食物,包括动物肝脏和血、肉类、鱼类等,必要时可在医生指导下补充小剂量的铁剂。

(4)禁烟戒酒,少吃刺激性食物。烟草、酒精对胚胎发育的各个阶段都有明显的毒性作用,容易引起早产、流产、胎儿畸形等。有吸烟、饮酒习惯的妇女,孕期必须禁烟戒酒,并要远离吸烟环境。同时少吃刺激性食品,如咖啡、浓茶等。

3. 孕末期膳食营养要求

孕 7～9 个月为孕末期,孕妇体重约增加 5kg,整个孕期总体重增加约 12kg。该期胎儿组织、器官迅速增长,脑细胞分裂增殖加快,骨骼开始钙化,同时孕妇子宫增大、乳腺发育速度增快,孕妇对蛋白质、能量以及维生素和矿物质的需要量明显增加。

(1)补充长链多不饱和脂肪酸。人类脑组织是全身含磷脂最多的组织,孕 20 周开始,胎儿脑组织分裂加速,作为脑细胞结构和功能成分的磷脂需要量增加,磷脂上的长链多不饱和脂肪酸如花生四烯酸、二十二碳六烯酸为脑细胞生长和发育所必需。胎儿发育所需要的长链多不饱和脂肪酸在母体体内可由必需脂肪酸亚油酸和亚麻酸合成,也可由鱼类、蛋类等食物直接提供。在孕末期应多摄入含长链多不饱和脂肪酸丰富食物,以满足胎儿生长发育的需要。

(2)增加钙的补充。孕 28 周胎儿的骨骼开始钙化,对钙的需要量增加。孕妇若孕末期不注意钙的补充,产后骨密度会明显低于同龄妇女,而且,孕期低血钙也会增加孕末期毒血症的危险性。孕妇应注意摄入海带、虾皮、芝麻酱、紫菜、豆腐丝等富含钙的食物,必要时可在医生指导下补充钙剂。

(3)适量身体活动,保证适宜的体重增长。孕妇应适时监测自身体重,并根据体重增长的速率适当调节食物摄入量。同时还可根据自身情况进行一定量的低强度身体活动,如散步、做体操等。

二、产妇营养护理

(一)分娩时膳食营养要求

分娩是指成熟胎儿及其附属物由母体娩出体外的过程。原则上,第一产程(从规律宫缩开始到宫口开全)可选用细软或流质食物,如挂面、饼干、藕粉、面包等。第二产程(从宫口开全到胎儿娩出)可给予果汁、蛋汤等流质,也可给予巧克力等高能量食物,必要时可从静脉输入葡萄糖以保证能量的供给。正常分娩后产妇可进食适量易消化的半流质食物,如红糖水、藕粉、水蒸蛋、蛋花汤等。分娩时若会阴撕伤Ⅲ度缝合,应无渣膳食 1 周左右,以保证肛门括约肌不会因排便再次撕裂。剖宫术的产妇术后 24h 内给予流质饮食,但忌用牛奶、豆浆、大量蔗糖等胀气食品。产妇在分娩过程中失血较多,需要补充造血的重要原料,如蛋白质和铁等。我国传统习惯往往只强调动物性食物的摄入,如鸡、肉、鱼、蛋等,而很少甚至基本不吃蔬菜与水果,容易造成维生素 C 与膳食纤维的不足,过多的蛋白质、脂肪摄入也会加重肾脏负担。

（二）哺乳期膳食营养要求

胎儿娩出后,乳母需要充足的营养以供产后体力恢复与器官修复,并保证分泌数量充足、营养丰富的乳汁。一般情况下,哺乳期妇女每天分泌 600～800mL 乳汁以满足孩子喂养,当营养供应不足时,乳母消耗自身的能量与营养来满足婴儿对乳汁的需要。因此,为满足母体自身需要并分泌足量乳汁,乳母一定要摄入充足的营养。乳母每日能量须在孕前的基础上增加500kcal,蛋白质比孕前增加 20g,每日钙摄入可增至 1200mg。

（1）增加鱼、禽、蛋、瘦肉及海产品摄入。动物性食品如鱼、禽、蛋、瘦肉等可提供丰富的优质蛋白质,摄入优质蛋白质有助于乳汁分泌并提高乳汁的质量。乳母每天应摄入总量约100～150g 的鱼、禽、蛋、瘦肉,以保证优质蛋白质占总蛋白质的 1/3 以上,如因经济或环境条件限制,也可以充分利用大豆类食品提供蛋白质和钙。同时产妇还应多吃些营养丰富的水产品,如海鱼脂肪中富含二十二碳六烯酸(DHA),牡蛎富含锌,海带、紫菜富含碘,乳母多吃些海产品对婴儿的生长发育有益。

（2）摄入足够的新鲜蔬菜、水果。有些地区产后妇女有禁吃蔬菜和水果的习惯,应予以纠正。产妇每天应摄入 500g 以上的绿色、黄色新鲜蔬菜和水果。

（3）适当增饮奶类,多喝汤水。奶类含钙量高,并且易于吸收利用,是钙的最好食物来源。乳母每日若能饮用牛奶 500mL,则可从中得到约 600mg 优质钙。必要时乳母也可在保健医生的指导下适当补充钙制剂。烹调方面,宜多选用带汤的炖菜,如鸡汤、鸭汤、猪蹄汤、鲫鱼汤等。

（4）产褥期食物种类宜多样化,摄入能量应适度。产褥期的膳食同样应是多样化的平衡膳食,以满足营养需要为原则,无须特别禁忌,但也不宜过量。

（5）忌烟酒,避免喝浓茶和咖啡。乳母吸烟(包括间接吸烟)、饮酒对婴儿健康有害,哺乳期应继续忌烟酒、避免饮用浓茶和咖啡。

（6）科学活动和锻炼,保持健康体重。哺乳期妇女除注意合理膳食外,还应适当运动,如可做产后健身操等,这样可促使产妇机体早日复原,恢复健康体重。哺乳期妇女进行一定强度的、规律性的身体活动和锻炼不会影响母乳喂养的效果。

第四节　高温与低温环境作业人群的营养护理

一、高温环境作业人群营养护理

根据环境温度及其和人体热平衡之间的关系,通常把 32℃以上的工作环境或 35℃以上的生活环境称为高温环境,如夏天露天作业、冶炼、机械工业的铸造、印染、纺织、造纸的蒸煮作业等常处于高温环境。高温环境与人体处于一般常温下不同,人的体温和环境温度之间温差缩小,高温下的人体不可能像常温下通过简单的体表辐射来散发代谢所产生的热,而必须通过生理上的适应性改变来维持体温的相对恒定,这种适应性改变可使蛋白质分解加速、消化功能下降、钾钠大量丢失致无机盐代谢紊乱、水溶性维生素丢失等。故高温环境下作业人员的营养和饮食必须加以合理的调整,使人体能更好地适应高温环境中的生活和生产劳动。

(一)能 量

在高温环境中,基础代谢发生改变,一般认为膳食中能量的供给应至少增加10%。以成年男性轻体力劳动者为例,每日应供给能量2860kcal以上,可适当供给含盐较多的食物和营养价值较高的动物性食物和豆类蛋白质。

(二)蛋白质

处于高温35~40℃环境时,人体因从汗液中排出大量的氮而易出现负氮平衡,而失水又促进组织蛋白分解,尿氮排泄量增多。此外,高温下粪便中排出氮也增多。一般认为在高温条件下蛋白质的摄取量应占膳食中总能量的12%~15%。蛋白质的供给量要充分,建议补充优质蛋白质占总蛋白质比例不低于50%,以满足机体对必需氨基酸的需求。

(三)水和无机盐

人体在高温环境中为散发热量而大量出汗,每天出汗量可达3~5L,汗液中99%为水,0.3%为无机盐,还有少量氨基酸,人体如不及时补充水和无机盐就会中暑。水的补充以补偿出汗丢失的水量、保持体内的水平衡为原则。补充水分方法宜以少量、多次为好,这样能使排汗减慢,水分蒸发减少,也可防止食欲减退。补充饮料的温度以3~10℃为宜,切忌暴饮和大量摄入冰水。

在补水的同时,还需补充适量的无机盐,否则会使体内的水与电解质进一步失衡。无机盐的补充以食盐为主,在高温下每日由汗水中排出的食盐可高达25g,若不及时补充,严重时可引起循环衰竭和热痉挛等。每日补充盐一般需15~25g,但由于每个人的出汗情况不同要因人而异。用含盐饮料补充食盐时,氯化钠的浓度以0.1%为宜。

随同汗液排出的还有钾、钙、镁和锌,其中最应注意的是钾元素。在高温环境中长时间缺钾最容易中暑,应及时补充,可以多吃富含钾的食物,如黄豆、黑豆、绿豆、小豆等豆类。食物中所含钾易溶于水,在烹调或加工中要防止损失。

锌在汗液中排出量相当多,如不及时补充,将会出现食欲减退,从而影响其他营养素的摄入,导致耐暑力下降。高温环境中,每升汗液排出锌约1mg,以每天排汗5L计算,则每日损失锌达5mg左右。成年人在高温环境中工作,每天锌的供给量应提高到20mg,可多饮汤类作为补充水及无机盐的重要措施,膳食中的菜汤、肉汤、鱼汤可交替选择。餐前先饮少量的汤还有助于提高食欲。

大量出汗人群,宜在两餐之间补充一定量的含盐饮料。对那些在气温及辐射热特别高的环境下作业的人群,尤其是在刚进入高温环境的最初几天,如人体对高温环境适应不良,可补充含有钠盐、钾盐、钙盐、镁盐、氯盐、硫酸盐、磷酸盐、柠檬酸盐、乳酸盐和碳酸氢钾的混合盐片。

(四)维生素

处于高温环境下的人群,汗液和尿液中排出水溶性维生素较多,其摄入量也应适当增加。一般来说,维生素 B_1 的供给量为2.5~3mg/d,维生素 B_2 的供给量为2.5~3.5mg/d,维生素 C 的供给量为150~200mg/d。维生素 A 对体温有调节作用,高温环境中的人群维生素 A 供给每天可增加到1500μgRE。

高温环境下人群的能量及营养素供给要适当增加,但由于消化功能下降影响食欲,因而按照合理膳食的原则设法提高食欲很重要。在烹调时需注意菜肴的色、香、味,经常变换菜谱以保持花色品种多样化;注意主副食的合理搭配,精心烹制谷薯类、豆类、鱼类、畜禽肉类、蛋类等可口的菜肴,以补充优质蛋白质及 B 族维生素;选择无机盐尤其是钾盐和维生素含量丰富的各类新鲜蔬菜和水果,水果中的有机酸可刺激食欲,有利于食物在胃内消化。对于高温环境作业的人群,其营养护理主要在于做好强化膳食合理搭配的同时,重视预防因高温而导致的水、电解质平衡紊乱,以免因机体内环境破坏而发生疾病或急性意外事件。

二、低温环境作业人群营养护理

低温环境指气温在 10℃以下的外界环境,常见于寒带或海拔较高地区的冬季及冷库作业等。低温环境下胃酸分泌增多,食欲增强,同时胃排空减慢,食物的化学消化过程充分。低温环境对机体的生理功能和物质代谢会产生一定的影响,包括短时间引起的应激反应和长时间在低温下的适应性改变。低温环境下人体的生理和代谢改变会导致其对营养有特殊要求,应予以合理调整。

(一) 能　量

寒冷地区人体的总热量需求较温带同等劳动强度者为高,具体可因寒冷程度、防寒保温情况和体力活动的强度而不同。低温环境中的人体基础代谢率可增加 10%～15%,所需总热能可达 5500～6000kcal,显著高于常温环境下的 3400kcal。低温环境下人体营养素代谢发生明显改变,主要是从以碳水化合物供能为主,逐步转变为以脂肪和蛋白质供能为主。低温环境下人体对脂肪的利用增加,较多的脂肪供给可增加人体对低温的耐受,脂肪供能比应提高至35%～40%。碳水化合物能增强人体短期内对寒冷的耐受能力,作为能量的主要来源,供能百分比应不低于 50%。低温环境下人体容易出现负氮平衡,蛋白质供能以 13%～15%为宜,其中含蛋氨酸较多的动物蛋白质应占总蛋白质的 45%左右,因为蛋氨酸是甲基的供体,而甲基对提高耐寒能力十分重要。

谷类食物对低温环境下的人员较为重要,每日的摄入量应不少于 450～750g。空腹时人体对寒冷较为敏感,容易被损伤,摄入充足食物时体内产热增多,耐寒能力可增强。因此,每日正餐以外应适当地增选含能量高的食物以增加摄入的能量,增强抗寒能力。

(二) 蛋白质

富含蛋白质的食物应以优质的动物蛋白质为主,以保证充足的必需氨基酸特别是具有提高耐寒作用的蛋氨酸的供给。在食谱安排时要保证鱼类、禽类、肉类、蛋类、豆类及其制品的供应。同时可适当选用富含高蛋白和不饱和脂肪酸的坚果类,如核桃仁、花生仁等食品。

(三) 维生素和矿物质

低温环境下人体对维生素的需要量要比常温下有所增加。低温环境下,人体能量消耗增加,与氧化产能有关的维生素 B_1、维生素 B_2 及尼克酸需要量也增加,建议每日维生素 B_1 供给量 2～3mg;维生素 B_2 2.5～3.5mg,尼克酸 15～25mg。维生素 C 和维生素 A 有利于增强人体对寒冷的耐受能力,每日可供给维生素 C 70～120mg,供给维生素 A 1500μgRE。另外,寒冷地区的人群户外活动减少,日照时间短,使人体内维生素 D 合成不足,每日应补充维生素D 10μg。

低温地区食物供应不足,新鲜的蔬菜和水果较少,低温环境作业人群常存在矿物质,特别是钙和钠摄入不足,应注意及时补充。钙缺乏的主要原因是膳食钙供给不足、户外活动少、日照短使体内维生素 D 合成不足而影响钙的吸收,故应尽可能增加富含钙的食物,如多选用奶或奶制品、鱼虾类、豆及其制品等。低温环境中摄入一定量的食盐,可使人体产热功能增强,寒带地区居民食盐的供给可稍高于常温生活的居民而不影响其血压。

低温环境下人群应多摄入富含维生素 C、胡萝卜素和钙、钾等矿物质的新鲜蔬菜和水果。如果新鲜蔬菜、水果、蛋、奶、肝等食物摄取量不足,则较易发生维生素 C、维生素 A、维生素 B_2 等的缺乏,可在营养师指导下,合理补充维生素制剂或膳食补充剂。

第五节　辐射作业人群的营养护理

电离辐射是由能引起物质电离的带电粒子、不带电粒子或电磁构成的辐射。天然存在的电离辐射主要来自宇宙射线及地壳中的铀、镭、钍等。非天然的电离辐射可以来自核试验、核动力生产、医疗照射和职业照射等。与其有关的职业有:核工业系统的核原料勘探、开采、冶炼与精加工,核燃料及反应堆的生产、使用及研究;农业部门的照射培育新品种,蔬菜水果保鲜,粮食贮存;医疗行业的 X 射线透视、照相诊断、放射线核素对人体脏器测定、对肿瘤的照射治疗等;工业部门的各种加速器、射线发生器及电子显微镜、电子速焊机、彩色显像管、高压电子管等。

长期从事辐射作业的人群容易发生各种营养素代谢紊乱,人体器官发生病理改变,同时体内营养素代谢紊乱又减弱了人体对辐射的抵抗能力。重视合理营养,可以减少辐射对人体的损伤。

一、辐射作业人群的营养特点

(一) 能　量

电离辐射能抑制脾脏和胸腺线粒体的氧化磷酸化,长期受到小剂量照射的人群应适当增加能量供给,避免因能量不足使机体对辐射敏感性增加。急性放射病患者在疾病初期、假愈期、极期均要适当增加能量供给,在恢复期供给充足的能量还可使体重增加,有助于康复。

(二) 蛋白质

蛋白质的生理功能是由蛋白质的构象决定的。辐射会引起蛋白质构象发生变化,进而影响其功能。高蛋白质膳食可减轻辐射对人体的损伤,尤其是补充利用率高的优质蛋白,可以减轻辐射损伤促进康复。原则上应在保证总能量摄入充足的前提下,增加蛋白质摄入,蛋白质供能宜占总能量的 $12\% \sim 18\%$,应尽量选用生物价较高的优质蛋白质,这对改善体内代谢有一定的积极作用。另外,补充一定量的胱氨酸、蛋氨酸和组氨酸也可减少电离辐射对机体的损伤。人体受到辐射损伤后,胶原蛋白的代谢受到破坏,皮肤、骨骼与肌肉中可溶性胶原蛋白降解较多。补充胶原蛋白对防治辐射损伤引起的出血症状有明显效果,这可能与胶原蛋白可减轻人体血管受辐射而致的损伤有关。辐射作业人群的膳食中可以适当增加含胶原蛋白丰富的猪蹄、牛筋等食物。

(三) 脂　肪

电离辐射作用于脂肪,使多不饱和脂肪酸发生过氧化并生成氢过氧化物,从而影响生物膜功能,促进生物膜的老化。同时,照射会使体内自由基的生成与清除失去平衡,自由基浓度增高,也会加重脂质过氧化。如机体接受较大剂量射线照射,体内甘油三酯的合成加快,分解减少,血清中甘油三酯、磷脂和胆固醇含量增加,可出现脂代谢异常。

膳食脂肪的供给量不宜过高,可占总能量的 20% 左右。但必需脂肪酸应适当增加,有利于放射损伤的防护,可适当选用花生油、橄榄油等植物油来降低辐射损伤的敏感性。

(四) 碳水化合物

碳水化合物中的羟基可被转化成自由基。虽然人体被照射后出现胃肠功能改变,吸收功能下降,可使血糖和糖原含量降低,但实际上照射会促使氨基酸糖异生作用增强,引起肝糖原增加,患者常出现高血糖。

各种糖类对放射线损伤的营养效应可能因其消耗吸收或利用率的差异而有所不同,葡萄糖比蔗糖、淀粉、糊精的防护效果好,果糖防治辐射损伤效果更好。果糖不仅可使放射损伤所致的肝中毒减轻,而且当与叶酸和维生素 B_{12} 合用时,还可使被照射人体的红细胞增加,所以放射性工作人员应多摄入果糖和葡糖糖含量丰富的水果。碳水化合物的供能量以占总能量的 60%~65% 为宜。

(五) 矿物质

电离辐射可影响矿物质的代谢,辐射作业人群可补充适量的矿物质,如具有抗氧化、抗辐射作用的硒等。但过多的矿物质,特别是微量元素,对人体反而可能有害。

(六) 维生素

辐射易造成人体内维生素的缺乏或不足。辐射产生大量的自由基,对有抗氧化作用的维生素 C 和维生素 E 等影响较大。研究发现腹部进行放射治疗的患者 4~10 周后,血中维生素 C、维生素 E 和叶酸、维生素 B_{12} 等含量都有不同程度减少。水溶性维生素如 B 族维生素、维生素 C 对于改善人体代谢、防治放射损伤,降低机体对放射线的敏感性都具有一定的作用。人体照射之前和照射之后,都应该及时补充抗氧化维生素,如维生素 C、维生素 E 和 β-胡萝卜素以及维生素 K、维生素 B_1、维生素 B_2、维生素 B_6 或泛酸等,尽可能减轻自由基对人体的损伤。接触放射线的作业人员除进食营养素丰富的食物外,还可以酌情补充维生素制剂,以弥补食物来源的不足。

二、辐射作业人群的营养维护

辐射作业人群膳食中应该供给充足的能量,并保证优质蛋白质摄入,可多吃肉、蛋、牛奶等含优质蛋白质丰富的食物,改善照射后产生的负氮平衡;适量摄入脂肪,以富含必需脂肪酸和油酸的油脂为佳,如葵花子油、大豆油、玉米油、茶子油或橄榄油等植物油;碳水化合物供给应充足,适当选用防护辐射效果较好的富含果糖和葡萄糖的水果;摄入富含无机盐和抗氧化维生素的蔬菜,如卷心菜、胡萝卜、马铃薯、番茄、海带和水果等,可改善照射后维生素 C、维生素 B_2 或烟酸代谢的异常。另外,油菜、青菜、芥菜、萝卜等十字花科蔬菜和酵母、蜂蜜、杏仁、银耳等食物均具有一定的防辐射损伤功能;绿茶富含茶多酚等抗氧化物质,有利于加快体内自由基和放射性物质的排泄,可适当补充这些食物。

(茅小燕)

第五章

临床急救问题的营养支持

第一节　急性出血的营养支持

急性出血是临床常见的紧急问题。患者因出血部位和出血量不同，丢失的营养素不一样，最终导致机体营养状况也不同。急性出血常见的有消化道疾病引起的呕血、呼吸道疾病引起的咯血和某些原因所致的腹内脏器破裂出血。呕血最常见的原因是胃和十二指肠溃疡、肝硬化并发食管和胃底静脉曲张、慢性胃炎、胃癌、胃黏膜脱垂等。咯血是指喉部以下的呼吸器官出血经咳嗽动作从口腔排出，最常见的大咯血原因为支气管扩张。腹腔内出血的常见原因有肝血管瘤破裂、脾肿大因外伤致破裂、宫外孕等。此外，还有因脑血管破裂引起的脑出血等。

一、急性出血的营养问题与护理

（一）积极开通静脉输液

急性出血患者收治时应马上开通静脉输液，先给予缓慢滴注5％葡萄糖溶液或5％葡萄糖氯化钠溶液（又称糖盐水）500mL，待主治医师询问病情、病史或急诊检测血糖排除糖尿病后，再调整滴速或更换溶液。严重的急性出血患者可因短时间内大量失血而死亡，也可因及时输液、补充体液和营养素而得到救治并逐渐恢复健康。部分患者需要急诊手术以解决出血的根本原因，如脾脏破裂、宫外孕导致的腹腔内出血需手术治疗；急性胃出血时需做急诊胃镜找到出血点；交通事故引起的心脏破裂或肢体挤压伤引起的血管破裂更是需要急诊手术予以抢救。

（二）尽快做好血型鉴定和备血

急性出血患者一个重要的抢救治疗措施是输血。在常规做好血型检查、配血和输血后，患者短时间内得以补充血容量，同时获取输入血液中的各种营养成分，病情将会趋向稳定。临床护士需勤观察患者的神智和生命体征，尤其需重点监测患者血压，并及时做好记录。

如果患者的血型一时无法配好或血源紧张，护士可遵医嘱在静脉滴注的5％葡萄糖溶液或5％葡萄糖氯化钠溶液500mL中加入维生素C、维生素B_6、10％氯化钾，并酌情补充维生素K制剂。护士还应继续观察患者的病情，包括出血情况，如出血量、血的颜色和状态、有无凝固，以及患者的生命体征和尿量等。对上述观察到的病情，护士应及时做记录，并向主管医师或值班医师汇报。

二、急性出血的营养支持原则

(一) 正确输血、严密观察

患者接受输血后病情一般将趋向稳定。输血过程中护士要加强严密观察和巡视，一旦发现有输血反应的迹象，要及时向值班医生报告，并再次仔细检查血型与配血单，确认有无存在差错。如果患者出现输血反应，护士应马上向值班医生汇报并进行紧急处理，以防止发生严重的后果。

(二) 胃肠内营养

急性出血患者体内处于不同程度的失水状态，待患者病情稳定、无活动性出血后，如神智清醒，可给予少量的温开水，可从 20mL 开始逐步增加，同时观察有无反应。由于失血也会带走部分的钾、钠、氯等矿物质，护士可酌情在温开水中加少许食盐，既解决患者口渴，又补充一定量的营养素。

1. 膳食原则

除消化道急性出血处于禁食期的患者之外，凡是神志清醒者，均应鼓励经口摄食，可根据不同病情酌情选用半流质、流质、软饭或普食，并坚持平衡膳食、个性化膳食的原则。护士应提高急性出血患者的科学饮食依从性，调适其心理状态，争取第一时间恢复患者的膳食营养，以适应病情的康复需求，缩短住院天数，减少医疗费用。

2. 配餐原则

在膳食配餐上，应重视患者的正常能量供给，同时适当提高蛋白质的供应。无肾脏疾病的患者蛋白质以 1.2～1.6g/(kg·d) 配给，有利于出血器官的创面修复。优质蛋白质的比例可增加至 50%。

脂肪供应可参考患者的理想体重，原则上膳食脂肪能量控制在占总能量的 25%～30% 为宜。但要注意饱和脂肪酸与不饱和脂肪酸、ω－3 不饱和脂肪酸和 ω－6 不饱和脂肪酸的供给比例。

碳水化合物的供给要科学合理，应坚持以谷类为主的膳食模式。可根据患者病情与喜好，在不同餐次中供给流质、半流质、软食或普食，以保证每日碳水化合物供给的质和量。

微量元素的提供应全面合理并坚持食补为主、膳食补充剂为辅的原则，重视摄入富含维生素 C、维生素 K、B 族维生素和矿物质钙、钾等食物。此外，还需注意食物的温度不宜过高或过低，以免损伤消化道黏膜。

(三) 静脉营养

出血患者入院后，应以最快速度开通静脉通道，为静脉输血、输液和用药提供必要的途径。通过静脉途径输注各种营养素即静脉营养(也称肠外营养)支持对维持生命、迅速止血及其他辅助治疗也很重要。

1. 先选用 5% 葡萄糖溶液或 5% 葡萄糖氯化钠溶液 500mL 静脉输入，同时对患者出血情况做动态观察。输液的滴速要根据病情而定，特别是老年患者和心肺疾病患者，切忌滴速太快而引起不良反应。另外，糖尿病患者静脉输液时应慎用葡萄糖溶液。

2. 有输血指征的患者最好的营养支持方法是输入新鲜血液。新鲜血液的及时输入，不仅可以补充患者的血容量和各种营养素，而且有助于止血。输血时应严格按规定做好血型鉴定、配血和核对工作,以免发生事故。

患者有输血指征,但血源有困难的情况下,可遵医嘱暂时使用低分子右旋糖酐或中分子右旋糖酐 500～1000mL,以补充血容量,同时在使用过程中密切观察。

3. 输血补充血容量后,患者生命体征好转,此时要注意患者体内的酸碱平衡状态。代谢性酸中毒患者应及时补充碳酸氢钠等碱性液体。

部分患者因较长时间出血或禁食,可导致体内电解质紊乱,应监测体内血钾、血钠等水平,及时补充不足的营养素。尤其是对钾的补充,不仅要及时,而且要静脉缓慢滴注,静脉推注要慎用,否则将发生致命性后果。临床上静脉补钾还需同时监测尿量。大出血重症患者记录24h 液体出入量很重要。

对于急性出血患者,一般经过急性的止血、输血并寻找到出血的病因及时采取措施,同时加强胃肠内或胃肠外的各种营养素补充,病情会逐渐趋向稳定。经过有计划的治疗,患者会理想地得到全面康复。

三、临床案例

患者,男,66 岁,工人,反复咳嗽、咳痰 20 年,痰中带血 3 天,咯血 1 天入院。2 天前自觉喉痒咳嗽,时见痰中带血丝,鲜红色。痰为白色,时见黄绿色。今日始咯鲜红色血 200mL 左右。无明显胸痛胸闷,时见低热。体检:身高 160cm,体重 63kg,血压 132/82mmHg,头颅无异常,巩膜无黄染,唇无发绀,甲状腺无肿大,心率 82 次/min,律齐,两肺呼吸音粗,左下肺偶尔闻及干性啰音。腹软,肝脾未及,腹部无压痛,两下肢无明显水肿。个人嗜好:抽烟 20 年,无酒嗜好。初步诊断:慢性支气管炎伴感染;支气管扩张咯血。

(一)营养护理要点

1. 根据患者的身高、体重及全身情况,可见该患者平时营养状态良好。可进一步检查血红蛋白、血白蛋白和球蛋白等指标。

2. 该患者为呼吸道出血,一般情况下不会直接影响摄食,护士应该鼓励其经口进食,同时护士还应了解患者的膳食习惯、饮食嗜好,以利于个性化科学配餐。

3. 目前患者咯新鲜血 200mL 左右,护士应注意观察其生命体征和神智,并反复提醒患者发生咯血时要保持头侧位状态,预防因咯血引起的窒息意外。如患者再次发生咯血,应及时记录其咯血量、血的颜色及血中的混合物。未咯血时或咯血的间隔期,护士可以鼓励患者适量饮用温开水,温度以 10～20℃为宜。

4. 根据患者的精神状况、食欲与病情选择用膳。病情稳定、咯血停止、精神良好者,可选择普食。配餐原则上是一日三餐主食,可选软米饭、面条、米粉、馒头、水饺等。早餐加配牛奶或豆奶,中餐配鱼类、豆腐和两种蔬菜,晚餐配肉类、蛋类、菌菇类,餐间可选配白木耳羹、红枣米仁和水果类。

5. 患者大咯血后精神比较紧张,少部分患者甚至存在焦虑或抑郁情绪,出现食欲减退,应该鼓励患者坚持三餐用膳。如患者进食较少不能满足机体需要,应加强肠外营养支持,也可以在葡萄糖溶液或葡萄糖氯化钠溶液中加用维生素 C、维生素 B_6,某些患者还可以补充氨基酸组件。

（二）营养护理提示

1. 急性出血患者的全身营养状况主要是目测评估

鉴于急性出血患者的病情较急，一般无法马上开展进一步的检查，故应该重视患者脸色、体型、腰围、腹围和身高、体重等指标的评估。同时，遵医嘱化验血常规、血小板、血型与肾功能、肝功能和血脂全套等。

2. 做好急性出血患者与医师之间的协调与沟通

尽可能保持周围环境安静，包括劝说患者的家属要镇静，医护人员对患者的诊治要认真有序，分工明确。接诊的护士对待患者要有爱心和耐心，应加强患者的心理护理。护士在做好急诊医师得力助手的同时，还要注重医生与患者及其家属间的协调和沟通。

3. 注重急性出血患者的个性化营养护理

急性出血患者病情各异，应给予个性化的营养支持，既要重视通过静脉途径输注营养素的肠外营养支持，尽快让出血患者康复，又要掌握营养配餐原则，切实做好在非禁食期间的胃肠内营养。消化道出血患者更要做好科学的配膳，既达到患者的营养需求，又要预防因饮食不当引起的消化道再出血。同时护士还应对患者及其家属做好营养护理必要性和营养要点的健康教育。

第二节　急性感染的营养支持

急性感染在临床上十分常见，如感冒、肺部感染、泌尿道感染、胆道感染等，其病因常为病毒或细菌。患者多伴有发热、乏力、精神软、纳差等症状。由于体内发生感染的器官不同，临床症状表现也会不同，但临床上急性感染的患者其营养支持原则基本上是相同的。

一、急性感染的营养问题与护理

（一）鼓励喝水，保持体内水的平衡

急性感染的患者，一般都有发热症状，体温在38℃以上甚至高达40℃，患者会因发热出汗丢失大量水分，部分使用退热剂的患者还会因大量出汗导致休克。因此，护士应鼓励发热患者多饮用温开水，这样不但可以补充因汗液丢失的水分，也可增加尿液带走热量，利于机体散热降温。

（二）补足能量，宜低至高

急性感染患者除高温消耗能量外，其病变器官的感染变化致临床出现的局部疼痛等也会增加人体能量的消耗，因此，应根据患者的病情和理想体重来补足能量。患者病情较稳定时应抓紧提供适量以碳水化合物为主的食物；感染尚未控制而处于高热时，患者食欲较差，可选用流质，每隔3h一次，一天6次左右；病情缓解患者食欲好转后可改为半流质或软食。患者宜在愉悦的环境中就餐，具体食物内容可根据患者的个人嗜好和平时饮食习惯来定，以增进患者的食欲。

（三）碳水化合物食物供给宜多样化

患者处于急性感染伴高热和疼痛等症状时，食欲减退，可能会有挑食等表现，旁人要给予理解。为了帮助患者适应体内的系列变化,护士应最大程度地给予营养支持,可根据患者喜爱提供品种丰富且易于消化吸收的各种主食,以增进患者食欲,促进营养素均衡摄入。

(四) 蛋白质、脂肪的供应要科学化

急性感染患者仍要遵从平衡膳食的原则,如因疾病原因需限制蛋白质、脂肪的摄入量,要做到"人人皆知",包括医师、护士、营养师、患者及其家属都要知情了解。护士应遵从医嘱和营养师建议,决不能盲目指导,更不要随意提供食物。

蛋白质和脂肪的主要来源是肉类、蛋类、鱼类、豆类及奶类等,这些食物可与富含维生素C、β-胡萝卜素的各种蔬菜相配,经切块、切丝或切片后,多种类、多色彩混合烹调,以保证患者摄入足量均衡的各种营养素。

因消化系统疾病导致的急性感染患者其蛋白质和脂肪摄入量要科学合理。急性胰腺炎、急性胆囊炎、急性胆囊炎胆石症患者,即使在禁食期结束后仍要慎选富含脂类的食物,同时要注意选择合理的烹调方法,避免采用油煎、油炸、油炒等方法,少用烹调植物油,忌用动物油,饮食宜清淡。

(五) 全面补充微量元素

急性感染患者由于发热、纳差,会存在不同程度的微量元素失衡,临床上常出现口角炎、舌炎、口腔溃疡等,要注意及时补充维生素 B_1、维生素 B_2、维生素 B_6 或补充复合维生素 B 和维生素 C,可以改善上述病症。急性感染患者因为食欲差,进食量减少,特别是急性腹泻患者还会直接影响到体内钾、钠、氯等元素的水平,应及时抽静脉血送验血电解质,避免因血钾、钠过低而发生不良后果。

二、急性感染的营养支持原则

(一) 肠外营养

通过静脉输注营养素的肠外营养是急性感染患者不可缺少的营养补充途径。特别是急性感染伴高热持续不退患者往往有恶心、呕吐或腹泻症状,精神状态差,更应及时开通静脉,全面补充营养素。

肠外营养应注意补充水、钾、钠、B 族维生素和维生素 C 等。临床上常先选用 5% 葡萄糖氯化钠溶液或 10% 葡萄糖溶液;酌情加用 10% 氯化钾溶液,如每 500mL 溶液中可加 10% 氯化钾 10mL,同时静脉补充维生素制剂如维生素 B_6 和维生素 C 等。具体可根据患者的病情,定期送验血电解质,及时根据化验报告单,酌情补足缺少的营养素。

急性感染患者在营养支持的同时,都应及时检查,尽早明确病因,进行合理的药物治疗。对临床症状和体征要仔细观察和护理,并做好病情记录。如发现问题要马上向主治医师或值班医师汇报并及时处理。

(二) 胃肠内营养

急性感染患者,在经过静脉用药和营养支持之后,临床症状都会有不同程度的改善。静脉营养支持的患者只要病情允许都应尽早改为胃肠内营养。不能胃肠内营养的患者应定期复查相关指标,观察病情进展。少部分患者因存在心理问题而害怕进食,应及时与主管医师取得联系,共同分析做好患者的心理调适,解除不正确的认识。对心理问题严重者,应及时请心理医师会诊,对应做好必要的干预。总之,患者尽快配合胃肠内营养支持,可缩短治疗时间,减少医疗费用。

胃肠内营养的原则是在平衡膳食基础上根据患者的病因及症状酌情配餐。选择有助于疾病治疗康复的膳食,食量从少到多,食物种类从单一到多种。在调整过程中,要时刻注意观察患者用膳后的反应,如有无恶心、呕吐、腹痛、腹泻等消化道不良症状以及呕吐内容物和大便的性状等。

三、临床案例

患者,女,45 岁。因畏寒发热伴右上腹疼痛半天,呕吐 3 次入院。患者前一日晚餐因参加婚宴多吃了油腻的食物,同时喝了一瓶啤酒。约在当晚的 23 点自觉有畏寒感,上腹部隐痛,喝温开水约 150mL。半小时后全身发热、面部发红,自测体温 38.7℃。后出现右上腹疼痛且以胀痛为主,时见疼痛加剧伴恶心,未呕吐。自服胃炎冲剂一包,病情未缓解。右上腹疼痛持续无法安睡,一直到次日凌晨 3 时,测体温 39℃,又喝温开水 100mL 后呕吐 2 次,自觉疲乏而睡。凌晨 5 时因右上腹疼痛难以忍耐,呕吐 1 次,又服胃炎冲剂一包,片刻后卧床不能入睡。次日 8 时去医院急诊。

追问病史,曾患胆囊炎 2 年,先后发作两次,服药后缓解。无其他慢性疾病。

体检:身高 158cm,体重 70kg,巩膜无黄染,咽喉无充血,颈部未触及肿大淋巴结,心率 118 次/min,律齐,未闻及杂音,两肺呼吸音无异常。腹软,肝肋下 1cm,质软,无触痛,右上腹压痛明显,无反跳痛,莫非氏征阴性,两肾区无叩击痛,两下肢无水肿。初步诊断:慢性胆囊炎急性发作。

(一) 营养护理要点

1. 计算理想体重

根据患者的身高与体重,可以判定该患者属肥胖症。理想体重＝158－105＝53kg。该患者实际体重 70kg,体重指数为 28kg/m²,达到肥胖症标准。过去曾患胆囊炎并发作 2 次。该患者应控制能量摄入,护士进一步全面了解患者饮食习惯后应帮助调整其食谱,并给予营养指导。

2. 低脂半流质膳食

因患者有胆囊炎,胆囊的功能存在障碍,为减少胆汁分泌,减轻胆囊的负荷,宜选用低脂膳食。考虑患者发病后发热、呕吐,消化功能欠佳,宜选用半流质,既可以减轻患者消化道的负担,又有利于保护胃黏膜,还可适量地补充水分。

3. 适当补充能量

患者胆囊炎发作时,可因右上腹疼痛、发热而影响进食,故能量的供给受到一定影响,但发热患者,尤其是高热患者的基础代谢率增高,消耗能量增加,患者因腹痛出现的焦虑、呻吟或频繁翻身也均会增加能量的消耗。鉴于该患者体重已经超标,可以适量补给能量,但应注意限量。该患者补充能量宜采用胃肠内营养和静脉营养相结合的方式,最大程度减轻胃肠道负担。

4. 鼓励胃肠内营养

待患者疼痛减轻、体温恢复正常时,应尽可能鼓励患者改用普食。可以先选择软食,但不宜选用水饺或馄饨等油脂较高的食物,副食应以清蒸鱼、豆腐、各类蔬菜为主。饮食宜清淡,少用烹调油。

　　患者完全康复以后，应重视对体重的科学管理，制订一个减重计划，限制能量、碳水化合物和饱和脂肪酸的摄入，力求通过 4～6 个月时间，使体重达到或接近理想体重。

（二）营养护理提示

1. 急性感染患者的全身营养状况评估

　　急性感染患者需行全身营养状况评估，这对营养支持的实施有指导作用。在患者病情允许的条件下，可称体重、测身高、测腰围和腹围，大致了解患者的全身营养状况。鉴于病情需要也可送验血常规、尿常规、血沉、血培养与肝肾功能等检查。

2. 重视急性感染患者的水摄入

　　急性感染患者一般都有不同程度的发热，虽然热型不同，但发热患者多饮水不仅可以补充因发热出汗丢失的水分，还可以增加因尿液排出带走的热量，有利于降低体温。在饮水的同时，如病情许可，患者也可沐浴，既能保持皮肤清洁，又可以辅助降温。水的摄入以温开水、淡茶水为主，不能以含糖饮料来代替，也不宜饮用过多冷开水或冰水，饮用以每两小时一次为宜。

3. 认真做好个性化的营养护理

　　急性感染患者的病情、体质和营养状况都不相同，患者静脉营养时，护士应遵照医嘱合理配制营养液；胃肠内营养时，可请营养师进行会诊，根据患者的饮食习惯、个人喜好和病情制定科学合理的营养食谱，鼓励患者及时用膳，以促进早日康复。必要时也可给予膳食补充剂。

第三节　急性中毒的营养支持

　　急性中毒是常见的急诊问题，医护人员必须迅速地对患者做出正确诊断并予以处理。有明确的毒物接触史，且临床表现符合该毒物的中毒症状时，诊断可在短时间内明确。无法及时诊断的病例，可能存在一定的生命危险。由于中毒的原因不同患者的临床表现各异，处理的方法、营养支持方案也存在较大的差异。急性中毒患者要尽快确认病因，及时抢救生命，同时予以营养支持。

一、急性中毒的营养问题与护理

（一）迁离中毒场所，用水冲洗皮肤

　　当医护人员接触患者时，要保持清醒的头脑，注意四周环境，包括患者身上的气味、口袋里有无药瓶及家人或陪护人员的神色等。煤气中毒常有发生，这类患者只要及时搬移离开中毒环境，呼吸新鲜空气，病情很快就可以得到好转；其他毒物要根据接触途径与毒物种类及时进行处理，包括污染毒物的衣服，应以最快的速度脱去，并用温开水洗净皮肤表面的遗留毒物。如误服毒物，应进一步送至医院急诊室急诊处理。

（二）用水催吐洗胃

　　凡口服毒物属非强酸强碱或其他腐蚀剂的清醒患者应指导其尽快饮水 600～1000mL，而后用筷子或压舌板刺激患者的咽喉部，引起迷走神经兴奋，诱发呕吐，尽可能把胃内的毒物吐干净，可根据吐出物的气味来判断具体毒物以及胃内冲洗干净程度，严重者应及时加用催吐药。口服毒物 4～6h 内的患者要尽快进行洗胃，洗胃适用于依从性差的患者或口服洗胃不成功的患者。

部分患者经上述方法处理后,还需要用泻药进行导泻,以清除已进入肠道的毒物,减轻临床症状,减少毒物对人体器官的损害,促进早日康复。

(三) 主要中毒症状与毒物

急性中毒的临床症状与毒物作用于人体的器官以及造成的损害程度有关。虽然毒物的种类、接触剂量、接触途径和毒性作用等都不同,但中毒后第一时间的处理及其效果都与生命息息相关。医院急诊室护士常常第一时间接触中毒患者,应该全面掌握常见中毒症状与毒物的关系和急性中毒的抢救原则,做好及时抢救中毒患者的准备。主要中毒症状与毒物的关系,详见表 5-1 所示。

表 5-1　主要中毒症状与相关毒物

主要中毒症状	相关毒物	主要中毒症状	相关毒物
昏迷	安眠药、酒精、有机磷农药、亚硝酸盐、阿托品类、一氧化碳、二氧化碳、砷、苯、硫化氢等	呕吐、腹痛或伴腹泻	有机磷、酒精、桐油、汞、砷、铅、强酸、强碱等,细菌性食物中毒等
抽搐	中枢神经兴奋剂、氰化物、有机磷农药、有机氯农药、氟化物、氯丙嗪、硫化氢等	流涎	有机磷农药、毒蕈、毒扁豆碱、毛果芸香碱等
瘫痪	一氧化碳、河豚、肉毒素、碳酸钡等	瞳孔扩大	阿托品类、颠茄、酒精、碱、氰化物、桐油等
呼吸困难	二氧化碳、氰化物、亚硝酸盐、一氧化碳、硫化氢等	瞳孔缩小	阿托品类、安眠药、氯丙嗪、吗啡类、毒扁豆碱、毛果芸香碱、毒蕈、咖啡因、驱蛔灵等
呼吸缓慢	安眠药、吗啡类等	皮肤潮红	阿托品类、颠茄、酒精、亚硝酸异戊酯、硝酸甘油、烟酸、一氧化碳等
肺水肿	有机磷农药、氨水及刺激性气体吸入等	皮肤、黏膜发绀	亚硝酸盐、氰化物、苯胺、硝基锌类、萘、磺胺类等
喉水肿	强酸、强碱、漂白粉、氨水及刺激性气体吸入等	皮肤湿润	毛果芸香碱、毒扁豆碱、吗啡类、酒精、五氯酚钠等
特殊气味	酒精、氨水、松节油、来苏尔、樟脑、有机磷农药等	皮肤干燥	阿托品类、颠茄、肉毒素等
心动过速	阿托品类、颠茄、氯丙嗪等	血红蛋白尿与黄疸	蚕豆病、蜂蛇咬伤、毒蕈、硫化氢
心动过缓	洋地黄类、利血平、奎宁、夹竹桃、蟾蜍、毒蕈等	精神失常	阿托品类、颠茄、异丙嗪、安眠酮、灭虫宁、氯(合)霉素、溴化物、利血平、汽油等

二、急性中毒的营养支持原则

(一) 静脉营养

不管是哪种毒物引起的急性中毒,经常规处理以后,一般均要尽快开通静脉,一方面可使解毒药物尽快地通过静脉输注进入体内,以对抗毒物的毒性作用,另一方面也可通过静脉及时补充各种营养素,以增强患者的抗毒能力。

1. 补足水,促排泄

中毒患者静脉开通后,至少3天内每天要补足体内需求的水量。可选用5％葡萄糖溶液、5％葡萄糖氯化钠溶液、10％葡萄糖溶液、生理盐水或林格氏液,每天用量可酌情考虑2000～2500mL,具体要根据中毒的毒物、毒物的进量及中毒的严重程度而定。对于老年患者、心肺功能不佳的患者,静脉滴注的速度不宜过快,要加强床旁观察和病情记录,如每天液体出入量是否平衡,有问题及时与主管医师交流和沟通。

2. 补充微量营养素

中毒的原因可为误服某种食物或药物,也可因心理问题而自服安眠药或有机农药等,这些毒物一旦进入人体,不仅增加解毒器官负担而且还会损害组织细胞。在静脉输注的溶液中加用维生素 B_6、维生素 C,可保护器官的功能和组织的黏膜层,保护血管预防出血,保证机体在中毒环境下能正常参与氨基酸、糖和脂肪的代谢。

急性中毒患者可出现消化道症状,影响食欲和进食量,部分患者对进食还有抗拒心理。临床上要监测患者的血钾、血钠与血气等指标,一般可在静脉输注的葡萄糖溶液和葡萄糖氯化钠溶液中加用10％氯化钾,以满足机体对钾、钠的生理需求。

3. 积极采用解毒的药物

开通的静脉随时输注解毒药物,尽快缩短毒物在人体内的停留时间,减轻毒物对人体的器官损害。

(二) 胃肠内营养

急性中毒患者严重者神志不清,处于不同程度的昏迷状态而无法进食。大多数患者神志清醒,只是存在某些心理问题而不愿进食。此时,护士的重要工作之一是对患者做细致耐心的心理护理,积极鼓励患者摄入足够的食物和水分,以尽快促进康复。

1. 遵照平衡膳食原则配餐

对能进食的中毒患者,护士应坚持以人为本,结合患者喜好、膳食习惯和医院条件,尽最大努力提供营养丰富的食物,做到主食与副食的合理搭配、多种颜色的食物互补,并可适当增加餐次。积极做好患者家属的协调工作,协助患者尽快恢复正常的膳食。

2. 增加水的摄入

急性中毒患者除静脉营养以外,凡是能口服的患者,都要鼓励多饮白开水、茶水、菊花水、矿泉水等饮料,特别是白开水。每天摄入水量至少2000mL,不仅可以补充水分,还能促进体内毒物的排泄。另外,应少用碳酸饮料和咖啡类饮料,晚间也不宜饮用过多茶水。

3. 增加各种新鲜蔬菜和水果的摄入

新鲜蔬菜和水果不仅含有丰富的维生素 A、维生素 B 和维生素 C,而且含有较多的水分和矿物质。患者每天可摄入3～4种不同颜色的蔬菜和水果,补充体内所需的各种营养素,同时也有利于毒物的排泄。

4. 适当增加膳食纤维的摄入

急性中毒患者采取系列的抢救措施以后,对已经进入体内的有毒物质只有通过加强代谢、促进排泄的方法才能减轻对器官的损害。中毒患者的每日膳食纤维摄入量可比正常人增加10～15g,以促进毒物从大便中快速排泄。

三、临床案例

患者,女,28 岁,待业。因夫妻争吵在一小时前约晚上 8 时左右,自服农药(药名与剂量不详),家属发现后急送某院急诊室。无心、肝、肾疾病史。

体检:神志清,问之不答,两眼瞳孔等大,对光反射存在,可闻及农药味,血压 120/74mmHg,心率 90 次/min,律齐,两肺听诊无殊。腹软,肝脾未及,两肾区无叩击痛。急送验尿常规、肝肾功能和血电解质。

(一)营养护理要点

1. 鼓励患者反复口服温开水 300~500mL,指导患者用手指或筷子轻抠咽喉部,刺激呕吐,如呕吐的胃内容物仍带有农药味,应继续口服温开水催吐直至农药味完全消失。

2. 开通右手静脉,滴注 10%葡萄糖溶液 500mL,解毒药化入溶液中。开通左手静脉,滴注 5%葡萄糖氯化钠溶液 500mL,加入维生素 B_6 100mg,维生素 C 2.0g,调节滴速为 70~80 滴/min,继续观察神志、心率和血压等指标。

3. 患者情况逐步稳定后,在口服温开水的同时,给予含水分较多的水果,如鸭梨、西瓜等。4h 后患者可能会有饥饿感,可提供各类食品,包括稀饭、面条或糕点等。

4. 继续严密观察生命体征,待上述 1000mL 液体滴完,可遵医嘱再次输入同样液体并留观。详细记录入院后各时间点的静脉补液量与口服开水总量,并记录尿次和尿量。

(二)营养护理提示

1. 评估急性中毒患者的全身营养状况。急性中毒患者只要神志清,就可以了解其身高、体重,并测量其腰围和腹围,结合血红蛋白、白蛋白等实验室检查结果,可判定急性中毒患者的全身营养状况。患者情绪稳定时,也可以询问患者,了解其进食习惯和喜好。

2. 增加水摄入,尽快减轻中毒症状。对急性中毒患者能较好配合者,应仔细、耐心地对其讲解水的摄入对解毒的作用,鼓励患者主动大量饮水,并教会患者有效的催吐方法。由于这类患者与其家属间可能会存在不和谐的因素,因此,护士应做好患者的心理护理,同时帮助其更换沾有毒物的潮湿衣裤,以减少毒物的吸收并增加患者治疗时的舒适度。

3. 做好急性中毒患者的营养配餐。急性中毒患者用水催吐的同时还需静脉内使用解毒药物,并根据患者的全身营养状况,进行必要的静脉内营养和胃肠内营养支持。静脉内营养应遵照医嘱执行,坚持患者缺什么补什么的原则,主要补充葡萄糖、氨基酸、脂肪乳等,同时还应注意钾、钠、氯及维生素类的补充。能够胃肠内营养的患者应该坚持平衡膳食原则,可请营养师会诊,给予科学合理的配餐。患者家属不宜将外卖食物提供给患者,以防食物不洁等因素加重患者的消化道损伤。

第四节　急性昏迷的营养支持

昏迷是大脑皮层和皮层下网状结构发生高度抑制的一种状态,是脑功能严重障碍的表现。其发生原因可分为全身性疾病和颅内疾病两类。其中全身性疾病有急性感染性疾病、内分泌与代谢性疾病、水电解质平衡紊乱、中毒等;颅内疾病有感染性疾病、脑血管疾病、脑占位性疾病、闭合性颅脑损伤与癫痫等。昏迷分为轻度昏迷、中度昏迷和深度昏迷三个阶段。

一、急性昏迷的营养问题与护理

不管什么原因引起的急性昏迷，维持患者生命都是营养与护理的首要目标。只有维持生命，才能进一步分秒必争地寻找病因予以治疗，为此应积极努力做好营养护理。

（一）优选静脉放置留置管

昏迷患者接受营养的重要途径是静脉营养。护士接诊患者后，应以最快的速度开通静脉，而且尽可能选择留置针，以免因短期内反复多次进针而增加患者的痛苦，也可预防后续因静脉一时不能开通而影响患者用药与抢救的问题。

（二）放置鼻饲管

昏迷患者无法经口补充能量和各种营养素。为了保证昏迷患者的营养供给以维持生命，在征得昏迷患者家属的同意后，应尽快放置鼻饲管，并根据患者的身高、体重、病情及各项临床检查数据，通过鼻饲管给予合理胃肠内营养，满足人体对能量和各营养素的需求。

（三）口腔的清洁与压疮的预防

昏迷患者无法主动进行口腔清洁和翻身。护理的重要工作之一是每天规范地给患者做口腔护理，同时帮助患者勤翻身，做好压疮的预防工作。特别是夏天或昏迷患者大小便失禁时，更要仔细认真。每天清洁皮肤前都需先检查皮肤有无红、肿或破损，再根据不同的表现进行针对性处理。

二、急性昏迷的营养支持原则

（一）静脉内营养

急性昏迷患者病情又重又急，在第一时间接诊急性昏迷患者时，应该以最快的速度开通静脉，静滴 5％葡萄糖氯化钠溶液或生理盐水 500mL，以便医生紧急用药。但须记住，急性昏迷患者一定要常规送验血糖，避免因静脉输注葡萄糖而使糖尿病酮症或非酮症高渗性昏迷的患者病情加重。糖尿病患者在静脉开通前需先做指尖血糖快速检查，以便合理用药，其他患者静脉营养用药也要根据病因、病情与各种实验室检查遵医嘱执行。

昏迷患者经抢救未能苏醒者，要加强静脉营养，提供必要的氨基酸、脂肪乳和葡萄糖，可静滴葡萄糖氯化钠溶液、林格氏液并补充适量的氯化钾、维生素 B_6 和维生素 C 等以维持患者生命。

（二）胃肠内营养

患者所需能量可根据病情及患者的营养状况而供给，原则上宜先以每天每千克体重 25kcal 开始，再根据病情变化进行调整。食物供给应以米汤、麦汁、黑米汁、玉米汁等谷类流质为主，并辅以各种水果汁和蔬菜汁，不但方便鼻饲管灌注，也有利于患者的消化和吸收。同时，护士还应记录患者的 24h 液体出入量，包括鼻饲管灌注量、静脉输入液体量和尿量等。

患者用鼻饲管进行胃肠内营养只是一种过渡方法，一旦患者神志恢复，可以自主进食，即可拔掉鼻饲管，逐渐从流质、半流质、软食过渡到普食。

三、临床案例

患者,男,54 岁,农民。因口干、多尿、消瘦,当地诊断"2 型糖尿病"10 年,口服降糖药(具体不详)治疗,多次复查空腹血糖,控制均不理想。一个月前接受住院治疗,空腹血糖和餐后血糖均控制在理想水平后出院。出院后按医嘱口服优降糖 5mg,每日 2 次至今。今日傍晚约 5 时许,患者自觉头昏、乏力、胸闷而去阳台透气,当推门时即跌倒,后被家人发现呼之不应而送医院急诊。入院时间 19 时。

体检:神志不清,呼之不应,血压 124/70mmHg,呼吸 20 次/min,脉搏 92 次/min,两侧瞳孔等大,对光反应好,心率 92 次/min,律齐,两肺呼吸音略粗,肝脾触诊不满意,两下肢轻度浮肿,左下肢下段有 1cm×1.5cm 溃疡愈合疤痕。5min 后,血糖报告 2.0mmol/L。

(一) 营养护理要点

1. 第一时间检测血糖。该患者为糖尿病患者,昏迷原因有两种可能,一种是高血糖昏迷,另一种是低血糖昏迷,其急性处理原则完全相反。该患者出院才一周,而且血糖控制理想状态下出院,目前使用降糖药物优降糖,当天未进晚餐,有可能是低血糖引起的昏迷,但同时还应请神经内科会诊,排除颅内病变。

2. 待血糖报告后,酌情处理。该患者快速血糖报告 2.0mmol/L,明确是低血糖。因已开通静脉滴注 5%葡萄糖溶液,可同时缓慢静推 50%葡萄糖溶液 20mL,再继续静滴 10%葡萄糖溶液,低血糖可以得到纠正。使用高渗葡萄糖后应马上复查血糖,然后根据血糖的水平酌情处理。

3. 低血糖昏迷纠正比较容易,但须注意不能为纠正低血糖而出现高血糖,同时要分析引起低血糖的原因。该患者出院一周,口服优降糖 2 片,2 次/日,估计是住院血糖控制理想后,目前口服优降糖的剂量偏大,同时要排除患者在饮食控制方面是否有问题存在。

(二) 营养护理提示

1. 评估急性昏迷患者的全身营养状况。急性昏迷患者的营养状况,可通过目测并结合测腰围、腹围等来判断。目测项目包括观察患者面色、颜面有无浮肿、巩膜有无黄染、双下肢有无水肿等。切实做好血中相关营养素测定也十分重要,如血生化、血常规、尿常规、大便常规等有助于了解患者有无贫血与出血倾向。肝肾功能测定可了解患者体内蛋白质代谢情况。同时,血糖、血脂测定也很重要。

2. 预测昏迷时间超过一周者,应插鼻饲管。认真做好患者家属工作并征得同意,即对患者插入鼻饲管,必要时请营养科急会诊,制定合理的胃肠内营养方案。鼻饲管灌注营养液操作要规范,可指导患者家属协助处理。

3. 配合医生做好昏迷患者的静脉内营养,监测患者营养状况,避免患者因营养不当而导致病情加重甚至死亡。每天记录与营养相关的各类指标和 24h 液体出入量,加强昏迷患者的床旁巡视,与家属及时交流,掌握第一手临床资料,有问题及时向主管医师报告。

(张爱珍)

第六章

营养相关性疾病的营养护理与预防

近年来随着我国国民经济的迅速发展,食品供应的日益丰富,严重的营养不良与营养素缺乏性疾病的发生率明显下降,但在某些边远地区和少数民族地区,营养不良和营养素缺乏性疾病仍时有发生;即使是城市居民也存在各种营养素缺乏疾病,如由于不良生活方式如抽烟、酗酒或严重偏食等导致维生素或矿物质的"显性"或"隐形"缺乏;由于过度节食减肥导致的营养不良;由于身患慢性非传染性疾病,如糖尿病、恶性肿瘤、肥胖症等,特别是老年患者在疾病恢复期容易有营养素缺乏。维生素 A、维生素 B_1、维生素 B_2 和儿童维生素 D 缺乏以及缺铁性贫血是我国乃至世界性的常见营养性疾病。

第一节　常见营养素缺乏疾病

根据病因,营养素缺乏疾病可分为原发性、继发性和混合性三种。原发性营养素缺乏疾病是由于营养素摄入不足引起的,主要发生于贫穷、厌食、青春期肥胖恐惧症、素食主义者及严重偏食者;继发性营养素缺乏疾病是指营养素的摄取量正常,甚至超过常人摄入量,但由于疾病或创伤等原因引起机体消化、吸收与代谢等方面的障碍,导致营养素消耗量大于摄入量。机体代谢率增加或患有慢性消耗性疾病,如甲亢等亦可导致继发性营养不良的发生;混合性营养素缺乏疾病是既有营养素摄取不足、又伴有消耗性疾病所致,如各种消耗性疾病伴有食欲减退所致的营养素缺乏疾病。

一、维生素 A 缺乏症

(一) 病　因

维生素 A 缺乏仍然是影响我国国民健康状况的一个严重问题,其中儿童、西部地区、贫穷地区问题尤为严重。维生素 A 缺乏既可以因维生素 A 摄入不足或需求增多所致,也可因吸收与代谢障碍所致。常见的原因包括:① 素食人群:长期摄入米、面等维生素 A 与胡萝卜素含量低的食物而又极少食用动物性食品或深色蔬菜等辅食;② 维生素 A 吸收障碍:如摄入脂肪过少而影响维生素 A 的吸收;患慢性肝炎或腹泻导致维生素 A 吸收障碍,胆汁分泌障碍,如胆道堵塞造成维生素 A 吸收障碍等;③ 维生素 A 需求量增加:生长发育迅速的早产儿、孕妇或患有各种急、慢性传染病伴长期发热者、肿瘤患者等均可使人体对维生素 A 的需求增多,从而导致相对缺乏。

（二）临床表现

维生素 A 缺乏的早期或亚临床症状往往不明显，一般仅有夜间视物不清等。此阶段虽然症状不典型，但已对人体内环境与生理功能如免疫系统产生不良影响，若不能及时干预，将会出现典型的维生素 A 缺乏症状，如夜盲症、干眼病与皮肤改变等。

（1）夜盲症（night blindness）：最初为暗适应时间延长，以后在暗光下视力减退，黄昏时视物不清，继而发展成夜盲症。

（2）干眼病（xerophthalmia）：主要表现为角膜干燥、发炎、软化、溃疡、角质化等。在球结膜处可出现泡沫状色斑，称 Bitot's 斑（毕托斑）。角膜严重损伤时可导致穿孔甚至失明。

（3）皮肤症状：皮肤干燥、脱屑、粗糙，继而发生丘疹，好发于上臂外侧及下肢伸侧、肩部、臀部、背部及后颈部。由于呼吸道上皮发生角化，气管与支气管易受感染，幼儿还可引起支气管肺炎。

（三）营养护理与膳食预防

维生素 A 缺乏症的营养护理比较简单，早期膳食干预和治疗预后良好，若病变发展到不可逆程度如干眼病并发角膜穿孔时治疗效果欠佳，因此早期发现与及时治疗是关键。幼儿患维生素 A 缺乏症，每日口服维生素 A $3000\mu g$，症状可很快消失。若急性严重缺乏维生素 A 且角膜接近穿孔者，则需用浓缩维生素 A 每日肌注 $15000\sim25000\mu g$，同时眼部滴入维生素 A 滴剂以保护角膜与巩膜，并用抗生素控制感染。因寄生虫感染、痢疾、慢性腹泻、胆囊炎、呼吸道感染等疾病而继发的维生素 A 缺乏症，在补充维生素 A 以外，还需进行原发症的治疗。

最有效的预防方法是保证膳食中有丰富的维生素 A 或 β-胡萝卜素的来源。因维生素 A 能大量储藏于肝脏，平时适当多摄取有利于人体储藏，以备当膳食中维生素 A 不足时调节使用。维生素 A 的良好来源为动物性食品，如黄油、奶类及制品、蛋类、动物肝与其他内脏。植物性食品中深绿色、黄色、橙色、红色的蔬菜和水果是 β-胡萝卜素的主要来源。应注意摄取富含胡萝卜素的蔬菜，如番茄、胡萝卜、辣椒、红薯、空心菜、苋菜等。水果如香蕉、柿子、橘、桃等胡萝卜素含量也很丰富。维生素 A 强化食品已广泛应用，可适当选购。此外，还应注意适当提高膳食脂肪的含量，膳食脂肪也有利于促进维生素 A 的吸收。

二、维生素 D 缺乏症

（一）病　因

1. 摄入不足

成年人原发性维生素 D 缺乏症通常是由膳食不当引起的，比如因偏食或地域原因、烹调方法不当导致食物中的维生素 D 大量破坏等所致。

2. 生长需要量增加

婴幼儿、儿童因生长发育需要量增加而消化、吸收功能有限导致维生素 D 相对缺乏。

另外，人体通过阳光照射可使皮下的 7-脱氢胆固醇受光解而合成维生素 D_3，人体长期不接受阳光照射也会导致维生素 D 的缺乏。

（二）临床表现

婴幼儿缺乏维生素 D 可引起佝偻病，成年人中尤其是孕妇、乳母与老年人缺乏维生素 D

会使成熟的骨骼脱钙而发生骨软化症或骨质疏松症。

1. 佝偻病（rickets）

维生素 D 缺乏时，由于骨骼不能正常钙化引起生长迟滞、弯曲变形。儿童期牙齿可发生出牙推迟、恒牙稀疏凹陷，且易发生龋齿。典型的佝偻病表现为低钙血症，牙齿萌出延迟，骨骼病变如婴幼儿的下肢骨弯曲，形成"X"形或"O"形腿；胸骨外凸如鸡胸；肋骨与肋软骨连接处形成"肋串珠"；囟门闭合延迟、脊柱弯曲、骨盆变窄；腹部肌肉发育不良，使腹部膨出；还可影响神经、肌肉、免疫、造血等系统的功能。

2. 骨软化症（osteomalacia）

主要表现为肢骨、脊柱、胸廓及骨盆的骨质软化，容易变形，多见于孕妇、乳母与老年人。

3. 骨质疏松症（osteoporosis，OP）

表现为骨矿物质含量减少、骨质变松变薄，常导致人体脊椎骨压缩变形、髋部与前臂腕部骨折。骨质疏松症及其引起的骨折是威胁老年人健康的主要疾病之一。

4. 手足痉挛症

表现为肌肉痉挛、小腿抽筋、惊厥等，膳食中缺乏维生素 D、钙或肠道吸收不良、甲状旁腺功能失调或其他原因造成血钙水平降低时可引起上述症状。

维生素 D 的中毒剂量虽然尚未确定，但有报道幼童每天摄入维生素 D_3 $45\mu g$（1800IU）即可出现维生素 D 过多症的症状。在某些病例，维生素 D 中毒量仅为 RNI 的 5 倍，表现为食欲不振、体重减轻、恶心、呕吐、腹泻、头痛、多尿、烦渴、发热、血清钙磷增高，以至发展成动脉、心肌、肺、肾、气管等软组织转移性钙化与肾结石，严重的维生素 D 中毒可导致死亡。中国营养学会建议我国儿童和成人的可耐受最高摄入量（UL）为 $20\mu g/d$。

（三）营养护理与膳食预防

维生素 D 既来源于膳食，又可由皮肤合成，因而较难估计膳食维生素 D 的需要量，在钙、磷供给量充足的条件下，11 岁以下的婴幼儿和儿童、妊娠中期和晚期的孕妇、乳母、50 岁以上的老年人维生素 D 的 RNI 为 $10\mu g/d$，11～50 岁的青少年和成年人以及妊娠早期的孕妇为 $5\mu g/d$。经常晒太阳是人体廉价获得充足有效的维生素 D 的最好来源，成年人只要经常接触阳光，一般不会发生维生素 D 缺乏。维生素 D 主要存在于海水鱼（如沙丁鱼）、动物肝脏、奶油、蛋黄等动物性食品及鱼肝油制剂中，人乳与牛奶是维生素 D 较差的来源；蔬菜、谷类及其制品与水果只含有少量的维生素 D。我国不少地区食用维生素 A、D 强化奶，使得维生素 D 缺乏症得到了有效的控制。

三、维生素 B_1 缺乏症

（一）病　因

维生素 B_1 在人体内不能合成，需从膳食中补充。当维生素 B_1 摄入过少，人体需求量过多或排泄增加的情况下，均可引起维生素 B_1 缺乏症。常见原因有① 摄入不足：由于进食过于精细的大米、白面；反复淘洗大米导致外皮与谷胚中维生素 B_1 随麸皮丢失；在碱性条件下蒸煮烹调或粮食霉变均可导致大量维生素 B_1 被破坏。如伴有水果、蔬菜摄入不足，更可致维生素 B_1 缺乏。② 需求量增加：生理状态如生长发育旺盛期、妊娠期、哺乳期、强体力劳动与大运动量人群，或高碳水化合物、低脂肪与低蛋白饮食人群，维生素 B_1 需求量均增加；病理状态如甲状腺功能亢进、感染或高热时，人体代谢增强，维生素 B_1 需要量也相应增加。③ 吸收障碍：患慢性腹泻、肠结核、肠伤寒等疾病人群可发生维生素 B_1 吸收障碍；酗酒、慢性营养不良及叶酸缺乏者亦可导致吸收障碍。④ 排泄增加：较长时间使用利尿剂，接受血液透析或腹膜透析的患者，维生素 B_1 可能丧失过多。

（二）临床表现

早期维生素 B_1 缺乏可表现为食欲减退、乏力、头痛、肌肉酸痛、体重减轻等。随着病情加重，可出现典型的循环系统与神经系统症状。

1. 神经系统症状

以周围神经系统损害为主，称为"干性脚气病"。典型症状为上升性对称性的感觉、运动及反射功能受损，多见于下肢，从肢体远端开始，可有灼痛或异样感觉，呈"袜套型"分布，逐渐向肢体近端发展，伴肌力下降，肌肉酸痛，继而足、趾下垂，肌肉挛缩，卧床不起等。

2. 循环系统症状

以循环系统损害为主，称为"湿性脚气病"。表现为心脏扩大、周围血管扩张、静息时心动过速、气促、胸痛、水肿，如不及时治疗，可致急性心力衰竭。婴幼儿以心脏累及为主，表现为食欲不振、呕吐、烦躁不安、不眠等，病情恶化迅速发展可致角弓反张、抽搐、心力衰竭而死亡。

（三）营养护理与膳食预防

轻度维生素 B_1 缺乏者可口服维生素 B_1 5～10mg，每日 3 次。如不能口服或肠道吸收不良者可肌内注射维生素 B_1 10mg，每日 1～2 次。对病情危重者，应立即给予维生素 B_1 50～100mg 静脉或肌内注射；以后每 4h 注射 20～40mg 一次，心衰水肿明显者可辅以利尿剂直至心力衰竭症状消失为止。一般 24～96h 内症状可缓解，之后改为口服 10mg，每日 3 次。同时给予复合维生素 B 以预防或补充体内其他 B 族维生素。对诱发本病的原发性疾病要积极治疗。

维生素 B_1 缺乏症者可酌情增加摄入谷类、畜类及动物内脏等维生素 B_1 含量丰富的食物，同时改进烹调方法，避免反复淘米而造成维生素 B_1 的流失，注意煮饭时不要加碱而避免维生素 B_1 被破坏。

四、维生素 B_2 缺乏症

（一）病 因

1. 摄入不足

维生素 B_2 缺乏症是常见的维生素缺发症之一。如食物摄取不足、动物性食物与新鲜绿叶蔬菜摄入不足，或不正确的食物加工烹调方法使维生素 B_2 破坏或流失，均可导致维生素 B_2 缺乏。

2. 需要量增加

当人体运动量增加、能量消耗增多时，维生素 B_2 的需求量亦随之加大。在妊娠、哺乳、寒冷、精神紧张时需要量均增加。病理状态下如发热、感染与甲亢等状态也可使维生素 B_2 的需求量增加，如不能提高维生素 B_2 摄入量也可导致维生素 B_2 缺乏。

3. 吸收障碍

某些疾病如慢性腹泻、小肠大部分切除术后可致维生素 B_2 吸收不良；嗜酒者因肠道吸收减少和生物利用度降低也可导致维生素 B_2 不足。

（二）临床表现

维生素 B_2 缺乏症状一般表现为疲劳、工作能力下降、伤口难以愈合等。典型维生素 B_2 缺乏表现有口角炎、舌炎、口腔黏膜水肿充血、鼻及脸部脂溢性皮炎、口周围和外阴或阴囊周围皮肤炎症，称为"口腔—生殖系统综合征"。

唇炎早期为红肿，纵裂纹加深，后期出现干燥，重者出血、结痂和化脓。舌炎表现为舌色紫红或洋红，味蕾肿胀，呈菌状肥大，有时可发展为舌的萎缩，以致舌面有裂纹。

脂溢性皮炎初期呈轻度红斑，覆盖脂状黄色鳞片，多见于鼻翼窝、耳后及眼眦，中期在黄色鳞片之后有丝状霜末，晚期更明显，出现红斑型、丘疹型、湿疹样皮肤损害。

眼部症状包括眼睑炎、怕光、流泪、视物模糊等，严重者角膜血管增生。

（三）营养护理与膳食预防

维生素 B_2 广泛存在于动物性和植物性食物中，其中动物性食物中的含量比植物性食物要高，如动物的肝脏、心、肾、瘦肉、蛋类、鱼类等食物中维生素 B_2 的含量都颇为丰富。但因动物内脏的胆固醇含量较高，不宜长期食用。乳制品是维生素 B_2 的良好来源，特别是经过发酵的乳制品，如奶酪、酸奶等。叶类绿色蔬菜、坚果、酵母、全麦面包中含有一定量的维生素 B_2，谷类和一般蔬菜水果中维生素 B_2 含量较少。口服维生素 B_2，每日 3 次，每次 5mg，10 日可治愈因维生素 B_2 缺乏导致的阴囊炎、舌炎。

五、维生素 C 缺乏症

（一）病　因

1. 摄入不足

维生素 C 缺乏症是常见的维生素缺乏症之一，容易预防和治疗。成年人维生素 C 缺乏通常是因膳食不当引起的，如偏食，摄取蔬菜、水果明显不足者；患胃肠道疾病常吃养胃膳食者；婴幼儿以牛乳或单纯谷类食物长期人工喂养而未及时添加富含维生素 C 的辅食；烹调方法不当致使食物中的维生素 C 破坏等，均可导致维生素 C 摄入量明显不足。

2. 需要量增加

当从事强体力劳动或在妊娠期、哺乳期时，体内的维生素 C 需要量增加；患甲状腺功能亢进症、炎症性疾病或发热、手术及烧伤时，体内对维生素 C 的需要量显著增加，如不能及时补充均可导致维生素 C 缺乏。

3. 吸收减少或排泄增加

患慢性腹泻或胃酸缺乏时，人体对维生素 C 的吸收率下降；遇冷或热应激能增加尿中维生素 C 的排泄；腹泻能增加粪便中维生素 C 的丢失量。上述症状如长期得不到纠正，可导致维生素 C 缺乏。

（二）临床表现

维生素 C 缺乏的早期症状常不典型，主要表现为倦怠、全身乏力、精神抑郁、虚弱、厌食、面色苍白、牙龈肿胀、抵抗力降低、烦躁、体重下降及隐约肌痛与关节痛等。

膳食中缺乏维生素 C 3～6 个月后，可发展为典型的维生素 C 缺乏症，主要表现为全身出血倾向，尤以皮下、黏膜与牙龈出血常见；若有骨膜下出血时，表现为肢体肿痛、活动受限。软骨不能钙化，腿脚行走疼痛，足外旋呈青蛙状，头痛失眠，全身各器官渐近衰竭。维生素 C 缺乏晚期常伴有贫血的症状。

（三）营养护理与膳食预防

维生素 C 的主要食物来源为新鲜蔬菜与水果，如青菜、韭菜、塌棵菜、菠菜、柿子椒等深色蔬菜及柑橘、猕猴桃、红果、柚子、刺梨、沙棘、酸枣等水果。蔬菜应合理烹调，不宜过度煮沸，以免造成大量维生素 C 的破坏；养成喝菜汤的良好习惯；蔬菜的切碎、浸泡、挤压、腌制均可致维生素 C 损失，故应多食用新鲜蔬菜。对出现临床症状者，成人给予口服维生素 C 100mg 每日 3 次，每天最大剂量为 2g。症状控制后可改维持剂量，并养成平时进食富含维生素 C 食物的习惯。

六、烟酸缺乏症

（一）病　因

1. 摄入减少

烟酸缺乏症可防可治。烟酸与其前体色氨酸严重缺乏是引起烟酸缺乏的主要原因。烟酸缺乏通常发生在以玉米为主食的地区，且动物性食物摄入较少时易发生。

2. 吸收障碍

常见于慢性腹泻、肝硬化与酒精中毒及手术后长期应用异烟肼治疗的患者，恶性肿瘤患者接受各种治疗也易出现烟酸缺乏症（癞皮病）。

（二）临床表现

烟酸缺乏引起的癞皮病主要损害皮肤、口、舌、胃肠黏膜及神经系统。典型症状有皮炎（dermatitis）、腹泻（diarrhea）和痴呆（depression）等，所以癞皮病亦称为"三 D"症。典型的皮肤症状常见于肢体暴露部位，如手背、腕、前臂、面部、颈、足背及踝部出现对称性皮炎，其次发生在肢体受摩擦的部位，如肘、膝盖等处。表现为皮肤红斑如日晒斑，有烧灼或瘙痒感，时有水泡形成，皮肤破裂后出现渗出性创面，易导致继发感染。慢性病例皮肤粗糙、增厚、干燥、脱屑、色素沉着。

消化系统症状主要有口角炎、舌炎、腹泻等。腹泻是本病的典型症状，早期多便秘，之后由于消化腺体的萎缩及肠炎的发生常伴有腹泻，每日次数不等。

神经系统症状在初期较少出现，当皮肤及消化系统症状明显时出现。轻症患者可有全身乏力、烦躁、抑郁、健忘及失眠等。重症则有谵妄、狂躁、幻视、幻听、神志不清甚至痴呆。慢性病例常有周围神经炎症状，如四肢感觉异常等。

（三）营养护理与膳食预防

烟酸及烟酰胺广泛存在于各类食物中，动物性食物中肝、肾、瘦畜肉、鱼以及坚果类食品中含量丰富；乳、蛋中的含量虽不高，但色氨酸含量丰富可转化为烟酸。因此，提高动物性食物的摄入量可保证烟酸的供给量。

谷类中的烟酸 $80\% \sim 90\%$ 存在于种子皮内，故加工对其含量有一定的影响。玉米烟酸含量并不低甚至高于小麦粉，但长期以玉米为主食的人群容易发生癞皮病，其原因为玉米中的烟酸为结合型，不易被人体吸收利用，而且玉米色氨酸含量偏低。若用碱处理玉米，可将结合型的烟酸水解成为游离型的烟酸，从而被人体利用。在食用玉米时加入 10% 黄豆，不但可提高玉米蛋白的生物价，还可增加烟酸的含量，起到预防癞皮病的作用。有临床症状者可口服烟酸。同时还应补充维生素 B_1、维生素 B_2、维生素 B_6 或复合维生素 B 及酵母等。

七、巨幼细胞贫血

（一）病　因

巨幼细胞贫血是由于 DNA 合成障碍引起的一种贫血,约 95% 的病例是由叶酸和（或）维生素 B_{12} 缺乏引起的。巨幼细胞贫血是一种易被误诊的疾病。膳食平衡情况下叶酸与维生素 B_{12} 一般不会缺乏,多数缺乏症是由于吸收不良引起,尤其是老年人与胃切除患者因胃酸过少而影响维生素 B_{12} 的吸收;长期素食者也容易出现叶酸或维生素 B_{12} 的缺乏。

1. 摄入不足或吸收不良

长期素食者、有偏食不良习惯者、婴儿喂养不当、食物烹调不合理等均会造成叶酸与维生素 B_{12} 缺乏;胃肠道疾病或胃酸减少,特别是内因子缺乏等也可导致叶酸和维生素 B_{12} 缺乏。

2. 利用障碍

当维生素 B_{12} 结合蛋白缺乏或存在异常的维生素 B_{12} 结合蛋白时,都会直接影响维生素 B_{12} 的转运和利用。应用干扰叶酸或维生素 B_{12} 吸收和利用的药物及抗代谢药,如氨基蝶呤、氨甲蝶呤、乙胺嘧啶等会影响细胞摄取叶酸和抑制二氢叶酸还原酶的作用。此外,长期服用抗癫痫药如苯妥英钠、扑痫酮等亦能抑制叶酸的吸收利用。

3. 需要量增加

处于生长发育期的婴幼儿、儿童和特殊生理周期的妊娠妇女,以及某些疾病如恶性肿瘤、白血病、甲亢、溶血性贫血、感染等患者对维生素 B_{12} 和叶酸的需要量均增加,如不保证合理营养容易导致缺乏。

（二）临床表现

巨幼细胞贫血为大细胞性贫血,以轻度或中度贫血占大多数,红细胞、白细胞、血小板均减少,常伴有肝、脾与淋巴结肿大。患者表情呆滞、嗜睡、对外界反应迟钝、少哭或不哭、智力发育和动作发育落后,多有食欲不振、舌炎、舌下溃疡、腹泻等症状。

（三）营养护理与膳食预防

1. 去除病因

应积极寻找病因,明确叶酸、维生素 B_{12} 缺乏的原因,并积极治疗原发症,去除病因。

2. 药物治疗

维生素 B_{12} 缺乏可肌内注射维生素 B_{12},每天 $100\mu g$,连续 2 周,以后改为每周 2 次共 4 周,或直至血红蛋白恢复正常。有神经系统症状者维生素 B_{12} 剂量应增加。叶酸缺乏者可口服叶酸,每日 3 次,每次 5mg,肠道吸收不良者可肌内注射甲酰四氢叶酸钙,每天 $3\sim6mg$,直至纠正贫血。采取叶酸与维生素 B_{12} 联合用药比单用叶酸治疗巨幼细胞贫血效果更佳。治疗后若贫血症状改善不明显者,要注意是否合并铁缺乏,重症病例因大量红细胞新生也可出现相对缺铁,需要及时补充铁剂。进食量少的老年患者还应适当补充钾盐。

3. 膳食指导

在巨幼细胞贫血高发区应加强营养健康教育,鼓励食用富含叶酸及维生素 B_{12} 的食物,如猪肝、肉类、蛋黄、新鲜蔬菜等,尽早纠正偏食及不正确的烹调习惯。婴儿应提倡母乳喂养并及时添加辅食。孕早期叶酸缺乏可引起胎儿神经管畸形、胎儿宫内发育迟缓、早产儿及新生儿体重降低,因此孕妇应多进食新鲜蔬菜和动物性食物,摄入充足的叶酸,在备孕前 3 个月和妊娠期要适量补充叶酸制剂。

八、钙缺乏症

(一) 病　因

1. 摄入不足或吸收不良

钙是构成人体的重要成分,是体内含量最多的无机元素。膳食结构中缺乏乳类、豆类及其制品,以及胃肠道等疾病都可影响钙的摄入。从事高温作业、生活在寒带地区、不习惯或回避日光的人群,因阳光照射不足使得皮肤内转化的维生素 D 较少也可影响钙吸收。

影响肠内钙吸收的主要因素:谷类、蔬菜等植物性食物中含有较多的草酸、植酸、磷酸,均可与钙形成难溶的盐类,阻碍钙的吸收;膳食纤维中的糖醛酸残基和体内未被消化的脂肪酸可与钙结合成钙皂而影响钙的吸收;此外,小苏打、黄连素、四环素等也可影响钙的吸收。

维生素 D 是影响钙吸收最重要的因素之一,维生素 D 或其衍生物 25 -羟胆钙化醇可诱导钙结合蛋白的合成,促进小肠对钙的吸收;蛋白质消化过程中释放的某些氨基酸,如赖氨酸、色氨酸、组氨酸、精氨酸、亮氨酸等可与钙形成可溶性钙盐而促进钙的吸收;乳糖经肠道菌群发酵产酸,降低肠内 pH,与钙形成乳酸钙复合物也可增强钙的吸收。

2. 需要量增加

处于生长发育阶段的婴幼儿、儿童和处于特殊生理阶段的孕妇、乳母对钙的需要量明显增加,如摄入不足可出现钙缺乏症。

(二) 临床表现

人群中钙缺乏比较普遍,部分人群每日钙的摄入量不到适宜摄入量的 50%。儿童期长期缺乏钙和维生素 D 可导致生长发育迟缓、骨软化、骨骼变形等,严重缺乏者可导致佝偻病,出现"O"形或"X"形腿、肋骨串珠、鸡胸等症状。中老年人随着年龄增加,骨骼逐渐脱钙,尤其是绝经后妇女因体内雌激素分泌减少,骨质丢失加快,容易出现骨质疏松症。缺钙者还易患龋齿,影响牙齿质量与功能。

过量钙的摄入有可能增加肾结石的风险,尤其是草酸、蛋白质与膳食纤维摄入量过高时,在特定情况下易与钙结合形成结石相关因子。钙与某些矿物质存在相互干扰与拮抗的作用,高钙膳食可抑制铁、镁、磷的吸收并降低锌的生物利用率。

(三) 营养护理与膳食预防

我国居民钙摄入量普遍不足,调查发现城市居民平均每日钙的摄入量仅为供给量的45.7%,农村居民为 37.7%。考虑到我国膳食以谷类食物为主,蔬菜摄入较多,由于植物性食物中富含影响钙吸收的草酸、植酸和膳食纤维等成分,中国营养学会推荐我国成人钙的适宜摄入量为 800mg/d,11 岁以上的儿童、中期和晚期的孕妇、乳母、老人等可适当增加供给。

奶和奶制品含钙丰富且吸收率高,是钙的良好食物来源,小虾皮、海带、豆类、芝麻酱和绿色蔬菜等含钙也较丰富。

九、缺铁性贫血

（一）病　因

1. 需要量增加而摄入不足

生长迅速的婴幼儿、儿童、妊娠或哺乳期妇女、发烧、感染、烧伤患者等，由于人体代谢增加，铁的需要量也增多，当饮食中铁摄入不足时易出现缺铁性贫血。人工喂养的婴儿若不及时添加含铁丰富的辅食，亦容易出现缺铁性贫血。

2. 吸收不良

食物中的铁分为血红素铁和非血红素铁两类，存在于动物性食物中的血红素铁可被肠黏膜上皮细胞直接吸收且不易受到干扰因素的影响，存在于植物性食物中的非血红素铁，其吸收受众多膳食因素的影响；铁主要在十二指肠及空肠上段吸收，胃大部切除或胃空肠吻合术可影响铁的吸收；胃酸缺乏、小肠黏膜病变、肠道功能紊乱、胃和十二指肠疾患以及使用抗酸药物、饮用浓茶与咖啡等也可影响铁的吸收。

3. 损失过多

慢性失血是成人缺铁性贫血的主要原因，引起慢性出血的常见疾病有溃疡、消化道肿瘤、钩虫病、食管静脉曲张、痔疮、水杨酸盐服用所致胃窦炎以及其他慢性出血性疾病。较长时间月经量过多是女性缺铁性贫血的常见原因。

（二）临床表现

本病呈慢性渐进性发展，常见皮肤黏膜逐渐变苍白，患者自觉头晕、乏力、心悸、气短等。还可伴有其他症状：① 营养缺乏：皮肤干燥、角化、萎缩、无光泽、毛发干枯易脱落、指（趾）甲扁平不光整、脆薄及反甲。② 黏膜损害：出现口角炎、舌炎、舌乳头萎缩，严重者出现吞咽困难等。③ 胃酸缺乏及胃功能紊乱：食欲下降、吸收不良、便秘或腹泻等。约 1/3 患者有慢性萎缩性胃炎。④ 神经系统异常：易烦躁、精神不振、少数有"异食癖"，患儿可出现注意力不集中、情绪不稳定、记忆力减退、智力下降等表现。

（三）营养护理与膳食预防

1. 病因治疗

积极治疗原发症，去除病因，这是纠正贫血或防止贫血复发的关键治疗措施。

2. 铁剂治疗

在去除病因的基础上，应补充足量的铁剂以供体内合成血红蛋白直至体内铁的贮存量到正常水平。目前常用的铁剂有硫酸亚铁、琥珀酸亚铁和富马酸亚铁等。每天服元素铁 150～200mg，餐后服用，以减少药物对胃肠道的刺激。忌与茶水同时服用。患者服用铁剂后，网织红细胞逐渐上升，7 天左右达到高峰。血红蛋白 2 周后上升，1～2 月后可恢复正常。血红蛋白完全正常后，仍需要继续补充铁剂 3～6 个月，或待血清铁蛋白大于 $50\mu g/L$ 后再停药。

下列情况下可考虑注射铁剂：① 肠道对铁的吸收不良，例如胃切除或胃肠吻合术后、慢性腹泻、脂肪痢等；② 口服铁剂可加重胃肠道症状，例如消化性溃疡、溃疡性结肠炎、节段性结肠炎、胃切除术后胃肠功能紊乱及妊娠时持续呕吐等；③ 口服铁剂虽经减量但仍有严重的胃肠道反应。

3. 膳食指导

应多食用含铁丰富的食物，如肝脏、红色肉类、蛋类等。维生素 C 可防止铁被氧化并能促进铁的吸收,故应多食用富含维生素 C 的酸枣、红枣、草莓、柑橘、柠檬等水果,并可随餐饮用鲜榨果汁。为提高铁的吸收率,应尽量选择血红素铁含量高的动物性食物;植物性食物铁含量偏低且不易被吸收,故不宜长期素食。茶叶中的单宁会妨碍铁的吸收,饮茶也须适量适度。另外,还要注意婴幼儿母乳喂养时要及时添加辅食;妊娠期及哺乳期妇女应给予适量铁剂补充;钩虫流行地区应大规模地进行防治;此外,及时治疗各种慢性出血性疾病是预防贫血的关键。

十、锌缺乏症

(一)病　因

1. 摄入量不足

摄入含有大量植酸与膳食纤维的植物性食物,可影响锌的吸收,故素食者容易缺锌。

2. 需要量增加

生长发育期的婴幼儿、儿童和孕妇、乳母对锌的需求量加大,如平时膳食中锌摄入量没有相应增加,可致母亲、胎儿及乳儿缺锌;感染与高热的患者及营养不良恢复期患者锌的需要量也增加,若摄入不足,同样容易出现缺锌。

3. 吸收不良

锌主要在十二指肠及小肠近端被吸收,消化道中的锌约吸收 30%。正常人平衡饮食,每日可提供锌约 10～20mg。谷类食物中植酸是影响锌吸收的主要因素之一,其次是膳食纤维,食物中的钙、铁、铜等也干扰锌的吸收(见表 6-1)。另外,各种原因所致腹泻尤其是慢性腹泻和经常饮酒也可抑制锌的吸收。

表 6-1　影响锌吸收的因素

促进锌吸收的因素	抑制锌吸收的因素
高蛋白、中等磷酸含量的膳食(肉类食物)	植酸
维生素 D_3	膳食纤维
葡萄糖、乳糖、半乳糖	二价阳离子(铜、镉、钙、亚铁离子)
前列腺素 E_2	药物(硫酸亚铁、青霉胺、组氨酸等)
吡哆酸、柠檬酸	酒精

4. 其他原因

各种原因致锌丢失,包括反复失血、溶血、外伤、烧伤使大量锌随体液丢失;肝硬化、尿毒症等因低蛋白血症致高锌尿症;手术患者与长期使用金属螯合剂如青霉胺、组氨酸等可引起锌缺乏;反复静脉滴注谷氨酸盐也可导致锌缺乏;慢性肾病患者因尿中锌排出增加可引起锌缺乏。

(二)临床表现

1. 味觉及嗅觉障碍

缺锌时味蕾功能减退,味觉敏锐度降低,嗅觉迟钝或异常,严重者伴有异食癖、食欲不振,摄食量减少,消化能力也减弱。

2. 生长发育障碍

锌缺乏影响核酸与蛋白质的合成。神经系统发育迟缓继而导致婴幼儿及儿童智力发育障碍,出现精神萎靡、嗜睡和幻觉;体格发育迟缓导致身高、体重低于正常同龄儿童,严重者可患侏儒症;生殖系统发育迟缓,男性生殖器睾丸与阴茎过小,睾丸酮含量低,性功能低下;女性乳房发育及月经来潮延迟,第二性征发育不全。孕妇严重缺锌可致胎儿宫内发育迟缓或出现各种畸形。乳母缺锌可导致母乳锌含量降低而出现婴幼儿锌缺乏。

3. 伤口愈合不良

锌可促进上皮细胞、成纤维细胞增生与胶原蛋白合成,缺锌可导致伤口愈合迟缓。

4. 免疫功能低下

小儿缺锌导致细胞免疫及体液免疫功能降低,易患各种感染且不易痊愈。

（三）营养护理与膳食预防

动物性食物中含锌较丰富且吸收率可高达 50％,植物性食物中含锌不高且吸收率仅为 10％～20％。经常食用含锌丰富的食物如牡蛎、蛤蜊、小麦胚芽、蛏干、鲜扇贝、赤贝、山羊肉、红螺等有利于预防锌缺乏。应鼓励处于生长发育期的婴幼儿和儿童多吃贝壳类的海产品、瘦肉、猪肝、蛋黄等动物性食物,养成不偏食、不挑食的良好习惯。人初乳含锌量较高,可达 $306\mu mol/L$,人乳中的锌吸收利用率也较高,故母乳喂养对预防婴儿缺锌十分有利。同时,随着年龄增长应按时加辅食,如蛋黄、瘦肉、鱼、动物内脏、豆类及坚果等;人工喂养儿应给予强化适量锌的婴儿配方奶粉。

选择市售强化锌的食品时应注意其锌含量,长期食用多种强化锌的食品,可致锌摄入量过多而中毒。急性锌中毒可有呕吐、腹泻等胃肠道症状,锌雾吸入可有低热及感冒样症状,慢性锌中毒可有贫血及铁缺乏。

十一、碘缺乏病

碘缺乏病主要是由于自然环境中碘缺乏造成人体碘营养不良所表现的一组疾病,包括地方性甲状腺肿、克汀病和亚克汀病等,可致单纯性聋哑、胎儿流产、早产、死产和先天性畸形等。碘缺乏严重影响青少年、儿童的体格发育和智力水平。

（一）病　因

部分地区由于受地理条件等因素限制,水质、地质中缺碘,农作物含碘量少,造成居民长期饮食中碘摄入量不足;日常饮食中含有阻碍人体碘吸收的物质,也会造成缺碘。

1. 膳食因素

人体碘的供给有近 60％来自植物性食物,如土壤中缺碘可直接影响植物性食物的含碘量;木薯、玉米、高粱、小米、黄豆、花生、豌豆、生姜、杏仁等食物中含有的硫氰酸盐,可竞争性抑制碘离子向甲状腺输送,从而使碘排出增多。甘蓝、卷心菜、芜青、大头菜、芸苔、芥菜等蔬菜中含有的含硫葡萄糖苷水解产物,可抑制碘的有机化过程;食物中的钙可妨碍碘的吸收,抑制甲状腺素的合成,加速碘的排泄。

2. 药物因素

硫脲类抗甲状腺药物抑制碘的有机化与偶联过程;治疗精神病的碳酸锂抑制甲状腺激素的分泌;他巴唑、雷锁辛、洋地黄、四环素类药物均有一定的致甲状腺肿作用。

（二）临床表现

常见的碘缺乏病有地方性甲状腺肿、地方性克汀病、地方性亚临床克汀病,可造成流产、早产、死胎和儿童智力低下等。

1. 地方性甲状腺肿

地方性甲状腺肿也称地甲病,主要特征是甲状腺弥漫性增生、肥大,可诱发甲状腺功能亢进,出现心率加速、气短、烦躁不安、失眠,严重时两手、舌出现细震颤,畏热多汗,代谢与食欲亢进并伴有突眼性甲状腺肿。

2. 地方性克汀病

胚胎期或新生儿严重缺碘可致甲状腺激素缺乏,造成神经系统尤其是大脑及其他器官或组织发育分化不良或缺陷,发生克汀病。典型临床症状与体征是智力低下、聋哑、生长发育落后、神经系统症状明显、甲状腺功能低下、甲状腺肿大等。

3. 地方性亚临床克汀病

地方性亚临床克汀病是缺碘地区常见的一种碘缺乏症,以轻度智力落后为主要表现,并伴有轻微神经系统损伤、体格发育障碍或甲状腺功能低下。

(三)营养护理与膳食预防

碘缺乏病的预防措施主要是补碘,目前多采用食盐加碘进行人群预防,并已取得了显著效果。

食盐加碘是防治碘缺乏病的简单易行且行之有效的重要措施。为防止碘丢失,食用碘盐时应注意:炒菜、烧鱼肉、煮汤时不宜过早放盐;不可将碘盐放在油锅里炒。

在食盐加碘仍不能满足人体碘需求的情况下,可注射或口服碘化油。它是一种长效、经济、方便、副作用小的防治药物,特别适用于偏僻、交通不便、有土盐干扰的地区,尤其适用于育龄妇女。碘化油注射后,供碘效能可达 3～5 年。口服碘化油方法简便,群众易于接受,防治效果同样明显,供碘效能一般为 1 年半左右。

另外,平时还可选用海带、紫菜、虾皮、发菜、海蜇等含碘量高的食物,必要时可选用碘强化的食物,如碘酱油、碘蛋等,对预防碘缺乏病的发生也有一定作用。

十二、硒缺乏症

(一)病 因

硒缺乏症主要是由于生活环境中硒摄入量不足所致。我国除湖北恩施为高硒地区、陕西紫阳是富硒地区外,全国约有 3/4 的地区属于低硒和缺硒地区,特别是从东北到西南走向的低硒带,涉及 22 个省的 751 个县市,这一带状的低硒地区生产的粮食含硒量极低,容易导致人体缺硒。

(二)临床表现

血硒水平降低可导致人体清除自由基的功能减退,造成有害物质沉积增多,血管壁变厚、弹性降低、携氧功能下降,从而使心脏扩大、心功能失代偿、心力衰竭或心源性休克,严重时可有房室传导阻滞、期前收缩等。血硒与谷胱甘肽过氧化物酶活力、维生素 A、维生素 C、维生素 E、维生素 K 在体内吸收与消耗的调节、ATP 合成等有关。硒缺乏常可见肌痛、肌炎、心肌脂变,严重者形成克山病和大骨节病。

人体摄入过量的硒会发生硒中毒,表现为头发干而脆,眉毛、胡须、腋毛、阴毛脱落;指(趾)甲变脆、甲面出现白点及纵纹,甚至甲面断裂或脱甲;肢端麻木继而抽搐、麻痹,有时甚至偏瘫。

（三）营养护理与膳食预防

1. 药物治疗

缺硒患者每日可从食物和药物中摄入硒 100～400μg。口服硒片剂量为：1～4 岁 50μg，5～9 岁 100μg，>12 岁 200μg，每日 1 次，服用 1 周，此后每月月初与月中各给药 1 次。目前，中国营养学会制定的成人最高可耐受量为 400μg。中药黄芪含有丰富的硒，对缺硒有一定的防治作用。

2. 膳食指导

食物含硒量因不同地区土壤和水中的含硒量不同而相差较大。动物肝与肾、海产品及肉类为硒的良好来源，谷类含硒量与地区土壤含硒量有关，蔬菜和水果硒含量较低。因此，缺硒地区或受缺硒危害的人群，应改善饮食结构，多选择富含硒的食物，增加海产品、蘑菇、大蒜、洋葱、豌豆、瘦羊肉的供给，必要时可选用中药如菊花、赤芍、决明子、姜黄、三棱、当归、丹参与黄芪等补充硒。

十三、蛋白质-能量营养不良

蛋白质-能量营养不良（protein-energy malnutrition，PEM）是由于能量和（或）蛋白质长期摄入不足引起的以发育迟缓、消瘦、水肿为主的综合征，往往伴有消化吸收不良、抵抗力低下、易感染等表现。PEM 多发生于发展中国家的婴幼儿和儿童，严重者往往在 5 岁前夭折。成年人特别是中老年人，术后恢复不良或慢性消耗性疾病患者也常发生 PEM。

（一）病因与临床表现

PEM 可分为原发性和继发性两种，根据临床表现又可分为干瘦型（Marasmus）、湿型（Kwashiorkor 病）及介于两者之间的复合型。干瘦型主要是因能量摄入不足，机体消耗脂肪等来供能，患者表现为皮下脂肪减少或消失而消瘦；湿型主要是因蛋白质摄入不足而引起低白蛋白血症，机体继发水肿。复合型兼有两者的特点，表现水肿、消瘦等混合症状。

轻度营养不良的症状不甚明显，容易被忽略或误诊。主要表现为易疲倦、少活动、肢体沉重无力、肢端麻木、头晕、畏寒等。如无胃肠道疾病，食欲常亢进，夜尿量增多，面色较苍白。长期营养不良可致体重减轻，以能量缺乏为主的患者，表现为消瘦伴皮下脂肪减少或消失，皮肤松弛、变薄、干燥、少弹性，头发干燥、无光泽。面部及躯干可见皮肤色素沉着，重者显著消瘦、失水，呈皮包骨头的"干瘦型"；以蛋白质缺乏为主、能量缺乏较轻的患者皮下脂肪保持好，但早出现浮肿，常于清晨出现颜面部浮肿，日间直立后以双侧踝关节对称性浮肿为主；疾病如继续发展，水肿可向上蔓延、加重，甚至出现腹水及（或）胸腹水，时见阴囊积水。患者可同时伴有食欲不振、消化不良、心率缓慢、血压降低、急躁、注意力不集中、记忆力减退，甚至表情淡漠、精神萎靡。由于患者抵抗力不强，容易伴发感染、发热持续不退等症状，严重者甚至衰竭而死亡。

体重和身高的变化有助于本病诊断。儿童患者身高常低于同龄儿童标准身高的 10% 以上，严重者可低于 40% 以上。成人用体质指数（body mass index，BMI）或体重变化来判断。BMI<18.5 为轻度营养不良，BMI<17.5 为中度营养不良，BMI<16.0 为重度营养不良，一周内体重减轻 1%～2%、一月内减轻 5%、半年内减轻 10% 为轻度营养不良，超过上述范围为中度营养不良。皮褶厚度降低可辅助诊断。实验室检查主要为血清总蛋白或白蛋白降低，伴有贫血者血红蛋白降低，免疫指标多数也降低。

（二）营养预防和治疗原则

因食物摄入不足而导致原发性 PEM 较少见,大多是由于不良的生活方式所致,如过度节食、偏食、过分强调素食,或忽视蛋白质摄入,均可导致原发性 PEM。营养健康教育和适当营养干预可减少 PEM 的发生。治疗上主要是合理增加能量和蛋白质特别是优质蛋白质的摄入,同时注意维生素和矿物质的补充。

继发性 PEM 首先要治疗原发疾病,同时适当增加蛋白质与能量的摄入量以恢复体重,增强抵抗力。原则上,成人蛋白质开始时按 $0.6g/(kg \cdot d)$ 供给,逐步增加到 $3 \sim 4g/(kg \cdot d)$;能量可由 $210kJ/(kg \cdot d)$ $(50kcal/(kg \cdot d))$ 逐渐增加到 $420kJ/(kg \cdot d)$ $(100kcal/(kg \cdot d))$。具体摄入量还应因人而异。食物宜选谷类、奶类、蛋类、鱼类和豆类,必要时可使用要素饮食或静滴氨基酸溶液补充营养。经常发生低血糖者可静脉注射高渗葡萄糖,为预防低血糖发生应定时给予含碳水化合物的饮食。通常经 6~8 周治疗,患者大多能康复,表现为全身状况转好、食欲正常、体重增加、水肿消退、肝脏缩小等,达到理想体重后还应定期随访,在医师、营养师的指导下,继续观察康复情况。

中、重度 PEM 患者,早期一般消化吸收功能不佳,因此,食物供给应从少量开始,随着生理功能恢复而逐渐增加,以少量多餐为宜,必要时可使用助消化药物以帮助消化吸收。根据患者年龄与病情,可选用流质、半流质或软食,必要时采用静脉营养,帮助更快康复。

适度的体育锻炼有助于 PEM 患者的恢复,特别是肌肉和心肺功能的恢复。轻度 PEM 患者在加强营养的同时可适当增加轻、中度的体育锻炼,如太极拳、台球、乒乓球、散步及慢跑;中重度 PEM 患者早期以卧床休息为主,逐渐增加能量和蛋白质的摄入量,1 周后可增加下床活动的次数,并适当增加轻度体育活动如散步、自由操、太极拳等,随着身体状况的好转,再逐渐增加乒乓球、慢跑等项目。当体重达到或接近正常水平时,应根据自己的活动强度合理调整摄入能量和蛋白质,以保持健康体重。

第二节　常见慢性营养相关性疾病

一、糖尿病

（一）营养因素对糖尿病的影响

1. 能量

人体的能量摄入与消耗应该处于平衡,糖尿病患者因体内缺乏胰岛素或周围组织对胰岛素不敏感,致使能量代谢发生紊乱。过高的能量摄入可使体重增加,肥胖者体内脂肪细胞增大,胰岛素的敏感性降低,更不利于血糖的控制;过低的能量摄入,人体处于饥饿状态,体内脂肪代谢紊乱,酮体产生过多,可引起酮症酸中毒。长期低能量膳食,患者还易发生营养不良,免疫力下降,容易发生感染。糖尿病患者应根据年龄、性别、身高及工作性质来科学确定能量的摄入量。

2. 碳水化合物

人体脑细胞需要葡萄糖提供能量,保证一定量的碳水化合物供应十分必要。糖尿病患者因体内胰岛素绝对或相对不足,肝脏摄取葡萄糖合成糖原的能力减弱,使过多的葡萄糖进入血液循环,而组织利用葡萄糖的能力减弱,易引起餐后血糖升高。当血糖较低时,机体动员体内蛋白质与脂肪分解代谢加速,容易出现酮症酸中毒,而且糖异生加强,肝糖原输出增多,不利于血糖控制,因此,合理控制碳水化合物的摄入很重要。在科学核定总能量的基础上,碳水化合物提供的能量应占总能量的 50%～60%。

3. 蛋白质

糖尿病患者由于体内糖异生旺盛,蛋白质分解代谢加强,蛋白质消耗量增加易导致负氮平衡,因此应保证蛋白质的摄入。蛋白质的供应量应根据病情需要酌情增减,基本与正常人相同。糖尿病肾病初期,因尿中丢失蛋白质较多,可适当增加蛋白质的摄入,在出现肾功能不全时,必须限制蛋白质的摄入,一般不超过 0.6～0.8g/(kg·d)。膳食中应有 1/3 以上的蛋白质为优质蛋白,如鱼、乳、蛋、豆制品、瘦肉等。

4. 脂肪

糖尿病患者常伴脂代谢异常、脂肪肝、动脉粥样硬化等。甘油三酯和低密度脂蛋白胆固醇(LDL－C)增高、高密度脂蛋白胆固醇(HDL－C)降低是引起糖尿病患者微血管病变的主要原因。为延缓并发症的发生与发展,膳食中必须限制脂肪的摄入,每日脂肪摄入量应占总能量的 20%～30%,其中饱和脂肪供能控制在总能量 7% 以内,尽量减少饱和脂肪酸和反式脂肪酸的摄入。胆固醇的摄入量每日应低于 300mg。

5. 维生素

糖尿病因葡萄糖及糖基化蛋白质自动氧化可产生大量的自由基,若不及时清除,可积聚在组织中,引起生物膜上磷脂成分中不饱和脂肪酸的一系列自由基反应。维生素 C、维生素 E、β-胡萝卜素均是强的抗氧化维生素,能够减少自由基对人体的氧化损害。此外,B 族维生素对糖代谢有重要作用,但其是否能改善糖耐量、减轻糖尿病神经病变尚有一定争议;叶酸对心脑血管疾病的防治有一定作用。但因为缺乏有效和长期服用安全性的证据,目前不提倡糖尿病患者常规补充维生素。

(三) 膳食营养护理

1. 膳食营养

坚持个性化的合理的膳食结构、科学的餐次分配。每日摄入的总能量相对恒定,三大产能营养素要有合适的比例,注意微量营养素的全面补充,做好合理的食品交换与食谱设计。

(1) 限制总能量:合理控制能量的摄入是糖尿病营养治疗的基础。总能量应根据患者的标准体重、生理条件、劳动强度而定。成年糖尿病患者的膳食能量可参考表 6-2。

表 6-2　成年糖尿病患者每日能量供给量(kcal/kg 标准体重)

劳动(活动)强度	消　瘦	正　常	肥　胖
重体力活动(如搬运工)	40～50	40	35
中体力活动(如电工安装)	40	35	30
轻体力活动(如坐式工作)	35	30	20～25
休息状态(如卧床)	25～30	20～25	15～20

（2）保证碳水化物的摄入：在合理控制能量的同时，考虑到中枢神经系统供能需要一定量的葡萄糖，且富含碳水化合物的食物一般也富含维生素、矿物质和膳食纤维，因此建议碳水化合物每日摄入量不应少于130g，可占总能量的60%左右。早、中、晚和加餐的碳水化合物总量及其分配应保持相对恒定。多选用麦类和薯类，如玉米、荞麦、燕麦、莜麦、红薯等，适量选用大米、面粉类等谷物，也可选用含淀粉类较多的根茎类如土豆、藕等替代部分主食。

不同食物对体内血糖反应的影响也不同，可用血糖指数（GI）来衡量机体进食一定量该食物后血糖上升的程度和速度。GI高的食物，进入胃肠后消化吸收快，葡萄糖迅速进入血液；反之GI低的食物，在胃肠道停留时间长，消化吸收缓慢，葡萄糖进入血液后峰值低，下降速度也慢。GI≥70为高GI食物，GI 56～69为中GI食物，GI≤55为低GI食物，糖尿病患者进食碳水化合物总量一定时，选择低GI的食物将有利于血糖的控制。常见食物的血糖指数详见表6－3。

表6－3　常见食物的血糖指数（GI）

食物名称	GI	食物名称	GI	食物名称	GI	食物名称	GI
麦芽糖	105.0	黄荞麦	54.0	罗马诺豆	46.0	藕粉	32.6
葡萄糖	100.0	红薯（生）	54.0	通心粉	45.0	脱脂牛奶	32.0
牛肉面	88.6	荞麦方便面	52.3	混合谷物面包	45.0	炖豆腐	31.9
馒头	88.1	猕猴桃	52.0	葡萄	43.0	杏干	31.0
大米饭	83.2	香蕉	52.0	柑	43.0	桃	28.0
南瓜	75.0	山药	51.0	黑米粥	42.3	饺子	28.0
油条	74.9	玉米面粥	50.9	老年奶粉	40.8	绿豆	27.2
煮小米	71.0	黑麦粉面包	50.0	可乐饮料	40.3	牛奶	27.0
胡萝卜	71.0	馒头＋酱牛肉	49.4	达能牛奶饼干	39.3	柚	25.0
大米粥	69.4	巧克力	49.0	肉馅馄饨	39.0	李子	24.0
黑豆汤	64.0	馒头＋芹菜炒鸡蛋	48.6	扁豆	38.0	豆腐干	23.7
土豆	62.0	饼＋鸡蛋炒木耳	48.4	西红柿汤	38.0	樱桃	22.0
小麦面条	55.0	酸奶	48.0	米饭＋鱼	37.0	煮黄豆	18.0
煮玉米	55.0	蒸芋头	47.7	苹果	36.0	雪魔芋	17.0
燕麦麸	55.0	达能闲趣饼干	47.1	梨	36.0	五香豆	16.9
芒果	55.0	燕麦麸面包	47.0	酸乳酪	36.0	猪肉炖粉条	16.7

（3）蛋白质适量摄入：2型糖尿病患者蛋白质摄入量以1g/（kg·d）为宜，消瘦者可适当增加，给予1.2～1.5 g/（kg·d），由蛋白质提供的能量应占总能量的12%～15%。孕妇、乳母、营养不良或存在感染且肝肾功能良好时，蛋白质可按1.5～2.0g/（kg·d）供给。儿童糖尿病患者，按2～3g/（kg·d）供给。当肾功能不全时，应限制蛋白质的摄入，具体应因人而异，根据肾功能损害程度而定，原则上按0.5～0.8g/（kg·d）供给，选择含动物蛋白丰富的食物如乳类、蛋类、豆类、兔肉、鱼虾类等为宜。

（4）严格限制脂类的摄入量：为控制体重并延缓并发症,2 型糖尿病患者摄入的脂类各成分比例应合理。橄榄油、豆油、菜子油、亚麻子油等单不饱和脂肪酸提供的能量应占总能量的 10% 左右,少用或不用肥肉、动物脂肪、黄油、奶油、椰子油、棕榈核仁油、动物内脏以及鱼子、蛋黄、墨鱼、鱿鱼等。同时,适当地改变烹调方法,多采用蒸、煮、炖、拌等方式,食物冷冻后去掉肉汤上层的油脂也可减少脂肪摄入。膳食胆固醇每日摄入要少于 300mg。

（5）提供丰富的维生素和矿物质：糖尿病患者应保证 B 族维生素和维生素 C 的摄入,建议选用含维生素 C 丰富的食物,如芦笋、花椰菜、鲜枣、猕猴桃、柑等,以及含 B 族维生素丰富的蔬菜类、谷类、肉类等。不建议常规补充制剂。

与糖尿病关系密切的无机盐有铬、锌、钙、磷、镁等。铬是葡萄糖耐量因子的组成成分,能增强胰岛素的生物学作用,抑制胆固醇的合成;锌是多种代谢酶的组成成分和活化剂,有利于胰岛素的合成并保持结构稳定;镁可减轻胰岛素抵抗,缓解动脉粥样硬化和视网膜病变等的发生。糖尿病患者从尿中大量丢失钙、磷,容易导致骨质疏松症,也应及时补充。另外,为控制血压,糖尿病患者食盐用量每天应控制在 5g 以内,包括酱油与味精中的钠含量。

（6）增加可溶性膳食纤维的摄入：膳食纤维有缩短食物在肠道通过时间、增加粪便量及排便次数、稀释大肠内容物、为肠内菌群提供可发酵的底物、增加饱腹感、降低血清胆固醇水平及控制餐后血糖上升等作用。可溶性膳食纤维的效果优于不溶性膳食纤维。糖尿病患者每日应摄入约 20～30g 的膳食纤维。富含膳食纤维的食物有麸皮、干豆、魔芋精粉、海带、木耳、蔬菜等。

（7）其他：合理餐次、定时定量用餐对糖尿病病情的控制十分重要。糖尿病患者应该一日至少 3 餐,每餐食量按早、中、晚各 1/3、1/3、1/3 或 1/5、2/5、2/5 分配,部分患者必要时一日 4 餐,将正餐食量分出 25～50g 主食作为加餐。在药物作用最强的时间加餐,既可避免低血糖,又可防止高血糖。睡前加餐应以碳水化合物为主,辅以蛋白质食物,利用蛋白质的糖异生作用缓慢补充血糖,避免夜间出现低血糖。

糖尿病患者饮酒不利于病情的控制,应尽量戒酒。如血糖控制良好,无急、慢性并发症且肝、肾功能正常的患者,可在医生指导下限量饮酒,即男性每日不超过两个"酒精单位",女性不超过 1 个"酒精单位"。不同酒含 1 个"酒精单位"的量是不同的,如啤酒约为 360mL,葡萄酒 150mL,白酒 45mL。应选酒精浓度低、含糖量低的酒。乙醇能在体内产生能量,但不能代谢为葡萄糖,因此,患者一天的能量摄入应包括乙醇产生的能量,且饮酒应与其他食物同时摄入,避免空腹饮酒导致低血糖。

保证食谱中的食物多样化。患者在确定全天总能量后,可在不同能量的饮食分配表中,确定各类食品的份量,再在"各类食品的交换表"中,按照患者的宗教信仰、饮食习惯、经济条件、品种供应等选择个人喜爱的食品。交换表中各类食品的每 1 份"交换份"大致可提供能量 90kcal,易于掌握与互换。不同能量饮食内容的交换份详见表 6-4 所示。

2. 营养护理

糖尿病护士应向患者提供全面而实用的健康教育,包括糖尿病基础知识教育、糖尿病自我监测及自我保健教育、患者心理教育以及饮食、运动和药物治疗教育,其中饮食营养治疗教育是非常重要的基础内容。患者经饮食指导后需理解饮食控制的必要性、掌握进食量和食物选择宜忌等,以更好地控制血糖。

表 6 - 4　不同能量饮食内容的交换份(单位)

能量		主食类		蔬菜类		鱼肉类		乳类		油脂类	
kJ(kcal)	交换份	份	约重(g)	份	约重(g)	份	约重(g)	份	约重(mL)	份	植物油
4185 (1000)	12	6	150	1	500	2	100	2	220	1	1 汤匙
5021 (1200)	14.5	8	200	1	500	2	100	2	220	1.5	1.5 汤匙
5858 (1400)	16.5	9	225	1	500	3	150	2	220	1.5	1.5 汤匙
6694 (1600)	18.5	10	250	1	500	4	200	2	220	1.5	1.5 汤匙
7531 (1800)	21	12	300	1	500	4	220	2	220	2	2 汤匙
8386 (2000)	23.5	14	350	1	500	4.5	225	2	220	2	2 汤匙

二、肥胖症

(一)营养因素对肥胖症的影响

1. 总能量

能量限制要科学设计,应避免体重下降过快导致的不良反应。成年轻度肥胖患者如每月减轻体重 0.5～1.0kg,每天应少摄入 0.53～1.05MJ(125～250kcal)能量,以低能膳确定每天 3 餐的标准;成年中度以上肥胖者,如每周减轻体重 0.5～1.0kg,每天应减少摄入 2.31～4.62MJ(552～1104kcal)能量,并持之以恒。

2. 三大产能营养素

蛋白质摄入应适量,因为摄入过多可在体内转换成脂肪,摄入过少会导致体内组织蛋白分解,影响人体正常生理功能;脂肪摄入量应控制,脂肪供能占总能量的 10% 左右,每日以 25～50g 为宜,特别要注意减少动物脂肪的供给;碳水化合物也应适量,特别是肥胖症患者大多食欲好,而碳水化合物饱腹感较低,应注意控制碳水化合物的摄入量,碳水化合物供给量控制在总能量的 55%～60% 为宜。

3. 微量营养素

掌握平衡膳食原则,保证摄入食物满足机体对维生素和矿物质的需求。蔬菜、水果中含有丰富的维生素与矿物质,且能量低并有饱腹感,可适量食用;食盐能致水在体内潴留并刺激食欲,增加体重,不利于肥胖症和高血压的防治,应严格控制摄入量;嘌呤类食物可增进食欲且加重肝肾代谢负担,对高嘌呤食物如动物内脏等也应加以限制。

(二)膳食营养护理

1. 加强肥胖症的预防

预防肥胖症的关键是强调膳食平衡,避免营养过剩,尤其要做好孕期、哺乳期、青春发育期的肥胖症防治工作。做好公众的健康教育,让公众了解肥胖症的危害与防治意义,正确认识合理饮食、维持理想体重的重要性。社会、社区与家庭都要重视肥胖症前期超重阶段的营养与运动干预。

2. 食物的选用

(1) 多选用优质蛋白质,如奶类、鱼类、瘦肉、大豆类等。

(2) 选用含不饱和脂肪酸丰富的植物油,如豆油、玉米油、芝麻油、花生油、米糠油、菜子油等;忌用富含饱和脂肪酸的动物性食物,如猪油、牛油、肥肉等,可选用鱼虾、海蜇、海藻等。

(3) 多选用低血糖指数的食物。主食 200~300g/d,如有饥饿感可适当增加些血糖指数低的蔬菜,以减轻饥饿感。尽量不选糕点类、油炸类等高能量食物,晚餐后夜间不应加用点心。

(4) 每日保证摄入各类不同颜色的蔬菜 300~500g,水果 250g;饮食中适量增加膳食纤维,每日不低于 25g。麸皮面包、海藻多糖、韭菜、芹菜等都是膳食纤维的良好食物来源。

3. 烹调方法、餐次与戒酒

宜采用蒸、煮、氽等烹调方法,忌用油煎、炸的方法,煎炸食品含脂肪较多,并刺激食欲,会使摄入能量增多;进食餐次应因人而异,一般以 3 餐为宜,尽量不加餐;肥胖症患者应该戒酒,每 1mL 纯酒精可产热量 29.3kJ(7kcal)左右,常见酒类中酒精含量为:北京二锅头 65%、加饭酒 18%、鲜啤酒 3.1%~3.5%、红葡萄酒 14.4%、白葡萄酒 12%、苹果酒 15%、白兰地 40%。啤酒酒精含量虽低,但饮量较多产热也增加,必须严加控制。

4. 增加体力活动和运动锻炼

长期低强度的体力活动和运动如散步、骑自行车等,有助于控制体重,肥胖症患者每日保证一小时运动,可以达到减少体脂、减轻体重的目的,运动方式还可选择快走、慢跑、游泳、打球等。

三、脂代谢异常

(一) 营养因素对血脂代谢的影响

1. 脂类

膳食脂肪含量与血清胆固醇密切相关。若脂肪提供的能量增加 5%,血胆固醇水平可以升高 10%。但不同脂肪酸对血脂的影响也不一样,饱和脂肪酸能升高血清总胆固醇(TC)和 LDL-C 的水平,建议其在膳食中供能小于总能量的 7%;长链多不饱和脂肪酸能降低血清 TC 和 LDL-C,同时可升高血清 HDL-C,建议其在膳食中供能占总能量的 13%~15%。

反式脂肪酸是不饱和脂肪酸的一种,反式双键的存在使其空间构型发生了改变,性质接近饱和脂肪酸。增加反式脂肪酸的摄入量可使 LDL-C 水平升高,HDL-C 水平降低,增加心血管疾病的危险性。反式脂肪酸主要来源于植物油氢化加工过程中部分不饱和脂肪酸的双键发生异构化。人造油、起酥油、煎炸油中反式脂肪酸含量较高,应该慎选。

2. 碳水化合物

摄入过多碳水化合物,特别是能量密度高而膳食纤维少的双糖或单糖类食物可使血清 VLDL-C、TG、TC、LDL-C 水平升高,HDL-C 水平降低。

多糖类或低血糖指数食物的选用有利于脂代谢的调整;膳食纤维也具有调节血脂、降低血清 TC、LDL-C 水平的作用,其中可溶性膳食纤维比不溶性膳食纤维的降脂作用要强。

3. 维生素

维生素 C 和维生素 E 等具有调节血脂的作用,如维生素 C 能促进胆固醇降解为胆汁酸,同时增强脂蛋白酶活性,加速血清 VLDL-C、TG 的降解作用;维生素 C 参与体内胶原的合成,增加血管的韧性,降低血管脆性;维生素 C 具有抗氧化作用,能够防止脂质过氧化。维生素 E 为脂溶性抗氧化剂,可抑制细胞膜脂类的过氧化反应,增加 LDL 的抗氧化能力,减少氧化型 LDL 的产生;维生素 E 还参与胆固醇分解代谢中酶活性的调节,有利于胆固醇的转运和排泄,有益于人体血脂的调节。

4. 微量元素

微量元素中的镁、锌、铬与血脂代谢有一定的相关性。水质的硬度与冠心病的发病率、死亡率呈负相关。其中镁有降低血胆固醇、降低冠状动脉张力、增加冠状动脉血流量等作用;血清锌含量与 TC、LDL-C 呈负相关,而与 HDL 呈正相关;铬是葡萄糖耐量因子的组成成分,是葡萄糖和脂肪代谢的必需微量元素,缺铬会使血清 TC 增高,并使 HDL-C 下降。

(二) 膳食营养护理

1. 控制总能量,保持理想体重

成年人每日摄入能量要合理控制,特别是中年以后随着年龄的增长,体力活动相对减少,基础代谢率下降,更应注意每日的摄入总能量,以保持理想体重。脂代谢异常患者应多选用复合碳水化合物,而蔗糖和果糖等应严格限制,合并超重或肥胖症者更应注意。主食除谷类外,还应提高各类富含膳食纤维的杂粮的比例,如每周 2～3 次用土豆、山药、藕、芋芳、荸荠等根茎类食物代替部分主食,这样还可避免主食过于单调。

2. 限制脂肪和胆固醇

脂代谢异常患者应减少膳食中脂肪的摄入量,特别要限制饱和脂肪酸的摄入,可适当增加单不饱和脂肪酸与多不饱和脂肪酸的摄入比例,日常生活中可选用植物油如玉米油、大豆油、橄榄油和茶油等。胆固醇的日摄入量应限制在 200mg 以内,禁用高胆固醇食物如猪脑、动物内脏、蛋黄等。

3. 适量蛋白质

日供应蛋白质能量以占总能量的 10%～15% 为宜,建议植物性蛋白占总蛋白的 50%,主要是增加大豆蛋白的摄入。研究发现以大豆蛋白质代替部分动物性蛋白质可促使血胆固醇下降,其机理可能为大豆含有的磷脂有助于胆固醇的转运与代谢;同时,植物化学物如大豆异黄酮等也有一定的改善血脂与抗氧化功效,对动脉粥样硬化与冠心病具有良好的预防作用。

4. 微量营养素

抗氧化维生素如维生素 C、维生素 E 及 B 族维生素与微量元素镁、钾、钙、锰、铬、硒、锌等对动脉壁及心肌代谢均有一定益处。多食用新鲜的蔬菜水果,尤其是深色蔬菜水果,可摄入丰富的矿物质、维生素和膳食纤维。此外,水果中还含有一定量的果胶,有利于调节脂代谢;山楂等富含维生素 C 和胡萝卜素及黄酮类物质,有一定的扩张冠状动脉与镇静作用;海藻类如海带、紫菜、发菜及黑木耳等富含钾、镁、铜、碘,均有利于脂代谢异常与心脑血管病的防治。

5. 充足膳食纤维

膳食纤维日摄入量以 20～25g 为宜,可根据个人的胃肠道耐受性、饮食喜好加以调整与组合,可选燕麦、玉米以及其他一些当季的蔬菜水果,这些富含膳食纤维的食物有利于血脂调节,可适当增加摄入量。

四、高血压

（一）营养因素对高血压的影响

1. 能量、碳水化合物

长期高能量、高碳水化合物摄入可引起超重或肥胖，而超重和肥胖是高血压的重要危险因素，这可能与超重或肥胖患者体内水钠潴留致循环血容量增加、外周血管阻力增大、交感神经系统活性增强、胰岛素抵抗等有关。血压与体质指数呈显著正相关。向心性肥胖患者更容易发生高血压。

2. 矿物质

钠可引起体内水潴留，致循环血容量增加，周围血管阻力升高。钠盐摄入量与血压呈显著正相关，食盐摄入量高的地区高血压患病率也相对较高。摄盐过多导致高血压主要见于对盐敏感的人群。此外，研究发现，补充钾可以促进体内钠的排泄、预防动脉管壁胆固醇等的沉积，有降低血压的作用。长期服用利尿剂降压的患者，发生低钾可能性高，更要注意补充。钙也有一定的降血压作用，其机理可能为：钙能稳定细胞膜，可使血管平滑肌松弛；钙自身能阻断钙离子通道，减少细胞外的钙内流入细胞；钙能减少可激活破骨细胞的甲状旁腺素（PTH）的生成；钙能拮抗高钠导致的尿钾排泄增加等。近年来，研究还发现，镁剂和富含镁的食物对高血压也有一定的治疗作用。

3. 脂类与蛋白质

长链多不饱和脂肪酸有助于降低血压，可适当补充 $\omega-3$ 系多不饱和脂肪酸，并保持 $\omega-3$ 不饱和脂肪酸与 $\omega-6$ 不饱和脂肪酸比例合理。蛋白质摄入对血压影响有两面性，摄入过多或过少都不利于血压控制，部分氨基酸还可作为神经递质参与交感神经兴奋性的调节间接影响血压。高血压患者可适当摄入大豆蛋白和其他动物性蛋白如鱼、虾、鸡等。

（二）膳食营养护理

1. 控制体重，避免超重与肥胖

控制体重可降低高血压的发生率。减轻体重的措施，一为限制能量的摄入，二为增加体力活动以消耗能量。超重患者可根据自身身高、体重每日约减少主食 100～150g，烹调油减至15g 左右，少用动物油。适量的体育活动，既能增加能量的消耗，又能改善葡萄糖耐量，增加胰岛素的敏感性，还能提高高密度脂蛋白胆固醇的水平，对控制高血压很有益。建议超重或肥胖的高血压患者每日步行约 3km，时间在 30min 以上或选择适合个体的有规律的运动项目，如骑自行车、有氧操、太极拳等，每周 5 次，运动后的心率以每分钟约为 140 次较为合适，不一定强求达到每分钟 170 次。60 岁以上老年人运动后的心率以每分钟 110 次为宜。

2. 重视限钠补钾原则

高血压患者应适度限钠，每日摄入食盐低于 5g 为宜，建议使用可定量的盐勺。烹调应清淡，少吃咸菜、火腿及其他腌制食品，避免摄入过多的钠盐。限钠有利尿降压的效果，还可减少利尿剂引起的钾丢失。钠盐对高血压的反应性存在个体差异，约有 30%～50% 的患者对食盐敏感，限盐前的血压越高，限盐降压的作用越明显。高血压患者可适当增加钾的摄入量，有利于钠和水的排出，含钾丰富的食物有橘子汁、花生、豆类及其制品、新鲜绿色叶菜、根茎类、香蕉、杏、梅等。

3．补充钙、镁等矿物质

酌情增加富含钙、镁的食物的摄入，富含钙的食品有牛奶、各种豆类、鱼虾类、贝壳类等，富含镁的食物有各种干豆、鲜豆、蘑菇、菠菜、豆芽、桂圆等。可以多种类搭配，每天或隔天互换。

4．限制饱和脂肪酸和胆固醇的摄入量

高血压患者应限制脂肪特别是动物脂肪的摄入，以保持正常血脂和健康体重。平时养成良好的摄食习惯，多吃鱼虾类，少吃肥肉、蹄髈、动物内脏如猪脑、猪心、猪肾等。烹调宜采用清蒸、水煮方式为主。

五、骨质疏松症

（一）营养素对骨质疏松症的影响

1．钙

钙是人体骨骼和牙齿的重要组成成分，骨钙约占总钙量的 99％。钙对骨矿化有重要作用，与骨质疏松关系最为密切。骨质疏松的病理机制主要是血钙降低使甲状旁腺素分泌增加，导致破骨细胞数目增多、活性提高，骨吸收增强，骨钙被动员进入血液中以保持血钙正常。若长期钙摄入不足，则骨形成减少、骨吸收增加，骨钙不断流失导致骨量减少，引起骨质疏松。

2．磷和维生素 D

体内 80％的磷以羟磷灰石的形式存在于骨和牙齿中。磷促进骨基质合成和骨矿沉积，血磷稳定是骨生长、骨矿化的必要条件之一。研究发现，低磷饮食不利于骨骼羟磷灰石结晶的形成，也会影响肾小管对钙的重吸收，使尿钙增加，加速骨钙丢失。同时，高磷饮食也可使钙/磷比例下降，高磷和低钙协同刺激甲状旁腺素分泌增加，导致骨吸收增强，骨骼脆性增加诱发骨质疏松。因此，摄入磷比例过高或过低均不利于骨基质的合成和矿化；维生素 D 有利于钙的转运和吸收，维生素 D 缺乏最终可使骨形成减少、骨吸收增加，骨量下降。老年人由于肾功能减退等原因可致肠钙吸收和 $1,25(OH)_2D_3$ 生成减少，如膳食中缺乏维生素 D，加之户外活动较少，日照不足等易引起骨量丢失。

3．维生素 K 和蛋白质

骨钙素是由人体骨骼内的成骨细胞合成和分泌的一种非胶原骨蛋白，只有维生素 K 存在时才能完成羧化过程，通过化学修饰改变形态更好地与钙结合，维生素 K 作为骨形成促进剂正是通过促进骨钙素的合成与分泌起作用。老年人经常使用抗凝剂、抗生素均可使维生素 K 缺乏，从而影响骨形成。蛋白质是骨有机质合成的重要原料，合成骨胶原所需的氨基酸需要从食物中补充。饮食中长期缺乏蛋白质，造成血浆蛋白降低，骨基质合成不足，也可影响新骨形成，诱发骨质疏松。因此，适量的蛋白质对防治骨质疏松非常重要。但过量蛋白质摄入可使机体代谢产酸增多，刺激破骨细胞，引起骨吸收增强，同时也不利于钙在肾小管的重吸收，导致尿钙增加，也影响钙的水平。

（二）膳食营养护理

1．补充足量的钙

科学补钙是防治骨质疏松症的基础措施。成人应保证每天摄取钙 800～1200mg，补钙的食物首选奶及奶制品，每日可摄入牛奶 250g，约提供钙 250mg，其他含钙丰富的食物有豆类及其制品、虾皮、芝麻酱、海带、紫菜、黑木耳、核桃等。必要时可采用钙强化食品，或在医生的指导下服用钙剂如碳酸钙、枸橼酸钙、葡萄糖酸钙等。补充钙剂可在进餐时服用并同时喝入液体以促进吸收，分次服用优于一次服用。中老年人每日一杯牛奶加钙剂 600mg，可延缓骨质疏松症的发生和发展。

2. 适量的磷与足量的维生素 D

一般的平衡膳食很少引起体内缺磷，骨质疏松更常见的危险因素是高磷摄入。为避免摄入过多的磷，应注意少进食含有磷添加剂的加工食品；为保证体内有充足的维生素 D，还可每天接受 0.5~1h 的日照，日照不足者可每天补充维生素 D 5μg，长期从事水下或井下作业者每天可补充 20~50μg。维生素 D 应与钙剂同时补充，使钙吸收更完全。

3. 膳食多样化

骨质疏松症患者尤其是已经发生骨折者，血清维生素 K 水平较低，必要时可肌注维生素 K。维生素 C 参与骨组织中的蛋白质、骨胶原氨基多糖等代谢，有利于钙的吸收与在骨中沉积，所以应多吃新鲜蔬菜、水果补充维生素 C。维生素 A 参与骨有机质和粘多糖的合成，对骨骼钙化有促进作用。肝脏、蛋黄等维生素 A 含量丰富，也可适当食用。蛋白质可按 1.0g/(kg·d) 摄入，防止蛋白质营养不良，但也不宜供应过多，特别是近年来，我国居民蛋白质摄入量不断增加，已有超量的趋势。另外，矿物质镁、锰、锌、铜等对骨质疏松也有一定的防治作用，如研究发现锌和铜与各种骨基质合成酶有关，锌、铜缺乏时骨的生长会受到抑制，食物中也应注意补充。含锌丰富的食物有贝壳类、动物肉类与内脏等，含铜丰富的食物有虾、蟹、贝类和坚果类食物等。

适量运动有利于活动部位骨量增加，增强人体的应变能力。运动的类型、方式、运动量可因人而异，但要注意强度的循序渐进。一般来说，步行、跳绳、爬楼梯、登山等都是较为合适的运动方式。骨质疏松症状明显如出现骨骼酸痛时，要避免剧烈的活动，行走、起蹲、移位时都要格外小心，以防意外跌伤，发生骨折。

六、痛　风

（一）营养因素对痛风的影响

痛风是嘌呤合成代谢紊乱和（或）尿酸排泄减少，血尿酸增高所致的一组疾病。人体尿酸来源有两个途径，外源性占 20%，来自富含嘌呤或核蛋白的食物；内源性占 80%，由体内氨基酸、磷酸核糖和其他小分子化合物合成的核酸分解而来。因此，从营养学角度防治痛风，主要是限制外源性嘌呤的摄入，以减少尿酸来源，同时促进尿酸排泄，降低血尿酸水平。

（二）膳食营养护理

1. 限制嘌呤摄入

摄入过多嘌呤可使血尿酸升高，因此，采取限制嘌呤的饮食十分重要。急性期痛风患者每日嘌呤摄入量应限制在 150mg 以下，禁用高嘌呤类食物如动物的心、肝、肾、胰、脑等内脏食物和浓肉汤、肉精、凤尾鱼等；限制食用肉类、鱼类、禽类、干豆、龙须菜、鲜豌豆、菠菜、蘑菇等食物。缓解期可视病情限量选用含嘌呤稍低的食物。

2. 控制能量摄入，减轻体重

痛风患者多为超重或肥胖患者，应积极减轻体重，每日总能量应比体重正常者少 10% 左右。体重减轻必须循序渐进，以免脂肪分解过快导致酮症酸中毒而诱发痛风急性发作。

3. 适量限制蛋白质与脂肪摄入

因食物中的核酸多与蛋白质结合成核蛋白,进入体内后可降解为嘌呤,故适量限制蛋白质供给可减少嘌呤的产生。蛋白质供给量以 0.8～1.0g/(kg·d) 为宜,应尽量选用不含或少含核蛋白的谷类、牛奶、蛋类等。慢性期可根据病情限量选用低、中嘌呤量的食物如禽肉且应切块煮沸烧熟后去汤食用,以免汤中过多的嘌呤摄入加重病情。痛风性肾病时应根据尿中蛋白的丢失量和血浆蛋白水平适量补充蛋白质;但在肾功能不全时,应严格采用低蛋白、低嘌呤膳食。痛风伴发高脂血症者,同时要限制脂肪摄取。

4. 合理提供碳水化合物

碳水化合物可防止脂肪分解产生酮体,有抗生酮作用和促进尿酸排泄的倾向,应是痛风患者的主要能量来源,其供能可占总能量的 55%～65%。患者可食用富含碳水化合物的食物,如米饭、玉米、面粉及其各类制品如馒头、面条、面包等,但应注意果糖可促进核酸分解,增加尿酸的生成,应减少摄入。

5. 足量的维生素和矿物质

保证 B 族维生素和维生素 C 供给充足,每日可摄取新鲜的时令蔬菜 500g 与 2 种以上水果 200～300g。蔬菜、水果大多为碱性食物,可提高尿酸盐的溶解度促进尿酸排出。蔬菜和水果还富含 B 族维生素、维生素 C、铁、锌等营养素,能促进组织内尿酸盐溶解。除含嘌呤较多的香菇、扁豆、紫菜等不宜过量食用外,其他蔬菜都不必严格限制。

6. 多饮水,忌饮酒

鼓励痛风患者多饮水或食用含水分多的水果等食物,摄入液体量应维持在每天 2000mL以上,以保证尿量,从而增加尿液中尿酸的排出量,预防尿路结石形成,但在肾功能不全时饮水应适量。痛风患者须戒酒包括啤酒,因血中酒精浓度如高于 200mg/dL,血中乳酸会随着乙醇的氧化过程而增加,使肾脏尿酸排泄受阻,导致血中尿酸增加。此外,饮酒者常食用富含嘌呤的动物性食物,也是造成嘌呤摄入过高的常见原因。

(三)痛风发病期的膳食护理

1. 急性期

急性期患者应严格限制嘌呤的摄入,禁用高嘌呤的动物肝、肾、胰、沙丁鱼、小虾、肉汤等,嘌呤摄入量严格限制在 150mg/d 之内。可以选用牛奶、鸡蛋作为蛋白质的主要来源,谷类中碳水化合物作为能量的主要来源。

2. 慢性期

慢性期患者建议其饮食每周有两天按急性期膳食来安排,其余五天采用低嘌呤饮食,如食用禽畜肉类应先加水煮过弃汤后再制成菜肴,以减少其嘌呤含量。

3. 缓解期

缓解期患者应坚持平衡膳食原则以维持理想体重,但仍需禁止摄入高嘌呤食物,可适量选用低嘌呤或中等嘌呤食物。

4. 食物的选择

食物可根据嘌呤含量分为高嘌呤、中嘌呤与低嘌呤三类,详见表 6-5。

表 6-5　常见食物嘌呤含量

食物种类	无(极低)嘌呤食物(嘌呤≤25mg/100g食物)	低嘌呤食物(嘌呤25～75mg/100g食物)	嘌呤含量较高食物(嘌呤75～150mg/100g食物)	嘌呤含量高食物(≥150mg/100g食物)
谷类	淀粉、薏仁、燕麦、糙米、通心粉、糯米、白米、米线、面粉、玉米、高粱、米粉、小麦、小米	麦片		酵母粉
蔬菜水果类	菠萝、葡萄、西瓜、梨、香蕉、蜂蜜、桃子、枇杷、苹果、橙子、红枣、黑枣、桂圆干、葫芦、苦瓜、丝瓜、包心菜、茄子、小黄瓜、菜花、芹菜、小葱、青椒、木耳、胡萝卜、圆白菜、番茄、洋葱、马铃薯、冬瓜、空心菜	黑芝麻、金针菇、四季豆、豆腐、鲍鱼菇、洋菇、蘑菇、油菜、大葱、茼蒿菜、笋干	海带、银耳	香菇、紫菜、黄豆芽、豆苗、芦笋
蛋、奶、豆类	牛奶、鸡蛋、鸭蛋、皮蛋	豆浆、豆干、红豆、花豆	绿豆、豌豆、黑豆	
禽畜肉类	猪血	猪皮、猪大肠、猪心、猪脑、猪腰	牛肚、牛肉、鸡胸肉、鸡肫、鸡腿肉、鸡心、鸭肫、鸭肉、鸭心、鸭肠、猪肺、猪肚、猪肉、兔肉、羊肉	鸡肠、鸡肝、鸭肝、猪小肠、牛肝、猪肝、猪脾
鱼、虾海鲜类	海参、海蜇皮		草鱼、虾、螃蟹、乌贼、鳝鱼、旗鱼、鱼翅、鲍鱼、河鳗、蚬子、刀鱼、鲫鱼	海鳗、草虾、乌鱼、鲢鱼、鲳鱼、牡蛎、蛤蜊、鱼干、干贝、带鱼、凤尾鱼、沙丁鱼、鲨鱼
其他	糯米醋、莲蓬、瓜子、番茄酱、姜、味精	栗子、枸杞、杏仁、莲子	腰果、花生、白芝麻	肉汁、鸡精、鸡汤、麦芽、浓肉汤

七、胆囊炎与胆石症

(一) 营养因素对胆囊炎、胆石症的影响

1. 能量

长期能量摄入过多可致超重或肥胖,肥胖症患者胆石症的发生率约为体重正常者的 6 倍,其胆固醇合成与分泌增加,胆汁中胆固醇过饱和,易于出现结石。

2. 脂肪等营养素

摄入过多的脂肪和胆固醇可使肝脏分泌过多的胆固醇;大量精制糖的摄入可促进胰岛素分泌,加速胆固醇的积累;膳食纤维可与胆酸结合,使胆汁中的胆固醇溶解度增加;维生素 C

可促使胆固醇向胆汁酸转化,维生素 C 缺乏时该转化速率减慢;必需脂肪酸缺乏可促使肝脏合成胆固醇,使胆汁的分泌量增加 2～3 倍。

3. 饮食无规律与不洁饮食

长时间饥饿、不吃早餐或全天只吃 1～2 餐者,空腹时间过长,均可引起胆汁在胆囊内过度浓缩形成胆石。不清洁的饮食易引起肠道蛔虫病引发胆道梗阻,也可促进胆石的形成。

(二) 膳食营养护理

1. 限制脂类食物

动物性脂肪摄入量限制在 20g/d 以下,病情好转后可逐渐增加到 40～50g/d。植物油有助于胆汁排泄,可以适量选用,但应避免一餐摄入过多的脂肪。胆固醇摄入过多会使胆汁中胆固醇的浓度增高,故平时膳食中胆固醇以少于 300mg/d 为宜,症状较重时应控制在 200mg/d 以内。含胆固醇高的食物如动物肝、肾、脑等内脏及肥肉、鱼子、蟹黄、蛋黄、咸蛋、皮蛋等应尽量少食用。

2. 提供适量的能量与碳水化物

一般患者供给正常或稍低于正常量的能量(约 2000kcal/d),肥胖或消瘦患者酌情增减。碳水化合物以复合糖类为主,限制单糖与精制糖的摄入,以达到补充能量、增加肝糖原、保护肝细胞的目的。

3. 适量摄入蛋白质

每天蛋白质供给量为 50～70g,胆囊炎处于静止时,可适当增加至每日 80～100g,宜选用生物价高且脂肪含量低的食物,如豆制品、鱼虾类、瘦肉、兔肉、鸡肉、蛋清等。

4. 补充丰富的维生素和矿物质

维生素和矿物质的供给应充足,鼓励选用新鲜蔬菜、水果以补充维生素 A、维生素 C 等,必要时可服用营养补充剂。

5. 增加膳食纤维和水的摄入

膳食纤维和水的摄入可促进胆盐排泄,减少胆石的形成,平时应多选用绿叶蔬菜、嫩菜心、西红柿、菜花、茄子等鲜嫩蔬菜及熟香蕉、香菇、木耳等以增加膳食纤维的摄入。每天饮水以 1000～1500mL 为宜。

另外,还需注意食用辛辣刺激性食物、调味品和饮酒可促使缩胆囊素产生,促进胆囊收缩,使胆总管括约肌不能及时松弛排出胆汁,进而引发胆石症或胆囊炎。因此,应禁用辣椒、咖喱、芥末、酒、咖啡等,同时忌用油腻、煎、炸及产气多的食物,如肥猪肉、羊肉、肥鹅、黄油、奶油、油酥点心、奶油蛋糕、牛奶、黄豆等。平时生活中饮食要有规律,应定时定量,避免过饱过饥;食物应清洁卫生,预防因不洁食物摄入导致肠道寄生虫感染;同时还需戒酒。

(余清)

第七章

营养健康教育

健康教育是公认的能促进健康的一项重要工作。通过健康教育,能帮助健康人群、亚健康人群和患者较好地掌握疾病防治的相关医学基础知识。目前,随着医疗卫生体制改革的深入和医疗保险制度的完善,我国的健康教育工作包括营养健康教育工作已经逐步逐地区地系统发展。健康教育的组织工作是做好营养健康教育的关键,直接关系到营养健康教育的实施和效果。营养健康教育组织者不仅应有医学和健康管理的知识,还要有较强的组织管理能力,同时还应具备一定的奉献精神。

第一节　营养健康教育的组织与管理

一、营养健康教育的组织

健康教育是指通过有计划、有组织、有系统的社会医学教育活动,促使人们自愿采取有利于健康的行为,减少或消除影响健康的危险因素,做到预防疾病、促进健康、提高生活质量和生命质量。健康教育的目的是提高全体受教育者的保健意识和自我保健能力,改变群体或个体的不良饮食习惯和行为方式。

不同的营养健康教育项目的具体教育内容与受教育对象有可能都是不同的,针对健康人群和某种疾病患者的营养健康教育就有很大差异。如糖尿病营养健康教育是针对糖尿病患者及其家属,宣传糖尿病治疗的关键是延缓并发症的发生与发展,减少医疗费用,提高糖尿病患者的生活质量,使患者能带病延寿。营养健康教育的受益面广,它不仅能减轻国家、社会、家庭与个人的经济负担,更重要的是能够提高人们的健康文化素质,提高国民体质。

营养健康教育的组织工作十分重要,首先要做好健康教育项目的整体设计。健康教育按照目标区域分为城市健康教育、农村健康教育、学校健康教育、工厂健康教育、社区健康教育、医院健康教育等;按目标人群可分为儿童、青少年健康教育、中老年健康教育、妇女健康教育、职业人群健康教育及患者健康教育等;按疾病又可分为糖尿病健康教育、高血压健康教育、肥胖症健康教育、艾滋病健康教育、性病健康教育等。对于某一个健康教育项目,首先应该规划好教育内容,其次,要挑选优秀的师资承担主讲。主讲教师应在该领域具有一定的学术地位,普通话标准,演讲能力强,善于交流沟通并能进一步启发受教育者思考,具有一定的亲和力和影响力。同时,还应具有敬业精神和奉献精神,工作责任心强,肯花大量时间利用信息化手段查阅最新资料,利用现代化教育手段准备幻灯片等,以求达到最好的健康教育效果。

二、营养健康教育的管理

营养健康教育是一项低投入、高效益的健康促进措施,是实现初级卫生保健的关键,也是卫生保健事业发展的必然趋势。通过规范管理的营养健康教育,能够帮助受教育人群提高自我保健意识,让受教育者尽快从"盲目依从型"向"自助学习型"发展。在管理营养健康教育的过程中,要主动争取各级领导和卫生行政部门的大力支持和帮助,制定各项有利于促进健康的政策与措施,增强社区卫生服务中心的医护人员、家庭成员、个人对预防疾病、促进和维护健康、提高生活质量的意识和责任感,积极开发有利于开展营养健康教育的支持系统,努力创造理想的营养健康教育环境,包括促进卫生行政部门转变观念与职能,力求从单纯的医疗卫生服务,转为更加重视疾病预防的健康服务。在城市、乡镇及农村中广泛开展健康教育,是提高我国国民体质的基础工作之一。

营养健康教育的场地选择以靠近参加健康教育人群的住所为宜,交通要方便,利于他们出行。营养健康教育场所不宜放在没有电梯的高楼层,以免给老年人等群体带来不便。一楼较为合适,采光好且有明显标志的固定的教室,是最理想的健康教育场所。健康教育信息的发布可利用登报告示、发信通知、社区广告通知,也可以利用电话和手机短信通知。从投入成本和产出效益考虑,一场营养健康教育的理想参与人数为 50~200 人,这样不仅教育面较广,而且方便组织管理,可以达到较好的效果。

第二节　营养健康教育的实施

营养健康教育因教育对象不同,教育内容和目的也不相同。以患者为主的营养健康教育,主要面向在医院接受诊治的患者及其家属,目的是增加患者及其家属的医学营养学知识,提高他们的自我保健意识,促进患者早日康复。以健康人群为主的营养健康教育,主要面向健康人群或处于亚健康状态的人群,目的是使他们树立无病早防、有病早治的意识,学习有关营养学知识以改善亚健康状态,预防疾病的发生。

一、营养健康教育的内容

营养健康教育要发挥临床医师、护师与营养师的团队合作精神,不同的专业人员优势互补,相互学习,向健康人群和患者做切实可行的医学科学知识教育与营养知识传播,要强调重视实际应用。

营养健康教育的内容包括营养与营养素的基本概念、营养素分类、营养素代谢与吸收、食物的营养、平衡膳食合理营养的原则、不同生理人群对营养的需求、特殊人群的营养、营养支持与评价、营养调查和食谱编制、常见疾病的营养预防和营养治疗以及中医食疗与保健品等。护师应该学习这些营养学知识并在实践中加以应用与推广。

　　营养健康教育的内容根据受教育对象和教育项目来确定。例如，对糖尿病患者进行营养健康教育，可包括：① 糖尿病的基本概念、临床分型和临床特点；② 不同类型糖尿病的营养需求；③ 糖尿病患者营养评价；④ 糖尿病的饮食营养治疗；⑤ 糖尿病并发症的营养预防与营养治疗；⑥ 糖尿病伴发疾病的康复营养支持。还可结合糖尿病的运动治疗、心理治疗以及药物治疗进行营养教育。对高血压患者进行营养健康教育，可包括：① 高血压的定义、分型与临床特点；② 原发性高血压的营养预防；③ 高血压患者的自我饮食营养管理；④ 高血压患者的饮食营养原则与食谱的选用；⑤ 高血压高危人群的营养干预措施。

　　讲解时需考虑教育对象的特点包括文化水平、接受能力、健康现状等，尽量做到生动形象、通俗易懂。根据时间安排可以从基础知识开始，分数个专题进行；由浅到深，既有理论知识，又有实际操作技能，最终使教育对象掌握营养知识并能应用于疾病防治和健康促进。

二、营养健康教育的技巧

　　健康教育的技巧使用对健康教育效果有很重要的影响。健康教育需要教育者和受教育者双方的积极参与和互动，双方的态度要认真，能互相理解。交流的技巧、互动的形式都会对健康教育效果产生一定的影响。护师应该具备相关的营养学专业知识，掌握一定量的健康教育信息，同时还应熟悉传播技巧。传播的知识应具有科学性、指导性、通俗性、针对性、实用性，传播的途径可包括语言传播、文字传播、多媒体传播等。

　　营养健康教育的技巧应在全程有所体现：① 授课前把相关的医学、营养学知识进行科学整理，针对开设的主题，分层次、分重点地做好文字资料。② 把这些文字资料制成幻灯片。在制作教育幻灯时，文字不宜太多，色彩不要太杂，适当选用照片或图画点缀，也可以插入几幅动画，以增加学员的兴趣。③ 在健康教育实施之前，应该对教育环境、教育对象等进行认真分析；对做好的幻灯应认真细看，可结合讲稿预演数遍，以获得理想的教育效果。

　　教育环境应注意突出健康教育的主题，可挂红幅、四周墙上张贴宣传画、做展台展示主题相关的实物和资料等。理想的教育者应有较好的综合素质，具有：扎实的医学、营养学专业知识和基本技能；很强的组织能力和沟通能力；全面掌握教育与传播技能；有很强的思维能力、信息处理能力；具备良好的职业道德和敬业精神。针对不同的教育对象及其特点，会应用不同的表达与表演能力，能有效利用生动的语言、动作、眼神、姿态，适时与受教育者充分交流。受教育者可以是群体，也可以是个体。由于受教育者的年龄、性别、职业、文化程度、经济状况、社会地位、道德修养以及兴趣爱好等均有可能不同，同时，他们的身体素质与心理状况也可能不一样，教育者在考虑教育内容深度和具体教育方法等方面，也应结合教育对象的特点。教育者还应注意传播的一些小技巧，如说话时的声音不宜过高或过低，语速不宜过快或过慢，使用标准普通话，必要时也可结合当地方言。讲解应通俗明了，不给受教育者增加心理压力或负担。也可采取主动的交流方式，关心受教育者，态度应热情、亲切、友好。

　　健康教育的实施应坚持"四性"，即科学性、思想性、趣味性、应用性。健康教育项目的定位要准，目标要明，师资要精，内容要新，态度要好，效果要佳。聘用优秀的师资非常重要，这直接关系到教育的效果。在健康教育过程中，教师应注意加强与听众的交流，让听众提问题，提高交流互动的频率，这是引起听众兴趣的重要方法之一。营养健康教育还可以利用各种食物模具生动形象地讲解营养学问题。为扩大教育面还应尽量动员患者家属共同参与健康教育，共同促进家庭成员的健康。

三、营养健康教育的实践与研究

随着我国经济快速发展，国民生活水平逐步提高，人们对健康的期望值也相应增加，对生活品质与生命质量有了更高的要求。处于不同年龄段的人群，从儿童、青少年一直到成年人、中年人与老年人，都渴望了解和掌握营养与健康的相关知识。护理人员包括医院专科护士、社区护士、家庭护士都应学会设计各类调查问卷，对教育对象的营养学知识、态度和相关行为进行了解，收集这些信息后，还要加以分析，才能针对性开展营养健康教育。调查表的设计可参考表 7－1。

表 7－1　居民健康调查表

一、基本资料

姓名：_____　性别：_____　出生年月：_____　年级：_____

联系地址：_____　邮编：_____　电话：_____　手机：_____

二、选择填空　（选择请打√）

1. 饮食习惯(可多选)：

1) 喜好：谷类□　蔬菜□　水果□　肉类□　蛋类□　鱼虾□

豆类及豆制品□　奶类及奶制品□　油脂□　其他_____

2) 食物嗜好排序 ① _____　② _____　③ _____　④ _____　⑤ _____

3) 餐次：一日 3 餐 无零食□　一日 3 餐少量零食□　一日 3 餐大量零食□　一日＞3 餐□　一日＜3 餐□

零食种类排序 ① _____　② _____　③ _____　④ _____　⑤ _____

2. 运动情况（方式、每周持续时间，可多选多填）

步行_____小时/周　　跑步_____小时/周　　骑车_____小时/周

爬山_____小时/周　　游泳_____小时/周　　篮球_____小时/周

乒乓球_____小时/周　　羽毛球_____小时/周　　足球_____小时/周

室内健身_____小时/周　其他_____小时/周

3. 体重改变：增加□　减轻□　保持□

具体时间是：＜1 年□　1～3 年□　3～5 年□　＞5 年□

4. 对肥胖的认识：无所谓□　表明身体好□　说明营养好□　身体不好的表现□

肥胖后容易患病□　想减肥□　不想减肥□　其他_____

5. 家族史

	身高(cm)	体重(kg)	腰围(cm)	臀围(cm)	BMI
干预前					
干预后					

6. 您现患疾病 1. _____　2. _____　3. _____

处理方式：饮食控制□　运动干预□　药物□　医院门诊□　曾住院□　不处理□

7. 体检结果(以下由调查者填写)

	BP	TG	TC	HDL-C	LDL-C	FPG	2hPG	FINS	GHbA₁c
干预前									
干预后									

腹部 B 超	肝 脏	胆 囊
干预前		
干预后		

开展营养健康教育,应立足于项目制、团队制。要争取有一个可结合自己的专业、研究方向,预期能够成功解决某一问题的成熟项目,一个互相尊重、互相理解和支持,能不怕困难共同努力的层次合理的团队。营养问卷资料收齐后,数据要进行统计处理,进一步分析讨论,发现问题。团队中各成员可以分工,分别承担其中的一部分工作。问卷调查强调的是要坚持实事求是的精神,尊重每一个客观数据,然后对其进行分析研究。

营养健康教育的形式是多种多样的。现代社会正处于信息化的时代,健康教育者可以通过网络、个人博客、健康类杂志及社区的黑板报等对公众进行营养与健康的宣传教育。护士要学习撰写营养科普论文,并积极向相关的报社或健康杂志社投稿,有一定学术影响后,可以在某些健康栏目,如电视台、电台、报纸、杂志上推出自己的系列文章,主题可为营养与健康、营养与疾病、营养与长寿等。为便于读者学习,笔者提供曾刊登的科普文章供参考,详见附件 1、附件 2、附件 3。

附件 1:

糖尿病患者面对新年的丰盛餐桌怎么办?
(糖尿病患者新年五要)

岁月轮回,新年又要到了,春节期间中国人的传统习惯是探亲访友、串门,丰盛的餐桌就成了聊天叙情最好的场地。我国的糖尿病患者已达 4000 万。随着经济收入的提高,人民生活水平得以改善,糖尿病发病人数也在日益增长。面对节假日,糖尿病患者更应有自我保护意识,不能只讲感情、人情面子,不讲实情、病情,最终以高血糖或糖尿病的急性并发症而住院,结果过年高兴,过了年扫兴。

面对丰盛的菜肴糖尿病患者必须做到五要:

一要看清。即看清楚哪些菜自己可以吃。应看中清炒、清蒸之类清淡少油的食物,如香菇炒青菜、百合炒芹菜、炖本鸡、炖乌鸡、清蒸鱼等。

二要选好。选用自己喜欢的,对身体有益的菜肴。应选优质蛋白略高,膳食纤维较多的食物,如白斩鸡、牛肉、虾类、豆腐、豆腐干、蒸南瓜、煮玉米及各类素菜小炒。不能选油炸类,如炸鸡、熏鱼等。

三要适量。丰富的菜肴,令人眼花缭乱,心想什么都吃,而且吃个够,那肯定对身体有害而无利。简单一句话,在看清的前提下,各类菜可以吃一点,但都不能多吃,要有量的控制,要有品尝师的风度。

四要避免。令糖尿病患者困惑的还有餐桌上的饮料。由于糖尿病患者身体内的胰岛素分泌不足或胰岛素抵抗,对于含糖的饮料应该避免选用。要选茶类,以绿茶、菊花茶为宜,也可选矿泉水。对各种酒类也应该根据自己的身体状况,如有无合并高脂血症、高血压、脂肪肝及肝功能损害等情况,选择低度酒,适量喝一点。切莫为应酬干杯,一时喝进较多的酒,甚至酗酒,会导致生命危险。

五要品尝。糖尿病患者对水果的品尝,完全可以根据血糖的控制是否理想而选择。空腹血糖控制在 150mg/dL 时,可吃一点水果而少吃几口饭。一般选用含糖量较低的水果,如黄瓜、西红柿,对血糖影响会小些,再注意一下量的控制。如果吃含糖量高的水果如西瓜(其含糖量为 6% 左右),建议只吃一两。在此提醒糖尿病患者对选用水果的品种和量与自己的血糖升高关系需多做一点研究,以便能适度掌握吃水果的量。

总之,糖尿病患者在丰盛的餐桌上要避免高糖、高脂肪、高能量的食物。在过年前后及时检测自己的空腹血糖、餐后二小时血糖和血脂等水平。在做好饮食营养的同时,糖尿病患者还须做好自己的心理调整,要做到饱腹、眼福、口福的一致,吃得健康。还要重视在一顿丰富的餐后的运动。运动可以加强消化,减轻体重,改善胰岛功能,有利于疾病的康复。

附件 2:

糖尿病患者选择水果的诀窍

水果含有丰富的糖、矿物质和微量元素。市场上一年四季各类水果琳琅满目。每天吃些水果已经成为人们的良好习惯。

很多糖尿病患者因为糖代谢发生异常,血糖升高,故对水果敬而远之。有些医生对糖尿病患者还十分强调,甜食不能吃,水果也不能吃,以致糖尿病患者看见水果,想吃又不敢吃,在一定程度上出现了三种心态:第一种是严格遵守医生建议,决心戒断水果;第二种是喜欢的水果还是照吃不误,吃的数量还不少;第三种是期待在发生低血糖时,饱尝一顿水果,享受一下水果的滋味。

糖尿病患者到底能吃水果吗? 实际上这是一个不能以"可以"或者"不可以"来做简单回答的问题,因为每个糖尿病患者的病情都不尽相同,血糖水平也都不一样。即使一个人在不同的时间点,他的血糖水平也会有很大的差异。

糖尿病患者食用水果的诀窍有以下几点:

1. 宜选择含糖量低的水果

不同水果的含糖量是不一样的,患者宜选择含糖量较低的水果,如瓜果类的黄瓜、番茄,糖尿病患者可以较为随意地选用。每天 1 个番茄,1 根黄瓜,不仅可以享受水果之美味,还可以补充水分、维生素 C、维生素 B、胡萝卜素、钾、镁等营养素。如果选择西瓜,因为其含糖量为 6% 左右,可以选甜度低一点的部分,即靠近皮的这一边或颜色淡一点的西瓜,但是吃的量要限制。常见水果的主要营养素详见表 1。

表 1 常见水果的主要成分(每 100g 可食部分)

名　称	能　量 (kcal)	能　量 (kJ)	蛋白质 (g)	脂　肪 (g)	碳水化合物 (g)	膳食纤维 (g)
苹果(均值)	52	218	0.2	0.2	12.3	1.2
梨(均值)	44	184	0.4	0.2	10.2	3.1

续　表

名　　称	能　量 (kcal)	能　量 (kJ)	蛋白质 (g)	脂　肪 (g)	碳水化合物 (g)	膳食纤维 (g)
桃（均值）	48	201	0.9	0.1	10.9	1.3
葡萄（均值）	43	180	0.5	0.2	9.9	0.4
芦柑	43	180	0.6	0.2	9.7	0.6
柚（文旦）	41	172	0.8	0.2	9.1	0.4
菠萝	41	172	0.5	0.1	9.5	1.3
芒果	32	134	0.6	0.2	7.0	1.3
枇杷	39	163	0.8	0.2	8.5	0.8
西瓜	25	105	0.6	0.1	5.5	0.3
哈密瓜	34	142	0.5	0.1	7.7	0.2

2. 选低血糖指数的水果

这类水果适合糖尿病患者食用，因为它们在人体内吸收较慢，不容易过分刺激胰腺分泌胰岛素，较好地避免了吃水果易引起的高血糖现象。水果的数量应科学地给以限制。常见水果的血糖生成指数详见表2。

表 2　常见水果血糖生成指数

水果名称	血糖生成指数	水果名称	血糖生成指数
樱桃	22.0	葡萄	43.0
李子	24.0	柑	43.0
柚子	25.0	熟香蕉	52.0
鲜桃	28.0	猕猴桃	52.0
生香蕉	30.0	芒果	55.0
梨	36.0	菠萝	66.0
苹果	36.0	西瓜	72.0

注：1. GI＝血糖生成指数。

2. GI≥70 为高 GI 食物；GI 56～69 为中 GI 食物；GI≤55 为低 GI 食物。

3. 全日摄入水果的能量应计算在总能量内。水果因品种不同，其含的能量高低是不同的。糖尿病患者选用水果所含的能量应包括在全天的总能量之内，这将有利于血糖的稳定。不应该额外增加一份水果使能量超标而升高血糖。

4. 根据血糖水平选择水果。糖尿病患者的血糖水平控制在良好的范围时，可以摄入适量的水果。在选择水果品种时，要科学、合理：① 避免选择含糖量高与血糖指数较高的水果；② 避免选择单一的品种。所选水果的颜色、品种要多样化。水果类可以交换食用，也可以多种水果合理搭配。糖尿病患者要有品尝师的风度，避免一次性盲目吃较多量的水果。一般空腹血糖在 150mg/dL 以下选水果更为安全。总之，糖尿病患者食用水果记住四句话：总能量控制，不绝对禁用，搭配合理化，血糖可稳定。希望糖尿病患者能够根据个人的血糖水平科学地享用水果。

附件 3：

糖尿病患者怎样科学饮用牛奶

糖尿病患者正确饮用牛奶是十分重要的科学行为。牛奶营养丰富，可称较完美的食品，曾被推荐为最理想的天然食品之一。牛奶含有水分、蛋白质、脂肪、维生素和矿物质等营养素，能给糖尿病患者提供较多的人体必需营养成分，有利于身体的康复与长寿。牛奶的营养成分详见下表：

牛奶的营养成分（每 100g 含量）

成　分	含　量	成　分	含　量
碳水化合物	5g	硫胺素	0.02mg
蛋白质	3.1g	烟酸	0.13mg
脂肪	3.2g	叶酸	0.13mg
钙	85mg	核黄素	0.10mg
磷	87mg	维生素 A	28μgRE
铁	0.10mg	胆固醇	3mg

牛奶中的蛋白质主要是酪蛋白、乳白蛋白、乳球蛋白等，含有人体必需的 8 种氨基酸。牛奶的必需氨基酸含量及构成与鸡蛋相近，它的消化吸收率高达 87%～89%。牛奶脂肪是高质量的脂肪，不仅品质好，其吸收率更在 95% 以上。另外，牛奶中所含的半乳糖和乳糖，是最容易消化吸收的糖类。牛奶中含钙较高，一般 1mL 牛奶含有 1mg 钙。"中国居民营养与健康状况调查"指出：中国人均膳食中钙的摄入量为每人每天 390mg，城市人群为 439mg，农村人群为 371mg。糖尿病患者缺钙的问题同样存在。老年糖尿病患者普遍有骨质疏松，容易导致骨折事件的发生，尤其在冬季大雪之后，骨折患者急剧增加，所以糖尿病患者应该重视补钙。牛奶还含有丰富的乳清酸，不仅能抑制胆固醇沉积于动脉血管壁，还能抑制人体内胆固醇合成酶的活性，从而减少胆固醇的产生。

哈佛公共卫生学院一项最新研究显示，女性多摄入低脂乳制品可以降低 2 型糖尿病的发病率。研究人员对 3.7 万名健康女性进行了饮食习惯的调查。她们平均年龄为 55 岁左右，在调查开始时均无糖尿病。问卷大约涵盖了 130 种食物和饮料，包括脱脂牛奶、全脂牛奶、乳酸菌、果汁牛奶冻、白干酪、冰淇淋和酸乳酪等，以及钙制品的摄入情况。经过 10 年的跟踪调查后发现，那些经常食用低脂乳制品的女性，患糖尿病的比例低于很少摄入乳制品及摄入高脂乳制品的女性。

糖尿病患者应该适度喝低脂牛奶，过量饮用高脂牛奶易导致动脉硬化等疾病。研究发现牛奶中含有的酪蛋白经代谢生成半胱氨酸，可沉积于血管壁上损害其弹性，容易导致血管硬化、管腔狭窄乃至阻塞，从而产生脑梗死等疾病。过量饮用牛奶还易诱发老年性白内障。

糖尿病患者饮用牛奶时不能加白糖或红糖，否则会导致血糖的迅速升高而加重病情，影响糖尿病的治疗效果。另外，因为红糖含有一定的草酸，会使牛奶中丰富的蛋白质发生凝胶或沉淀，不仅会引起腹胀，而且会影响人体对铁、铜微量元素的吸收，容易发生"牛奶性贫血"。

糖尿病患者每天饮用牛奶的时间应根据各自的习惯而定。如在早晨饮用，最好和其他食品同时进食,可以起到营养素互补的作用。少数糖尿病患者饮用牛奶后因体内缺乏乳糖酶而容易发生腹胀、腹痛或肛门排气增加,可以少量多次饮用或把牛奶稍加热后再饮用以减轻症状。如果不习惯喝牛奶,可以每天摄入 250mL 的豆浆或豆奶。

最近,有关报道引起的牛奶致癌风波是某些人对医学、营养学、毒理学、流行病学认识有限,理解不妥而致。《中国居民膳食指南》第 3 条明确指出"常吃奶类、豆类或其制品"。但我们要重视饮用牛奶量的问题,不能因牛奶营养价值高,是天然食品,就可以每天大量食用。牛奶的质量还直接与喂养的饲料相关。如吃大草原的青草与吃干稻草或添加了某些元素饲料的奶牛产的牛奶是有差别的。糖尿病患者多为 2 型糖尿病,以老年人为多,同时伴有不同程度的高脂血症、高血压、脂肪肝等,建议经常选用低脂牛奶,每次 200mL 左右。喝牛奶的时间以白天为好,可在用餐时补充,也可在餐间补充。少数人自觉在睡觉前喝牛奶有助睡眠,也未尝不可,但糖尿病患者睡前喝牛奶是不提倡的,这在不同程度上会影响血糖、血脂及体重的控制。

（张爱珍）

第八章

营养护理案例分析

第一节　1型糖尿病合并白内障

一、案　例

患者,女,60岁,农民。因"反复口干、多尿、多饮40年,左眼视物模糊3月"入院。患者20年前诊断为"1型糖尿病",病后注射普通胰岛素治疗,每日用量不详。近三年规律注射胰岛素治疗(三餐前半小时注射常规优泌林16 IU、16 IU、12 IU,睡前半小时注射中效优泌林10 IU)。自称平时不吃甜食,很少监测血糖。3月前患者出现左眼视物模糊,当时曾指测一次空腹血糖10mmol/L,未有特殊诊治。3月来视物模糊无明显缓解,遂于我院就诊。已绝经8年。

查体:身高162cm,体重60kg,神智清,全身浅表淋巴结未扪及肿大,皮肤、巩膜无黄染,心肺未见异常,肝脾肋缘下未触及,双下肢无水肿,足背动脉搏动有力。眼科查体:VOS 0.04,－3.5DS＝0.15,VOD 1.0,眼压13.0/14.3mmHg(1mmHg＝0.133kPa)。左眼光定位正常,红绿辨色佳,结膜无充血,角膜透明,前房深,房水清,瞳孔正大等圆,对光反射灵敏,晶体皮质楔形混浊,核深黄色混浊,后囊下点状混浊,散瞳后眼底模糊,网膜平伏,黄斑不能窥清,右眼无异常。

实验室检查:随机指测血糖13.5mmol/L;C-肽(C-P)释放试验:空腹0.26ng/L,1h 0.26ng/L,2h 0.38ng/L,3h 0.33ng/L;尿糖(＋＋＋),血常规、肝肾功能均正常。

二、分析思路

(一)临床特点

该患者为老年女性。已有40年的1型糖尿病病史,根据病史、查体以及实验室资料,诊断"1型糖尿病、白内障"已明确。目前患者出现左眼视物模糊而就医。

人体眼球瞳孔后方有一个透明的、富有弹性的、前后双突扁圆形且有很强屈光力的组织,称为晶状体。它借晶状体悬韧带悬挂于睫状突环间并通过改变晶状体的突度把进入眼内的光线聚焦在视网膜上,使眼睛能够看清楚周围的东西。一旦由于某种原因引起晶状体浑浊,影响视力,则称为白内障。根据白内障的致病原因,可分为先天性白内障和后天性白内障两大类,而后者又分为老年性白内障、代谢性白内障（主要是糖代谢紊乱性白内障）、辐射性白内障、药物性白内障、外伤性白内障、后发/继发性白内障以及并发性白内障等。

糖尿病患者血糖增高，房水葡萄糖含量增高弥散至晶状体，达到一定程度激活醛糖还原酶和还原型辅酶Ⅱ，使葡萄糖还原为山梨醇，山梨醇积聚使晶状体内高渗水肿，最终晶状体蛋白变性混浊。糖尿病性白内障典型改变是赤道部及晶状体囊膜下斑片状混浊，最终形成乳白色皮质性白内障。巴巴多斯眼病研究（Barbados Eye Study）（$n=4314$）发现 14％ 的晶状体改变，主要是皮质混浊，可归因于糖尿病。高血压和腹部肥胖也与晶状体皮质浑浊的危险性增加相关，但是显著意义的程度稍低。非洲裔美国人糖尿病、高血压和腹部肥胖的患病率高也可以部分解释他们皮质性白内障发生率是高加索美国人的 4 倍这一现象。在北欧坝眼病研究中发现，糖尿病患者糖化血红蛋白水平增高也是白内障的危险因素。

（二）临床问题

1. 老年性白内障

老年性白内障是一种可复明的眼病，是世界上致盲性眼病的首位。其发病年龄严格地说并无界限，随着年龄增长而逐渐向病理方向改变。调查发现，我国 40 岁以上该疾病患病率为 18.58％，到 80 岁时为 100％。随着人口老龄化，老年性白内障的防治已成为被社会广泛关注的问题。

糖尿病性白内障发生于老年人，因其晶状体内醛糖还原酶活性较成年人低，故发展比较缓慢，同时常与老年性白内障并存，又称之为糖尿病老年性白内障。本病例即属于糖尿病老年性白内障。

关于白内障的发病机制，目前尚无共识。年龄相关性白内障发展与多种因素有关，如年龄、性别、辐射（可见光、紫外线和 X 射线）、氧化、外伤、饮食和药物等，也可能与免疫反应和生长因子受损有关。Ottonello 等通过流行病学调查发现，平时补充具有抗氧作用的维生素 C、维生素 E、胡萝卜素或补充复合维生素的老年人群，发生白内障的几率相对较低。另外，临床定向训练患者（随机取得）发现服用多种维生素等抗氧化剂的人群延缓了白内障的发生。中国林县白内障研究资料表明，65～74 岁的人群补充多种维生素和微量元素如维生素 C、维生素 E、β-胡萝卜素和硒、钼等可减少白内障的发生，但该研究是在一个严重营养缺乏的人群中进行，所以限制了这一结果的普遍适用性。另外一项人群研究（$n=3684$）发现，自述使用多种维生素或者使用任何包含维生素 C 或维生素 E 的补充品制剂超过 10 年的受试者，5 年内发生白内障的风险降低了 60％。

2. 白内障与营养

维生素可延缓白内障发生和发展的资料大多来自国外流行病学调查，由于他们采取的调查方法和研究人群的居住区域不同，获得的结果也有一定差异，但大多数研究认为长期服用多种维生素或维生素 C、维生素 E 等具有延缓白内障发展的作用。合理的饮食营养指导对于糖尿病或白内障患者都不容忽视，对合并有白内障的糖尿病患者更为重要。

三、营养护理

（一）营养学原则

1. 饮食计算

根据患者的性别、年龄、身高、体力活动强度等资料，计算出理想体重，评价体形，计算出全日能量供给量;查表 8-1 确定碳水化合物、蛋白质和脂肪的供给量,再根据各营养素的单位产能值,计算出三大产能营养素的量;根据患者饮食习惯,在各餐次中合理分配。

理想体重:理想体重=身高(cm)-105=162-105=57kg

总能量:该患者从事手工制作,属轻体力劳动,供能以 30kcal/kg 为宜,57kg×30kcal/kg=1710kcal

该患者血糖、尿糖均偏高,碳水化合物、蛋白质和脂肪供能可按表 8-1 分别占总能量的55%、18%、27%。它们的供能系数分别是 4、4、9kcal/g。

碳水化合物供给量:(1710×55%)÷4=235.12g

蛋白质供给量:(1710×18%)÷4=76.95g

脂肪供给量:(1710×27%)÷9=51.3g

该患者全日饮食中应供给碳水化合物约235g,蛋白质约77g,脂肪约51g。

根据本例患者饮食习惯,主食量分成 3 餐,早、午、晚餐比例分别为 1/5、2/5、2/5。

表 8-1　糖尿病膳食分型

分　型	碳水化合物(%)	蛋白质(%)	脂肪(%)
轻型糖尿病	60	16	24
血糖尿糖均高	55	18	27
合并高胆固醇	60	18	22
合并高甘油三酯	50	20	30
合并肾功能不全	66	8	26
合并高血压	56	26	18
合并多种并发症	58	24	18

2. 并发白内障的患者的营养补充

(1)补充富含维生素 C 的食物:维生素 C 在体内作为一种强有力的抗氧化剂,可以保护其他抗氧化剂的活性,包括维生素 A 和维生素 E 及必需脂肪酸,同时能清除晶状体内的自由基。当体内维生素 C 达饱和程度时,血浆维生素 C 含量在 1.0~1.4mg/dL。中国营养学会建议我国青少年和成年人的维生素 C 推荐摄入量(RNI)为 100mg/d。维生素 C 的主要食物来源为新鲜蔬菜和水果,如青菜、韭菜、菠菜等深色蔬菜,以及柑橘、红果、柚子等水果。苋菜、刺梨、沙棘、猕猴桃、酸枣等含量尤其丰富(见表 8-2)。动物性食品和奶类中维生素 C 含量不多。

表 8-2　常见食物维生素 C 含量(mg/100g)

食品名称	维生素 C	食品名称	维生素 C
柚(广东)	110	西兰花	51
山楂	89	青菜	45
枣(山东)	88	荔枝	41
柿子椒	72	橙	33
猕猴桃	62	柿(江西)	10~30
苦瓜	56	草莓	5

（2）补充富含维生素 E 的食物：维生素 E 是机体内重要的非酶性抗氧化剂，与超氧化物歧化酶（SOD）、谷胱甘肽过氧化物酶（GPX）等一起构成体内抗氧化系统，保护生物膜上多不饱和脂肪酸、细胞骨架及其他蛋白质的疏基免受自由基攻击。同时维生素 E 可抑制体内胆固醇合成限速酶（β-羟基-β-甲基戊二酸单酰辅酶 A 还原酶）的活性，从而降低胆固醇水平。维生素 E 在自然界中分布甚广，维生素 E 含量丰富的食物有：植物油、麦胚、硬果、种子类、豆类及谷类、蛋类、鸡（鸭）肫、绿叶蔬菜、肉、鱼等动物性食品。详见表 8-3。

表 8-3　常见食物的维生素 E 含量（mg/100g）

食物名称	维生素 E	食物名称	维生素 E	食物名称	维生素 E
胡麻油	389.9	花生油	42.06	核桃（鲜）	43.21
豆油	93.08	茶油	27.90	油豆腐	24.70
棉子油	86.45	色拉油	24.01	螺	20.70
芝麻油	68.53	樱桃	2.22	花生仁（生）	18.09
菜子油	60.89	芹菜	2.21	小豆（赤豆）	14.36
葵花子油	54.6	鹅蛋黄	95.7	黑木耳（水发）	7.51
玉米油	51.94	葵花子仁	79.09	栗子（鲜）	4.56

（3）补充富含硒的食物：硒是谷胱甘肽过氧化物酶的组成成分，该酶能催化过氧化氢还原为水，消除脂质氢过氧化物，阻断活性氧和自由基的致病作用，保护细胞膜和细胞，防止过多的过氧化物损害机体代谢。硒进入人体后绝大部分与蛋白质结合，称为含硒蛋白。其中由 mRNA 上的三联密码子 UGA 编码的硒半胱氨酸掺入的蛋白质另称为硒蛋白。目前认为硒蛋白具有抗氧化、调节甲状腺激素代谢和维持维生素 C 及其他分子还原态等生理功能。同时补硒还可减少视网膜上氧化损伤，提高视力。我国科学家在 20 世纪 80—90 年代对硒的安全摄入量范围进行了深入细致的调查研究，提出了硒的推荐摄入量，该数据已为国际营养学界广泛采用。2000 年中国营养学会建议成年人的硒 RNI 为 $50\mu g/d$，UL 为 $400\mu g/d$。海产品和动物内脏是硒的良好食物来源，如鱼子酱、海参、牡蛎、蛤蜊和猪肾等。食物中的硒含量随地域不同而异，特别是植物性食物的硒含量与地表土壤层中硒元素的水平有一定的关系。

（4）补充富含维生素 B_2 的食物：维生素 B_2 具有很强的抗氧化作用，其代谢产物作为谷胱甘肽还原酶的辅酶，具有维持还原型谷胱甘肽的正常生理浓度、清除脂质过氧化物的作用。应在饮食中增加富含维生素 B_2 的食品，如奶类、蛋类、动物内脏、豆制品及蔬菜等。

（二）选择营养食谱

参考食物成分表设计全日食谱，食谱举例详见表 8-4 所示。

表 8-4　1 型糖尿病合并白内障患者食谱举例（仅供参考）

用餐时间	内　容	食　物	重　量
7:00	牛奶	牛奶	250mL
	花卷	面粉	50g
11:00	蘑菇炖鸡块	蘑菇	100g
		鸡块	100g

续　表

用餐时间	内　容	食　物	重　量
	苦瓜炒鸡蛋	苦瓜	200g
		蛋	55g
	菠菜汤	菠菜	200g
	米饭	大米	50g
17：00	清炖鲳鱼	鲳鱼	150g
	芹菜炒胡萝卜片	芹菜	200g
		胡萝卜	100g
	西红柿汤	西红柿	200g
	米饭	大米	50g
	全日烹饪油		6g

注：该食谱含碳水化合物 261.5g,蛋白质 86.5g,脂肪 51.5g,总热量 1787kcal,维生素 B_2 1.53mg,维生素 C 308.5mg,维生素 E 20.3mg,硒 63.1μg/d。

四、营养护理提示

白内障在我国老年人群中并不少见,在老年糖尿病人群中更是常见。目前临床治疗以手术为主,在尚未具备手术适应证时,应加强营养治疗。在提供一定热量及营养成分的前提下,以适当途径补充维生素 C、维生素 E、维生素 B_2、硒等营养素,能在一定程度上延缓白内障的发生和发展。

第二节　1型糖尿病合并缺铁性贫血

一、案　例

患者,女,29岁,家庭妇女。以"口干、多饮、消瘦 10 年、头晕乏力 3 月"入院。患者 18 岁诊断为"1型糖尿病",长期注射胰岛素治疗。平时比较注意饮食控制,空腹血糖常波动 6.5～10.6mmol/L,餐后 2h 血糖波动 12.2～16.0mmol/L。入院 1 月前安装胰岛素泵治疗,每日总剂量 30IU。3 月前患者出现头晕、乏力,到当地医院查血常规提示血红蛋白偏低(具体不详),未予特殊处理。3 月来头晕乏力反复发作,遂于我院就诊。平素月经规则,量不多。

查体：身高 158cm,体重 43kg,神智清,精神不振,重度贫血貌,全身浅表淋巴节未扪及肿大,皮肤、巩膜无黄染,结膜苍白,胸骨无压痛,心肺听诊无异常,肝脾肋缘下未及,双下肢无水肿,足背动脉搏动有力。

实验室检查：随机指测血糖 12.1mmol/L；C -肽(C - P)释放试验：空腹 0.24ng/L,1h 0.26ng/L,2h 0.42ng/L,3h 0.37ng/L；血常规：WBC 6.54×10^9/L, HGB 62.0g/L, PLT

$200×10^9/L$, MCV 57.9fl, MCH 16.2pg; 网织红细胞 1.5%; 骨髓检查提示缺铁性贫血, 内外铁阴性; 大便隐血试验、肝肾功能均正常。

二、分析思路

(一) 临床特点

1. 患者为青年女性。根据病史、体检以及实验室资料可以诊断为"1 型糖尿病"。按其身高 158cm 计算, 标准体重应为 53kg, 其实际体重 43kg, 体重指数 $17.22kg/m^2$, 为体重不足。

2. 患者合并中度缺铁性贫血。缺铁性贫血是一种常见的营养缺乏症, 至今仍是世界各国的公共健康问题。缺铁性贫血主要原因有: ① 铁摄入不足: 可分为因饮食行为不良致摄入不足和因疾病摄入不足两种。② 铁丢失过多: 主要是由一些能引起慢性失血的疾病所致。③ 铁需要量增多: 主要见于妊娠和哺乳期妇女。该患者长期严格控制饮食, 长期铁摄入不足是导致其贫血的主要原因。

(二) 临床问题

该患者病史中未涉及饮食营养治疗, 这是临床中存在的常见问题。贫血必须提倡标本兼治, 方能收到预期效果, 若只单纯补充铁剂而忽视病因治疗, 将不利于患者的治疗与康复。糖尿病患者因长期控制饮食, 营养素缺乏较为普遍, 更应加强个性化的营养健康教育和指导。另外, 社区的慢性病管理要建立社区各类人群的健康档案, 并定期随访相关疾病与实验室指标, 根据患者的病情进行个性化指导与动态健康管理。

三、营养护理

(一) 营养学原则

1. 饮食计算

根据患者的身高、性别、年龄得出理想体重, 再参考理想体重、工作性质和患者原来的饮食习惯, 计算出每日所需总能量。然后根据碳水化合物、蛋白质、脂肪应占全日能量的百分比分别计算各自能量值, 再根据各营养素的单位产能值, 最终计算三大产能营养素的食物量。

理想体重: 158-105=53kg

总能量: 该患者为家庭妇女, 轻体力劳动, 供能以 30kcal/kg 为宜, 53kg×30kcal/kg =1590kcal

碳水化合物: 按占总能量的 60% 计算, 1590kcal×60% =954kcal, 954kcal÷4kcal/g= 238.5g

蛋白质: 53kg×1g/kg=53g, 53g×4kcal/g=212kcal

脂肪: 1590kcal-(954+212)kcal =424kcal, 424kcal÷9kcal/g=47.1g

该患者全日饮食中应供给碳水化合物约 239g, 蛋白质约 53g, 脂肪约 47g。

2. 食物选择

碳水化合物的选择主要考虑主食的成分与量。需注意同样是碳水化合物食物, 但会因食物品种不同, 对升高血糖的影响也不同。糖尿病患者应选中低血糖指数的食物, 如粗加工谷类中的大麦、硬质小麦、通心面、黑米、荞麦、强化面条、玉米面粥、稻麸等, 干豆类及其制品如绿豆、蚕豆、扁豆、四季豆等,乳类及其制品如牛奶、酸奶、奶粉等,薯类如粉条、藕粉等。在考虑蛋白质总需要量时,必须同时考虑蛋白质的质量。蛋白质的供给,除了谷类食物中的蛋白质(含蛋白质 6% ~ 10%)外,还应有一定比例的动物性蛋白与豆类蛋白,一般要求动物性蛋白应占蛋白质总量的 30% ~ 50%,豆制品中的蛋白质虽属植物蛋白,但相对于谷类和蔬菜,它所含的必需氨基酸仍较多,也属优质蛋白质。此外,大豆蛋白富含可溶性膳食纤维、异黄酮、钙、维生素等,有助于降低血糖,增加组织对胰岛素的敏感性,减少胰岛素的需要量,有利于糖尿病的治疗。在考虑脂肪需要量时,必须关注动物性脂肪和植物性脂肪的比例。动物性脂肪除鱼油外均富含饱和脂肪酸,摄入过多可导致血清胆固醇和甘油三酯增高,胰岛素敏感性下降;植物油富含不饱和脂肪酸,在体内能帮助胆固醇转运,并在一定程度上改善糖尿病患者的胰岛素敏感性,但过量摄入亦对机体不利。

3. 三餐能量分配

该患者目前使用胰岛素泵治疗,其一日三餐的能量分配可分别为 1/3、1/3、1/3。接受胰岛素治疗的糖尿病患者,为预防出现低血糖,亦可在三餐外加 3 次点心(上午、下午及睡前),能量分配为三餐各 2/10、2/10、3/10,三次点心再分别给予 1/10。若不习惯上午进食点心者,可在睡前给予 2/10,以防夜间低血糖。

4. 合并缺铁性贫血的患者除需要注意蛋白质、脂肪和碳水化合物等营养素外,还需补充与贫血相关的营养素,以达到纠正贫血的目的。

(1)补充富含铁的食物:人体铁的来源主要来自食物,包括动物性食物中的血红素铁和植物性食物中的非血红素铁或离子铁。动物性食物比植物性食物含铁丰富且易于吸收,如肉类、鱼类、家禽类铁的吸收率可达 20% ~ 25%,蛋类、谷类、硬果类、豆类和其他蔬菜中铁的吸收率只有 1% ~ 5%,如菠菜中的铁吸收率只有 2% 左右。因此,补铁应以富含血红素铁的食物为佳。常见含铁丰富的食物有:发菜、蘑菇、黑木耳、动物肝脏、动物血等。常见食物铁含量详见表 8 - 5。

表 8 - 5　常见食物铁含量

食物名称	铁	食物名称	铁
蘑菇(干)	51.3	芝麻酱	58.0
黑木耳	97.4	芹菜(茎)	11.2
发菜	85.2	豆腐干	23.3
鸭	30.5	紫菜	54.9
蛏干	88.8	猪(瘦)肉	3.0
香菇(干)	10.5	猪血	8.7
猪肝	22.6	鸡蛋	2.3
黄豆	8.2	菠菜	2.9

(2)补充富含维生素 C 的食物:维生素 C 能使三价铁还原成易吸收的二价铁,而且能与铁络合成不稳定的抗坏血酸亚铁,并能使铁从其他结合物中释放出来,促进食物中铁的吸收。维生素 C 与含非血红素铁的食物一起食用,人体对铁的吸收率可增加 2 ~ 3 倍。维生素 C 主

要存在于植物性食物中。常见富含维生素 C 的水果有鲜枣、猕猴桃、草莓、橙、山楂、鲜桂圆、鲜荔枝、橘、柚、柠檬、桃、杏、砀山梨等;常见富含维生素 C 的蔬菜有油菜、芹菜、生菜、豆芽菜、苦瓜、西红柿等。

（3）补充富含维生素 B_2、维生素 B_{12} 和叶酸的食物:维生素 B_2 缺乏可能通过影响小肠中 NADH—FMN 氧化还原酶(铁蛋白还原酶)活力而影响铁代谢,从而影响铁的吸收。维生素 B_{12} 和叶酸是红细胞发育不可缺少的营养物质。常见富含维生素 B_2 的食品有奶类、蛋类、动物内脏、豆制品及蔬菜等;富含维生素 B_{12} 的食品多为动物性蛋白,如肝肾、瘦肉、鱼、贝类、家禽及牛奶等;富含叶酸的食物有肝、肾、豆类、全谷类及绿叶蔬菜等。

（4）其他注意事项:蛋白质在消化过程中所释放的半胱氨酸、赖氨酸、组氨酸等可与铁形成螯合物,促进铁吸收。半胱氨酸还有与维生素 C 类似的作用,可协助非血红素铁还原促进吸收。但蛋白质摄入过多不利于血糖控制和并发症预防。近年来动物实验和临床研究证明,高蛋白质摄入可加剧糖尿病患者早期肾小球高滤过,促使糖尿病肾病发生。胃酸和酸性食物能促使三价铁还原为二价铁,适当吃些酸性食物,如酸牛奶、酸菜、酸枣、西红柿、杨梅、杏等有利于铁的吸收。茶叶中含有的鞣酸、草酸以及咖啡和茶叶中的咖啡因,均会影响食物中铁的吸收,因此该患者应避免或尽量少食用。另外,钙、磷过多摄入也会影响铁的吸收。

(二) 选择营养食谱

参考食物成分表设计全日食谱,食谱举例详见表 8-6 所示。

表 8-6　1 型糖尿病合并缺铁性贫血患者食谱举例(供参考)

用餐时间	内　容	食　物	重　量(g)
7:00	淡豆浆	豆浆	150
	刀切馒头	富强粉	75
	煮鸡蛋	鸡蛋	50
11:00	猪肝炒木耳	猪肝	40
		木耳	20
	青菜炒豆腐干丝	青菜	100
		豆腐干	20
	凉拌西红柿	西红柿	100
	米饭	大米	80
17:00	牛肉炖蘑菇	牛肉	25
		蘑菇	100
	炒韭菜	韭菜	100
	银耳汤	银耳	50
	挂面	面条	100
加　餐		黄瓜	100
加　餐	藕粉		80
	肉松		20

注:该食谱另加全日烹调用茶油 25g。食谱含碳水化合物 237.6g,蛋白质 65.69g,脂肪 43.43g,总热量 1603kcal,铁 38.99mg。

四、营养护理提示

缺铁性贫血在临床及社区人群中多见,在糖尿病人群中也是多见的合并症,纠正糖尿病患者合并缺铁性贫血,必须根据患者病理及生理状况,在科学设定各能量及各营养成分的前提下,合理补充引起缺铁性贫血的铁及相关营养素,从而达到控制血糖和纠正贫血的双重目的。

第三节 2型糖尿病合并肝硬化

一、案 例

患者,男,48岁,农民。主诉:反复乏力10年余,腹胀2月余。患者10余年前渐出现乏力,易疲劳,无明显发热、畏寒,无纳差、恶心,无腹痛、腹泻。体检发现 HBsAg 阳性,HBeAb阳性,HBcAb 阳性,但未予正规治疗。患者2年前因牙龈、鼻出血,伴双下肢瘀斑,就诊当地医院,诊断为"过敏性紫癜",B 超发现慢性肝病改变,使用激素治疗2月后复查 B 超提示"肝硬化"。1年前查血"乙肝病毒 DNA 定量为 7.8×10^6 拷贝/mL",遂开始服用"拉米呋啶"。患者尿色无明显变深,无皮肤瘙痒。2月前渐出现腹胀,进食后明显,伴腹围增大、纳差、乏力,尿量尚可,无双下肢水肿。现要求进一步诊治来医院就诊。

查体:身高165cm,体重53kg,T 36.7℃,P 90次/min,R 20次/min,BP 110/66mmHg,贫血貌,皮肤、巩膜无黄染,心率90次/min,律齐,各心瓣膜区未闻及血管杂音,双肺听诊无殊,腹部膨隆,右上腹轻压痛,无反跳痛,肝脏未及,脾脏肋下一横指,肠鸣音5次/min,腹部扣诊移动性浊音(+),双下肢无水肿,神经系统检查阴性。

实验室检查:血常规:WBC 8.2×10^9/L,N 70%,RBC 3.2×10^{12}/L,Hb 9.3g/dL;血生化:白蛋白 3.2g/dL,球蛋白 3.5g/dL,GPT 76U/L;空腹血糖 8.3mmol/L(150mg/dL),餐后2h 血糖波动于 12.8～15.6mmol/L(230～280mg/dL)之间,糖基化血红蛋白(HbA1c)9.1%,血 GAD 抗体(-);肾功能:肌酐 110μmol/L,尿素氮 5.2mmol/L;乙型肝炎病毒标志物:HBsAg(+),HBeAb(+),HBcAb(+);血 AFP(-);B 超示:肝硬化,脾肿大,有中等量腹水。

二、分析思路

(一)临床特点

该患者为中年男性,空腹血糖 8.3mmol/L(150mg/dL),餐后2h 血糖波动于 12.8～15.6mmol/L(230～280mg/dL)之间,糖基化血红蛋白(HbA1c)9.1%,血 GAD 抗体(-),询问家族史得知其母亲为2型糖尿病患者。结合患者的发病年龄、临床症状、实验室检查和家族史可以诊断为2型糖尿病。有相当一部分糖尿病患者平时无相关症状,体检时发现血糖升高才诊断为糖尿病,该患者即属于这种情况。另外,肝硬化患者由于肝功能下降,肝对胰岛素灭活减少,糖尿病患病率增加。临床上 60%～80%的肝硬化患者存在葡萄糖耐量异常,15%～

20％的患者最终可发展为肝源性糖尿病。该患者无法判断糖尿病的发病原因,其高血糖可能是2型糖尿病及肝硬化两者共同作用的结果。糖尿病的治疗包括一般治疗、饮食治疗、口服降糖药治疗和胰岛素治疗。其中饮食治疗是基础,不论糖尿病为何种类型、病情轻重、有无并发症、是否应用药物治疗,都应长期严格执行饮食治疗。该患者病史中未提及对糖尿病的治疗。

(二) 临床问题

1. 核定患者标准体重

该患者身高165cm,标准体重应为60kg,但患者实际体重53kg,体重指数19.47kg/m²,体重偏轻。该患者属于消瘦型糖尿病,消瘦原因是胰岛素分泌绝对或相对不足,靶细胞对胰岛素敏感性降低,体内糖、脂肪、蛋白质代谢紊乱。体重较轻或消瘦型糖尿病患者,更要加强饮食营养治疗,否则可能会导致蛋白质热能营养不良,其危害性可能更甚肥胖型糖尿病。因此,糖尿病患者应根据理想体重摄入足量营养素,不应采取饥饿疗法。

2. 规范治疗肝硬化

根据患者病史、查体及实验室资料可诊断为肝硬化。现患者有全身乏力、纳差、鼻出血、牙龈出血、皮肤紫癜及贫血、脾大、中等量腹水等肝功能减退和门静脉高压症的表现,应属于肝硬化肝功能失代偿期。肝硬化患者肝功能减退,肝合成白蛋白减少可致低蛋白血症;门静脉高压引起胃肠道充血水肿,胃肠运动功能失调,患者可出现食欲减退、腹胀、腹泻等消化系统表现;由于长期少量出血以及食管胃底静脉曲张破裂出血、细菌性腹膜炎等并发症的发生,使患者的营养状况和肝功能进一步恶化,导致生存率下降。因此,对肝硬化患者进行有针对性的饮食营养支持治疗是非常必要的。

三、营养护理

肝硬化是各种慢性肝病发展的晚期阶段,是常见病。肝硬化患者由于肝功能下降,肝对胰岛素灭活减少,可使糖尿病发病可能性增加;再加上近年来糖尿病的发病率呈逐年上升趋势,肝硬化合并糖尿病的患者也越来越多。饮食营养护理是肝硬化和糖尿病两种疾病的治疗基础,临床上应该加以重视。

(一) 营养学原则

1. 饮食计算

建议该患者每天至少进食3餐,且定时定量。可在正餐之间适量加餐,加餐量应从原3餐总量中分出,不可另外加量。食物应以细软、易消化、少产气的软食为主,避免进食粗糙、坚硬的食物,以免引起大出血。该患者所需的总能量和三大产能营养素计算过程如下:

理想体重:165－105＝60kg

总能量:60kg×35kcal/kg＝2100kcal

碳水化合物:按占总能量的60％计算,则为2100×60％＝1260kcal,1260kcal÷4kcal/g≈315g

蛋白质:60kg×1.2g/kg＝72g,72g×4kcal/g＝288kcal

脂肪:2100kcal－(1260kcal＋288kcal)＝552kcal,552kcal÷9kcal/g≈61g

2. 碳水化合物、蛋白质、脂肪按比例供给,保持平衡饮食

(1) 蛋白质:80％～100％的肝硬化患者存在不同程度的营养不良,而且80％的患者为蛋白

质和(或)能量不足。因此,肝硬化患者可适当增加蛋白质摄入,蛋白质供给可达 $1.5g/(kg \cdot d)$。适量蛋白质有利于保护肝细胞,促进损坏的肝细胞的修复和再生,对有腹水或水肿者更应注意补充。糖尿病患者由于体内糖异生旺盛,蛋白质消耗量大,也应保证蛋白质足量摄入。该患者目前肾功能正常,同时存在糖尿病和肝硬化,蛋白质可按 $1.2g/(kg \cdot d)$ 供给。但要注意,肝性脑病是肝硬化最严重的并发症,也是最常见的死亡原因,氨是促发肝性脑病最主要的神经毒素,而消化道是氨产生的主要部位。如蛋白质摄入过多,经肠道细菌分解产生氨增加,肝功能衰竭时肝脏对氨的代谢能力明显减退,使血氨增高,可诱发肝性脑病。因此,肝功能严重减退的患者,不应过多摄入蛋白质,且摄入蛋白质应以植物性蛋白为好,因其含能够产生假性神经递质的芳香族氨基酸较少,且所含的膳食纤维被肠道细菌酵解产酸有利于氨的排出。临床上常通过静脉输入足量白蛋白以改善患者的低蛋白血症,增强机体免疫力,并维持有效血容量,防止电解质紊乱。

(2)碳水化合物:当肝脏有充分的糖原储备时,能防止毒素对肝细胞的损害。每日供给碳水化合物的量以占总能量的 $60\% \sim 65\%$ 为宜。人体如摄入碳水化合物不足,体内供能则需动用脂肪和蛋白质,一旦体内酮体产生过多且不能被充分利用时,易引起酮症酸中毒。

碳水化合物主要由主食提供。选择主食时应尽量选用低血糖指数的食物,以延缓糖尿病并发症的发生和发展。血糖指数 $\leqslant 55$ 为低血糖指数食物;$56 \sim 69$ 为中等血糖指数食物;$\geqslant 70$ 为高血糖指数食物。

(3)脂肪:脂肪摄入过少不仅会影响食欲,还会影响某些营养素的吸收;但也不宜过多,因肝病时胆汁合成、分泌减少,会影响脂肪的消化和吸收。摄入过多脂肪会沉积于肝内,影响肝糖原合成,使肝功能减退。限制脂肪的摄入还可延缓糖尿病的心脑血管并发症。脂肪的选择应以不饱和脂肪酸为主,少用或限用饱和脂肪酸。含不饱和脂肪酸的植物油,如豆油、花生油、芝麻油、菜子油等,可适当选用。另外,患者应限制胆固醇摄入,避免吃油炸食品。鱼类营养丰富,可适当摄入,但要注意防止鱼刺划破曲张的食管胃底静脉引起大出血;如果患者血氨升高或者出现肝性脑病症状,也不宜摄入鱼类。

3. 注意维生素和微量元素供给

患者平时要注意摄入适量的各种维生素如 B 族维生素、维生素 C、叶酸、维生素 A、D、E、K 等,以抵抗毒素对肝细胞的损害,保护肝细胞。研究发现 B 族维生素对糖代谢有重要作用,但在减轻糖尿病的神经病变方面尚有争议,如大剂量摄入可能还会加速糖尿病肾病的发生和发展,并增加脑卒中和心脏病的可能性;维生素 C 是强抗氧化剂,能有效清除并阻断氧自由基的生成,预防脂质过氧化,但大剂量摄入可能同样会增加糖尿病患者并发脑卒中和心脏病的危险。目前,专家建议糖尿病患者通过食物摄入补充维生素,不建议常规大剂量制剂补充。另外,研究发现晚期肝病患者如钙和维生素 D 缺乏,骨质疏松症的患病率可高达 $9\% \sim 60\%$;维生素 E 具有抗小鼠日本血吸虫病肝纤维化作用,其机制可能与抗脂质过氧化作用、抑制肝星状细胞活化和增殖、降低肝脏 $\alpha_1(I)$ 型前胶原基因表达和胶原合成有关。

微量元素广泛参与人体的生理过程,如作为多种酶的组成部分,参与糖、脂肪、蛋白质代谢以及 RNA 和 DNA 的合成等,发挥重要的生理功能。锌是体内多种酶的成分,能帮助人体利用维生素 A,维持正常免疫功能等。有研究发现锌作为胰岛素的重要组成部分,可促进老年糖尿病患者下肢溃疡的愈合,肝硬化患者血清锌水平也常下降,因此,该患者应注意摄入足量的锌。富含锌的食物有牛肉、猪肉、牡蛎、羔羊肉、牛奶、蛋等。另有研究提示肝硬化患者常伴有低镁血症,且镁的水平与肝硬化临床常用的肝功能 Child-Pugh 分级(分数越高,肝功能越差)呈负相关。其机制可能为体内缺镁时肝细胞中的鸟氨酸转氨甲酰酶及精氨酸琥珀酸酶减少,引起蛋白质代谢障碍,能促使肝脏病变的发生和发展。

　　肝硬化患者大量血液滞留于外周扩张的血管内,有效循环血容量下降(腹水形成后进一步加重)激活交感神经系统、肾素-血管紧张素-醛固酮系统,导致肾小球率过滤下降及水钠重吸收增加,发生水钠潴留。患者常合并有低钠血症、低钾血症与低氯血症等电解质紊乱。该患者实验室检查中未提供血钠、血钾等资料,但 B 超提示有中等量腹水,应限制食盐和液体摄入量。每日食盐不超过 3g 为宜,液体摄入量一般为尿量加 1000mL。该患者还应戒酒,以免加重肝功能损害。

　　(二)选择营养食谱

　　参考食物成分表设计全日食谱,食谱举例详见表 8-7。

表 8-7　2 型糖尿病合并肝硬化患者食谱举例(供参考)

用餐时间	内　容	食　物	重　量(g)
7:00	豆浆	豆浆	200
	刀切馒头	富强粉	55
	煮豆腐干	豆腐干	10
加餐	水蒸蛋	鸡蛋	50
11:00	猪肉炒芹菜	猪肉	35
		芹菜	250
	番茄汤	西红柿	100
	米饭	大米	115
17:00	素烩豆腐	黄瓜	100
		豆腐	140
	清蒸小黄鱼	小黄鱼	100
	米饭	大米	116
	水果	苹果	200
加餐		藕粉	80

　　注:该食谱另加全日烹调用油 17g。食谱含蛋白质 87g,脂肪 55g,碳水化合物 315g,总热量 2104kcal。

四、营养护理提示

　　2 型糖尿病合并肝硬化的患者临床多见。糖尿病患者需终生使用药物治疗,对肝肾功能有一定的不良影响,糖尿病合并慢性肝炎、肝硬化患者更要重视对肝脏的营养保护。很多 2 型糖尿病患者均有嗜酒史,护士应正确引导患者戒酒或少饮酒,以免加重肝功能的损害。

第四节　冠状动脉粥样硬化性心脏病

一、案　例

患者,男,70 岁。因反复胸痛 3 年余再发 1 天就诊。患者 3 年前劳累后出现心前区闷痛,持续约 10min,舌下含服硝酸甘油可缓解,无放射痛,无恶心、呕吐。每年发作 2～3 次,舌下含服硝酸甘油均可缓解。1 天前患者劳累后出现心前区疼痛,性质如前。患者有高血压病史 10 年余,无肾脏、血液系统疾病史,无糖尿病病史。

查体:身高 172cm,体重 65kg,T 36.7℃,P 68 次/min,R 20/min,BP 146/80mmHg。颈静脉无怒张,心律齐,未闻及明显病理性杂音,双下肢无浮肿。

实验室检查:CK-MB 10U/L,cTnI 0.01μg/L,LDH 141U/L,TG 171mg/mL,TC 162mg/mL,LDL-C 95mg/mL。心电图提示:Ⅲ 导联 ST 段略压低,T 波双相,aVF 导联 ST 段略压低。平板运动试验阳性;心脏 B 超提示:心房、心室正常大小。

二、分析思路

(一)临床特点

1. 该患者为老年男性。根据病史查体以及实验室资料可以诊断为冠心病中的稳定型心绞痛。该患者体重正常,血脂中除 TC 边缘升高,其余正常。

2. 该患者合并有轻度高血压,除需长期合理用药外,还应做好饮食营养调整,以预防或延缓高血压的并发症,减少心脑血管意外事件的发生。

(二)临床问题

冠心病患者的饮食营养治疗目的是通过膳食中各营养素的合理调整,延缓疾病的发展,降低死亡率,延长寿命。目前临床上部分医师缺乏临床营养学知识,仅重视患者的药物治疗而忽视营养治疗和饮食指导,这是不正确的。

三、营养护理

冠心病是动脉粥样硬化导致器官病变的最常见类型,也是严重危害人类健康的常见病。本病在欧美发达国家常见,在我国其发病率近年来呈增长趋势。冠心病的发生、发展与日常饮食密切相关,因此,合理营养是防治冠心病的重要措施。

(一)营养学原则

1. 控制膳食总热量

维持热能平衡,防止肥胖,使体重达到并维持在理想范围内。肥胖者合并冠心病较正常体重者多,控制体重是防治冠心病的重要环节之一。碳水化合物应占总热量的 60%～70%,过多摄入在体内同样可转化成脂肪,引起肥胖,并使血脂升高。经研究证明,碳水化合物中升高血脂的作用,果糖高于蔗糖,蔗糖高于淀粉,故少用蔗糖和果糖。成年人特别是40岁以后尤其应注意预防超重或肥胖,因为超重和肥胖是冠心病和高血压等疾病的重要危险因素。因此,平时应注意适当控制膳食热量的摄入,以维持体重指数在20～24为宜。如以腰围为标准,一般女性应<80cm,男性应<85cm。膳食能量来源应以碳水化合物食物为主,其供能可占总热量的60%～70%。碳水化合物过多摄入也可在体内转变为脂肪引起肥胖,因此也应适当控制,尤其是果糖和蔗糖等,能量密度高,升高血脂作用明显,更应减少摄入。该患者体重正常,血脂升高不明显,合并轻度高血压,考虑到年龄较大,故稍加注意即可,无需非常严格控制。

2. 控制脂肪和胆固醇

近年来随着人民生活水平的提高,肉、蛋、奶制品等摄入量增加,易导致饱和脂肪酸和胆固醇摄入过量,这是脂代谢异常、高血压、冠心病等疾病的重要危险因素。冠心病患者脂肪的摄入应限制在总热量的30%以下,其中动物性脂肪应低于10%,平时食用油应以植物油为主。另外,胆固醇的摄入量也应控制,40岁以上成年人每天应少于300mg,接近一个鸡蛋中的胆固醇含量。冠心病患者每日摄入胆固醇不宜超过200mg,因此,应每日半个鸡蛋或每两日一个鸡蛋,不可一日吃数个鸡蛋,高胆固醇血症患者也可以不吃蛋黄,仅吃蛋白。

3. 适量的蛋白质

蛋白质虽然是维持心脏功能必需的营养物质,而且能够增强机体抵抗力,但摄入过多的蛋白质对冠心病患者不利,因为蛋白质不易消化,会加快新陈代谢,增加心脏的负担。有研究发现过多地摄入动物蛋白,反而可能会增加冠心病的发病率,所以蛋白质也应适量。蛋白质供给以不超过1g/(kg·d)为宜,同时注意动物性蛋白和植物性蛋白的合理搭配。动物性蛋白的摄入常伴随着饱和脂肪酸和胆固醇的摄入,故可适当增加植物蛋白,尤其是大豆蛋白。优质蛋白中,动物性蛋白和豆类蛋白可各占一半。

(二)选择食谱原则

1. 供给充足的维生素、无机盐和微量元素

膳食中应注意多吃富含镁、铬、锌、钙、硒等元素的食品。镁可以影响血脂代谢和血栓形成,促进纤维蛋白溶解,抑制凝血或对血小板起稳定作用,防止血小板凝集。含镁丰富的食品有小米、玉米、豆类及豆制品、枸杞、桂圆等。铬能够增加胆固醇的分解和排泄。动物实验证明,微量铬可以预防动脉粥样硬化的形成,降低胆固醇。含铬丰富的食品有酵母、牛肉、肝、全谷类、干酪、红糖等。研究认为锌铜比值可影响血清胆固醇的含量。含锌较多的食品有肉、牡蛎、蛋、奶等。近年的研究表明,膳食中的钙含量增加,可预防高血压及高脂膳食引起的高胆固醇血症。含钙丰富的食品有奶类、豆制品、海产品如虾皮等。补硒能够对抗动脉粥样硬化、降低全血黏度及血浆黏度,增加冠脉血流量,减少心肌的损伤程度。含硒较多的食物有牡蛎、鲜贝、虾皮、海虾、巴鱼等。

2. 饮食宜清淡、低盐,忌暴饮暴食

冠心病合并高血压者尤其要注意清淡饮食,食盐的摄入量每天宜控制在5g以下,可随季节及活动量适当增减。每天的食盐量还应包括酱油、味精等调味品的盐含量。患者还应严禁暴饮暴食,以免诱发心绞痛或心肌梗死发作。

3. 忌烟酒和高脂肪、高胆固醇食物

冠心病患者应当戒烟,减少饮酒量,当合并高脂血症时,应避免饮酒。同时,应忌用或少用含饱和脂肪酸和胆固醇丰富的食物如全脂乳、奶油、蛋黄、肥肉、肝、肾、脑等内脏、黄油、猪油、

牛油、鱼子、椰子油等。可以食用含胆固醇和饱和脂肪酸相对较低的食物如鱼、禽肉、各种瘦肉、蛋白、豆制品等。

4. 多吃一些有保护作用的食品,如洋葱、大蒜、紫花、苜蓿、木耳、海带、香菇、紫菜等

研究发现大蒜和洋葱含有能防治动脉粥样硬化的精油,即一种含硫化合物的混合物,主要是烯丙基二硫化物和二烯丙二硫化物。茶叶具有抗凝血和促进纤维蛋白溶解的作用;茶叶中的茶多酚可改善微血管壁的渗透性,能有效地增强心肌和血管壁的弹性和抵抗力,减轻动脉粥样硬化;茶叶中的咖啡因和茶碱,还可直接兴奋心脏,扩张冠状动脉,增强心肌功能。因此,建议该患者平时可多饮用绿茶。

（三）选择营养食谱

根据该患者的临床特点,参考食物成分表设计全日食谱。冠心病患者的食谱举例详见表8-8所示。

表8-8　冠心病患者食谱举例（供参考）

用餐时间	内　容	食　物	重　量(g)
早餐	花卷	面粉	50
		黄豆粉	20
	米面糊粥	玉米面	30
	炝芹菜	芹菜	50
		花生仁	20
午餐	米饭	大米	100
	肉丝面	面条	50
		瘦猪肉	10
		木耳	10
	西红柿炒鸡蛋	西红柿	150
		鸡蛋	50
	炖鲢鱼	白鲢	100
晚餐	千层饼	面粉	50
	绿豆稀饭	大米	30
		绿豆	20
	炒油菜	油菜	150
	五香豆腐丝	干豆腐	100

注：该食谱另加全日烹调用油15g。食谱含总热量1997kcal。

四、营养护理提示

冠心病是动脉粥样硬化导致器官病变的最常见类型,该疾病的形成是一个漫长的过程,因此,40岁以上的超重或肥胖者、血脂代谢异常者、高血压患者等冠心病高危人群应该尽早建立

一套规范的营养护理程序,如指导食物和烹调方式的选择,结合冠心病形成的基础条件,如高血压、脂代谢异常、高血糖、肥胖症等进行有效地干预与治疗。冠心病的营养护理是综合治疗中的基础工作,要切实做好。

第五节　急性肠炎

一、案　例

患者,男,21 岁。主诉:上腹部疼痛伴腹泻 3 天。3 天前食用过夜饭菜后出现上腹部疼痛,阵发性,较剧烈,伴有腹泻,为稀水样便,无黏液和脓血,每天 3~4 次。曾呕吐 1 次,呕吐物为胃内容物。偶感口干、头晕,自觉乏力。无发热、畏寒,全身无皮疹及出血点,无关节疼痛。曾于药店自购"止泻药"和"止痛药"服用,自觉症状好转,但仍有腹部不适,随后去医院就诊。

查体:身高 175cm,体重 72kg,T 36.6℃,P 94 次/min,R 20 次/min,BP 98/60mmHg,轻度脱水貌,心率 92 次/min,律齐,各心脏瓣膜听诊区未闻及病理性杂音,双肺听诊无殊,腹软,上腹部轻压痛,无反跳痛,肝、脾未及,Murphy's 征阴性,肠鸣音 5 次/min,移动性浊音(一),双下肢无水肿,神经系统检查阴性。

实验室检查:血 K^+ 3.45mmol/L,血 Na^+ 140mmol/L,血 Cl^- 136mmol/L;大便常规:稀水样便,白细胞(+),隐血(一);血常规:WBC $7.8×10^9$/L,N 75%;尿常规正常;心电图示窦性心律;大便培养:大肠杆菌生长。

二、分析思路

(一)临床特点

1. 患者为青年男性,有进食腐败变质食物的病史;进食后短期内出现腹痛、腹泻、呕吐;患者轻度脱水貌,查体腹部有轻压痛;大便外观为稀水样便,镜下白细胞(+),大便培养大肠杆菌生长。该患者可确诊为急性肠炎。

2. 该患者曾食用过夜饭菜,为本次发病的主要原因。急性肠炎主要是饮食不当、暴饮暴食、误食化学毒物或异物、进食被细菌或病毒污染的食物而引起,夏季多发。该患者食用被细菌污染的过夜饭菜,致肠道局部黏膜充血、水肿、黏液分泌增多,造成消化、吸收不良及胃肠运动功能失调,引起腹痛、腹泻等症状。现患者因频繁腹泻,丢失水分过多,呈轻度脱水貌,如不及时诊治,患者水、电解质、酸碱平衡紊乱可进一步加重,甚至出现休克。

(二)临床问题

1. 病史中提及该患者曾于药店购买"止泻药"和"止痛药"服用。虽然目前药店治疗腹痛腹泻的非处方药较多,但患者应明确病因后再决定是否购买或选择具体药品。如因饮食不当、摄入过量不洁食物引起的腹痛、腹泻,或因情绪激动引起交感神经兴奋引发消化道反应导致的腹痛、腹泻,相对较适合购买非处方药治疗。若是由于细菌或病毒感染造成的炎症,患者一旦出现发热、重度脱水等症状,应尽快到医院接受正规诊治,以免延误病情。另外,化学品、药物中毒和食物过敏引起的腹痛、腹泻，患者也应尽早就医。

2. 常见误区：① 腹泻就用止泻药。许多肠道传染性疾病发病初期多有不同程度的腹泻，排泄物能将体内的致病菌和细菌产生的毒物排出体外，可以减少其对人体的危害。因此，不宜一出现腹泻就使用止泻药。② 随意使用抗生素。目前许多家庭的自备小药箱中常存有抗生素，患者不经医生指导，自服抗生素治疗腹泻的做法是不妥的。肠道传染病多由革兰氏阴性杆菌，如大肠杆菌、痢疾杆菌、变形杆菌等引起，患者应先做大便细菌培养以明确致病菌种类，再针对性选用有效的抗生素，这样才会收到较好的疗效。③ 擅自使用止痛剂。少数医生习惯用解痉剂如阿托品、颠茄片等帮助患者止痛，这种做法非常不安全，如患有青光眼的老年患者使用此类药品可加重病情。④ 症状稍有好转就停药。个别医生与患者常以症状为服药依据，如腹泻严重时就多服药，腹泻减轻后就少服药，稍有好转就停药。这样容易造成病情反复，严重者会演变为慢性腹泻，给治疗带来困难。正确的方法应为症状全部消失后，再继续用药 2～3 天，有条件者应做大便细菌培养，待其转为阴性后方可停药。⑤ 急于更换药物。药物治疗都有一个疗程，急性肠道感染至少用药 3～5 天，不得随意更换药物。有些患者用药 1～2 天不见好转，就急于更换，这种做法也是不科学的。

3. 患者腹泻较严重时，有可能出现水与电解质紊乱，表现为口干、头晕、疲乏等症状，应及时予以补充水和电解质。最简单的方法就是定时喝淡盐水，每次约 200mL，以补充钾、钠及体液，调节并维持水、电解质平衡，同时也可加少许精制糖以防治腹泻引起的轻度脱水。

三、营养护理

急性肠炎是夏季最常见的疾病之一。腹痛、腹泻、恶心、呕吐等不仅影响营养素的摄入，而且造成消化液大量丢失，故此类患者多伴有不同程度的问题，应及时采取措施改善其营养状况。

（一）营养原则

1. 急性期

肠炎急性期肠道黏膜充血、水肿、渗出明显，患者腹泻频繁，失水较多，须短期禁食，使肠道得到较好的休息，同时需经静脉补充液体及营养素，以满足人体代谢的生理需求。

2. 缓解期

肠炎缓解期肠道黏膜充血、水肿和渗出仍然存在，肠蠕动仍活跃或处于痉挛状态，其消化、吸收功能都比较弱，但无须禁食。有研究发现限制进食 2 天后，消化道肠上皮细胞间的 T 淋巴细胞（intestinal intraepithelial lymphocyte，IEL）总数明显下降，随着限制进食时间的延长，IEL 总数下降更明显。IEL 被认为在胃肠道局部黏膜免疫、维持人体的正常生理代谢和经口免疫耐受等方面起重要作用。IEL 拥有的高杀伤活性与消化道局部免疫监视功能亦密切相关。此期饮食营养治疗原则为：

（1）产能营养素：为了减轻肠道的负担，该期饮食应该适当限制能量，能量严重不足时需通过静脉营养予以补充。① 蛋白质：该期肠道对蛋白质的腐败作用较强，应限制其摄入量。牛奶易引起胀气应忌用。当病情好转，大便次数减少时，可给鸡蛋汤、水蒸蛋等，待食欲增加后，再选用少量煮透的瘦肉或鱼。② 碳水化合物：此期肠道发酵作用较强，应适当限制精制糖的摄入量。病情好转后可给予软面条、面片汤、大米粥等易消化的食物。③ 脂肪：脂肪摄入过多可增加肠道的负担,加重腹泻,故应适当控制。食物应以蒸或煮的烹调方式为主。

(2)膳食纤维:配餐均以低膳食纤维食物为宜,适量食用各种水果及新鲜果汁,少用根茎类和蔬菜,以免增强肠道蠕动而致胀气和腹泻加重。常见食物膳食纤维含量详见表8-9所示。

表 8-9 常见食物膳食纤维含量(g/100g)

食物名称	膳食纤维	食物名称	膳食纤维	食物名称	膳食纤维
银耳	33.7	黄豆	11.9	海带	6.1
黑木耳	33.4	豌豆	7.8	绿豆	5.2
紫菜	27.3	赤小豆	7.1	鲜毛豆	4.5
口蘑	17.2	荞麦面	6.5	蘑菇	3.4
青豆	12.9	芝麻	6.2	小米	1.3

(3)水与矿物质:患者因腹泻、呕吐致失水较多,可食用米汤、稀藕粉、红枣汤、去油肉汤等流质饮食补充一定量的液体。食盐日摄入量以5~6g为宜,还可适当选用含钾较丰富的水果,如香蕉、苹果、橘子等。

(4)B族维生素和维生素C:维生素是人体膳食中不可缺少的营养素,绝大多数维生素不能在体内合成,个别虽能合成但其量不能满足人体的需要,所以必须由食物供给。肠炎不但影响维生素的吸收,患者还可因腹泻丢失部分维生素,因此应注意补充,特别是B族维生素和维生素C,以促进肠黏膜早日恢复。B族维生素含量丰富的食物有动物肝脏、全谷类、肉类等。维生素C含量丰富的食物有橘子汁、番茄汁、菜汤等。急性肠炎患者还需禁饮酒和咖啡,禁食用生冷瓜果及冷饮等。常见食物维生素C含量详见表8-10。

表 8-10 常见食物维生素C含量(mg/100g)

食物名称	维生素C	食物名称	维生素C	食物名称	维生素C
酸枣	830~1170	芥蓝	90~144	苦瓜	76~84
枣(一般)	300~600	甜椒	89~159	青蒜	74~87
蛮梨	176	辣椒	75~185	番石榴	74
沙田柚	123	山楂	89	小白菜	66
香椿	115	苋菜	89	四季豆	57
酸芥菜	105	菜花	88	橙	37~54
蒜苗	102	花菜	85	龙眼	34~60

3. 稳定期

肠炎稳定期肠道炎症逐渐消退,消化、吸收功能渐趋正常,患者腹泄等症状逐渐好转,可提供低脂少渣饮食如馒头、软米饭、瘦肉泥等以利于消化、吸收,视病情还可适当增加膳食纤维和维生素含量丰富的水果与蔬菜,再逐渐过渡到普食,烹调方法以蒸、煮、烩等为主。此外,患者应少食多餐,除3次主餐外,可增加2~3次点心,既减轻单位时间里肠道的负担,又能保证营养素的足量摄入。

（二）选择营养食谱

急性肠炎患者的膳食须考虑患者的年龄、病情与病程,特别需注意的是不同阶段的膳食原则均有差异,因此食谱制定要因人因阶段而异。急性肠炎患者各阶段食谱举例详见表 8-11、表 8-12 所示。

表 8-11　急性肠炎患者缓解期食谱举例（供参考）

用餐时间	食　物	内　容	重　量（g）
7：00	蛋花米汤	鸡蛋	40
		大米	15
9：00	红枣汤	大枣	50
11：30	藕粉	干藕粉	20
		糖	10
14：00	酸牛奶	酸牛奶	200
18：00	咸米汤	大米	20
20：00	水蒸蛋	鸡蛋	35

注：该食谱含蛋白质 20.4g,脂肪 17g,碳水化合物 77.8g,总热量 455.6kcal。

表 8-12　急性肠炎患者稳定期食谱举例（供参考）

用餐时间	食　物	内　容	重　量（g）
7：00	稀饭	大米	25
	馒头	富强粉	50
	水蒸蛋	鸡蛋	50
9：00	酸牛奶	酸牛奶	200
	蛋糕	蛋糕	50
11：30	鱼片粥	鲫鱼	50
		大米	100
14：00	苹果泥	苹果	200
18：00	瘦肉切面	猪肉	50
		富强粉	100
20：00	豆浆	豆浆	200
		糖	20

注：该食谱另加全日烹调用油 10g。食谱含蛋白质 59.2g,脂肪 47.8g,碳水化合物 365.8g,总热量 2130.2kcal。

四、营养护理提示

保证食品和饮用水卫生是预防急性肠炎的重要措施,特别是乳制品、蛋、禽、肉类更要经过严格检疫。平时也应采取灭鼠、蝇、蟑螂等措施,防止食品污染。个人还应注意养成良好的饮食卫生习惯,做到饭前、便后要洗手,不吃腐败和不新鲜的食物,不生食海鲜,尽量不吃隔天的食物,隔餐食物进食前要充分加热;避免暴饮暴食、过度劳累等。此外,正确使用微生态制剂可促进肠道菌群恢复平衡,对胃肠道疾病也有一定的防治作用。

第六节　胆囊炎胆石症

一、案　例

　　患者,女,45 岁,干部。因右上腹疼痛伴恶心呕吐 6 小时入院。患者于入院前晚赴友人婚宴,进油腻食物,饮红酒 2 两(100g),午夜突感右上腹剧烈绞痛,阵发性,疼痛向右肩背放射,伴恶心、呕吐,为胃内容物。患者 1996 年 B 超曾怀疑有"胆囊炎",以后未再做任何检查。平时进食油腻食物、饮酒后无胆囊炎发作。

　　查体:身高 165cm,体重 65kg,T 38.5℃,P 90 次/min,BP 130/85mmHg,急性痛苦面容,神志清,皮肤、巩膜轻度黄染,心率 90 次/min,律齐,两肺听诊无殊,腹平坦,右上腹压痛(十),轻度肌紧张,Murphy's 征(十),肝脾肋下未及,肝区叩痛(一),移动性浊音(一),肠鸣音正常。

　　实验室检查:血常规:WBC 12×10^9/L,N 80%,Hb 132g/L;血生化:TBIL 66.32μmol/L,DBIL 33.46μmol/L;B 超:胆囊增大,壁厚,胆囊内结石;胆总管内径 1.2cm,可疑扩张,未见结石影。

二、分析思路

(一) 临床特点

　　根据病史,患者为中年女性,既往有"胆囊炎"病史,此次因进食油腻食物和饮酒引起右上腹疼痛,入院时腹部体征进一步提示本次疾病的部位和性质,结合 B 超,可初步诊断为急性胆囊炎、胆石症。临床上可进一步做相关检查,明确结石性质和分布,并排除胰腺疾病。

(二) 临床问题

　　胆囊炎与胆石症是胆道系统的常见病和多发病,两者常同时存在,且互为因果。胆囊炎常发生于有结石的胆囊,也可继发于胆管结石和胆道蛔虫等疾病,胆管阻塞、化学性刺激和细菌感染是常见原因。胆石症是指胆道系统包括胆管和胆囊在内的任何部位发生结石的疾病。随着人们生活水平的提高和平均寿命的延长,我国居民本病患病率有逐年增多的趋势。20 世纪90 年代的抽样调查结果表明,我国胆石症的发病率已达到 10%,且由以往以胆管的胆色素结石为主转变为以胆囊的胆固醇结石为主,胆石类型和部位的改变与饮食结构的变化以及胆道蛔虫和胆道感染发生率显著降低有关。胆石症发病的危险因素除了传统的因素(包括年龄、女性、肥胖、糖尿病、高血压和家族遗传倾向)外,还包括环境因素,主要为饮食结构及饮食习惯不良,特别是膳食中脂肪和胆固醇的过多摄入。因此,科学饮食、合理营养是胆囊炎胆石症的防治基础,必要时再进行药物治疗、手术治疗。

三、营养护理

（一）营养学原则

1. 急性发作期

患者目前处于急性发作期，应暂禁食，使胆囊得到充分休息，尽量减少胃肠道对胆囊收缩的刺激。此时的营养支持方式可选用肠外营养，经静脉输注脂肪乳、葡萄糖、复方氨基酸、微量营养素，以满足急性期的营养需要。疼痛缓解后，根据病情循序渐进地调配饮食，可先给予清淡的低脂、低胆固醇、高碳水化合物流质，如米汤、藕粉、豆浆等食物，病情好转后再给予低脂半流或低脂、少渣软食。

2. 慢性期

应长期坚持采用低脂肪、低胆固醇、高维生素膳食。

（1）严格限制脂肪和胆固醇：脂肪具有很强的刺激胆囊收缩的作用。胆囊炎患者因胆汁分泌障碍，脂肪消化吸收受到影响，过多摄入脂肪促进缩胆囊素分泌，使胆囊收缩，诱发疼痛，故需严格限制脂肪摄入量。全日脂肪供给量以 $30\sim40g$ 为宜，应严格限制动物性脂肪。植物油既能供给必需脂肪酸，又有利胆作用，可以适量选用，但应均匀分布于一日三餐中。膳食胆固醇能够对肝的胆固醇分泌量产生直接的影响，即摄入低胆固醇饮食，则胆汁中胆固醇含量低，这种胆汁非但不会形成结石，相反还有溶石作用。因此胆石症患者应采用低胆固醇饮食，每日胆固醇摄入量应<300mg，合并高胆固醇血症者应控制在 200mg 以内，建议禁用或少用含胆固醇高的食物，如动物内脏、肥肉、蛋黄、鱼子、蟹黄等。另外，胆囊炎胆石症患者应增加富含磷脂的食品的摄入或口服卵磷脂，以提高胆汁中磷脂/胆固醇的比值，有助于预防结石的形成。

（2）适宜能量：能量摄入过多易致肥胖，胆石症多见于肥胖且血脂增高的患者。一般来说，体重增加，肝脏胆固醇的合成也增加。人体不能将过剩的胆固醇转化为胆汁酸，而是仍以胆固醇的形式存在胆汁中，这可能是胆石症形成的主要原因，因此，个体平时限制能量摄入非常重要。根据患者的具体情况可给予正常或稍低于正常所需的能量，以每日 $0.75\sim0.84MJ$（$1800\sim2000kcal$）为宜。肥胖者更应严格限制能量摄入以减轻体重。

（3）适量的碳水化合物：碳水化合物能补充能量、增加糖原储备、节省蛋白质和维护肝脏，且易于消化、吸收，对胆囊的刺激作用较脂肪和蛋白质弱，每日可供给 $300\sim350g$，应供给含复合碳水化合物为主的食物，如大米、面粉、玉米、马铃薯等作为碳水化合物的主要来源，同时限制单糖和双糖如砂糖、葡萄糖的摄入，合并高脂血症、冠心病、肥胖的患者更应予以限制。

（4）适量的蛋白质：蛋白质摄入过多会增加胆汁分泌，影响病变组织恢复，摄入过少同样不利于受损胆管组织的修复。蛋白质供给应以低脂肪且高生物价的优质蛋白为宜，如鱼虾、瘦肉、兔肉、鸡肉及富含磷脂、具有较好消石作用的大豆制品。供给量 $1\sim1.2g/(kg \cdot d)$，全天50~70g。

（5）充足的维生素和无机盐：选择富含维生素和钙、钾等矿物质的绿叶蔬菜、水果、粗粮，并补充维生素制剂和缺乏的无机盐。研究发现钙的摄入量与胆石症发病率呈负相关，其机制可能为钙离子通过阻止肠道回流胆汁的重吸收而改变胆汁成分，使胆石形成概率降低；缺铁可以导致肝酶活性改变，增加胆囊胆汁胆固醇饱和度并促进胆固醇结晶的形成。B族维生素、维生素 C 和脂溶性维生素也都很重要。特别是维生素 K，对内脏平滑肌有解痉镇痛作用，对缓解胆管痉挛和胆石症引起的疼痛有良好的效果。维生素 A 能防止胆结石形成，也有助于病变胆道的修复。

（6）膳食纤维：膳食纤维具有利胆作用，能增加胆盐排泄，抑制胆固醇吸收；同时还能刺激肠蠕动，促使肠内产生的吲哚、粪臭素等有害物质排出，可减少胆石症的患病率和复发率。含膳食纤维丰富的食物有嫩菜心、西红柿、土豆、胡萝卜、紫菜头、菜花、瓜类、茄子等鲜嫩蔬菜以及熟香蕉、去皮水果等。蔬菜可切碎煮软，使膳食纤维软化后再食用，也可选用质地软、刺激性小的膳食纤维品种，如豆胶、藻胶、果胶等做成风味食品或加入主食中，以增加每日膳食纤维的摄入量。

（7）节制饮食、少量多餐、定时定量：暴饮暴食，进食高脂肪餐是胆石症或胆囊炎发作的主要诱因；不进早餐或不能按时进餐，空腹时间过长，过度饱和的胆固醇沉积也是形成结石的一个重要原因。因此，饮食要有规律，避免过饱或过饥。除一日三餐规律进食外，还可适当加餐，以刺激胆道分泌胆汁，防止胆汁淤积。根据病情，患者每日可进餐 5～7 次，加餐量应从三餐总能量中分出。同时多喝水和健康饮料，以稀释胆汁，促使胆汁排泄。日饮水量以1000～1500mL 为宜。

（二）选择营养食谱

胆囊炎胆石症属多发病、常见病。膳食的合理选择可以避免或减少胆囊炎胆石症的复发，并减轻疾病症状。护士应向患者提供营养教育和个性化饮食指导包括食谱的选择和制定。该患者所需的总能量和三大产能营养素计算过程如下：

理想体重：165－105＝60kg

总能量：全日能量应控制在 1800～2000kcal，可按 30～35kcal/kg 供给。如以 30kcal/kg 计算，则为 60kg×30kcal/kg＝1800kcal

碳水化合物：以占总能量的 55%～65% 为宜。如以 65% 计算，则为 1800kcal×65%＝1170kcal，1170kcal÷4kcal/g＝292.5g

蛋白质：可按 1～1.2g/kg 供给。如以 1.2g/kg 计算，则为 60kg×1.2g/kg＝72g，72g×4kcal/g＝288kcal

脂肪：全日脂肪供给量为 30～40g。1800kcal－1170kcal－288kcal＝342kcal，342kcal÷9kcal/g＝38g

该患者全日膳食中应供给碳水化合物 292.5g，蛋白质 72g，脂肪 38g，在设计食谱时应尽量接近该值。

根据食物营养成分表，选用低脂肪、低胆固醇食物，设计全日食谱。胆囊炎胆石症患者的食谱举例详见表 8-13 所示。

表 8-13　胆囊炎胆石症患者食谱举例（供参考）

用餐时间	食　物	内　容	重　量（g）
7：00	稠米粥	大米	50
	馒头	标准粉	50
	鸡蛋	鸡蛋	30
9：00	脱脂酸奶	去脂牛奶	200
	饼干	苏打饼干	25（2 片）

续　表

用餐时间	食　物	内　容	重　量（g）
11：00	软饭	大米	100
	佛手炒肉片	佛手	100
		瘦肉	50
	素烩	木耳	10
		香干	50
		茭白	50
15：00	水果	熟香蕉	150
17：00	软饭	大米	80
	清蒸小黄鱼	小黄鱼	100
	胡萝卜炒莴笋	胡萝卜	50
		莴笋	120

注：该食谱另加全日烹调用茶油 15g。食谱含蛋白质 76.2g，脂肪 33.6g，碳水化合物 297.6g，总热量 1797.6kcal。另，全天饮水 1500mL。

四、营养护理提示

胆囊炎胆石症患者要十分注意食物的选择，宜多选用粮食类（尤其是粗粮）、豆类及其制品、新鲜的蔬菜和水果，鱼、虾、禽类和具有调脂作用的圆葱、大蒜、香菇、木耳、海生植物等也可以食用。忌用或少用高脂肪食物如肥肉、动物油和油煎、油炸食品，并限制烹调用油量；禁用高胆固醇食物如动物脑、肝、肾等内脏和蛋黄、鱼子、蟹黄等；戒饮酒，少用辛辣食物和刺激性强的调味品，如辣椒、胡椒、咖喱、芥末、浓茶和咖啡等；不宜进食过酸食物，如山楂、杨梅、食用醋等，以免诱发胆绞痛。烹调时以蒸、煮、汆、烩、炖、焖等方式为宜，禁用油煎、油炸、爆炒、滑熘等烹调方式。

随着我国经济的快速发展，城乡居民的饮食结构都发生了很大改变，尤其是近年来很多城市富裕家庭膳食倾向于"西方化"或"富裕化"，居民的脂肪摄入量升高显著，导致了胆囊炎胆石症的发病率增高。另外，部分人不进食早餐，也会影响胆囊正常功能，这也是目前胆囊炎胆石症多发的一个重要原因。胆囊炎胆石症是可防可治的慢性疾病，调整膳食结构、改善生活习惯、维持正常体重、加强运动锻炼都是防治胆囊炎胆石症的重要措施。

第七节　甲状腺功能亢进症

一、案　例

患者，女，48 岁。颈项增粗 1 年，期间自觉有心悸，怕热出汗，月经不规则。当地曾用药治疗，具体药物不详。曾做过 2 次甲状腺功能测定，均指示 T_3、T_4、FT_3、FT_4 增高，TSH 偏低。

近日感双下肢无力,发生过一次不能站立,遂前往医院急诊。医生告知血钾低,补液后(具体用药不详)症状缓解。

查体:身高 160cm,体重 46kg,双眼无明显外突,双侧甲状腺Ⅱ度弥漫性肿大,未闻及血管杂音,心率 102 次/min,律齐,两肺听诊无殊,腹软,肝、脾未及,双手无震颤,双下肢无水肿。

实验室检查:心电图示窦性心律,心率 106 次/min,提示窦性心动过速;甲状腺功能尚未报告,血钾正常。

二、分析思路

(一)临床特点

1. 该患者为中年妇女。根据病史、查体以及实验室资料可以诊断为双侧甲状腺弥漫性肿大伴功能亢进症(简称甲亢)。按其身高 160cm 计算,标准体重应该为 55kg,实际上患者46kg,体重指数仅为 18kg/m²,属体重不足。甲亢患者体内甲状腺激素分泌增多,导致交感神经兴奋性增高和新陈代谢加速,基础代谢率增高,容易出现体重显著下降。因此,供给足量的营养素和能量对患者的康复非常重要。

2. 该患者曾出现双下肢无力而不能站立,经医生处理后症状缓解,分析可能是甲状腺毒症性周期性瘫痪(thyrotoxic periodic paralysis, TPP)。TPP 是甲亢的特征性临床表现之一,常表现为双侧对称性肌无力,以双下肢最易受累,同时可伴有肌痛或肌僵硬感。常见的发病诱因包括剧烈运动、劳累、高钠饮食或高碳水化合物饮食,也有在应用胰岛素后诱发或加重,患者平时应该注意避免这些诱发因素。TPP 常伴有低钾血症,可能是过多的甲状腺激素促进糖的氧化分解和吸收利用,糖的代谢异常促使细胞外的 K^+ 往细胞内转移,同时过多的甲状腺激素增进组织中 Na^+-K^+-ATP 酶的活性,也使 K^+ 内流进一步加重低血钾。但须注意,如果该患者持续低钾,也可能和体内镁缺乏有关。

(二)临床问题

1. 饮食营养治疗对于甲亢的预防、治疗和减少复发都非常重要,部分临床医师缺乏营养学知识,或者不重视患者的营养问题,甚至出现使用含碘食物、中药治疗甲亢导致药物剂量加大、患者病情反复或恶化等情况,不利于患者的治疗和康复。

2. 病史中两次提及具体用药不详,这是患者普遍存在的问题,医生、护士均应加强对患者的用药管理指导,教育患者牢记用药品种以及药品可能发生的不良反应。

三、营养护理

甲亢是内分泌系统疾病中的常见病,近年来其发病率增高趋势明显。营养治疗是甲亢患者综合治疗的基础。只有正确掌握甲亢的营养治疗,才能使患者在常规治疗剂量下,迅速控制症状,稳定病情。

(一)营养学原则

1. 忌碘饮食

碘是参与甲状腺激素合成的重要原料。甲亢患者摄入富含碘的食物或药物,可增加血浆碘浓度,促进甲状腺激素的合成与分泌,加速病情进展。甲亢治疗期间或疗程结束后都须忌碘,这是甲亢治疗的基础。应注意忌碘盐和富含碘的食物。一般来说,内陆地区的土壤和空气中含碘较少,因而各种食物含碘量都较低,而沿海地区食物的含碘量则较高,如海带、紫菜、淡菜、海鱼、蛤类、虾、发菜等。含碘的中草药如牡蛎、海藻、昆布、丹参等也需避免。只有发生甲状腺危象时,为迅速减轻与控制症状,减少死亡率,才可采用静脉滴注碘化钾或碘化钠,以抑制甲状腺激素的释放,使血清甲状腺激素水平迅速下降,达到治疗目的。甲亢患者甲状腺次全切除术前也常用 Lugol 口服液促发甲状腺血管炎,导致血管机化,甲状腺变硬、缩小,以利于手术进行。除这两种情况外,甲亢患者用碘均会使病情加重或反复。

2. 高能量高蛋白饮食

为满足处于高代谢状态的甲亢患者对能量的需求,需保证足够能量供给以纠正因代谢亢进而引起的过度消耗,改善全身状况。甲亢患者每天除正餐外,还可增加 9 时、15 时、21 时三次点心。但须注意应饮食有节,避免暴饮暴食。消瘦明显者全天能量摄入可增加 50%～70%,短期内可高达 3000～3500kcal。本案例较为消瘦,但身高不高,因此可以提供 2800kcal 左右。主食宜选用以碳水化合物为主的淀粉类食品,如米饭、馒头、面包、蛋糕、粉皮、马铃薯、南瓜等,副食可选各种肉类,如牛肉、猪肉、羊肉、鸡肉、鱼类等。虽然生理剂量甲状腺激素能刺激蛋白质合成,但甲亢时过量的甲状腺激素不仅使蛋白质合成受到抑制,而且加速蛋白质分解,可引起负氮平衡,因此,甲亢患者蛋白质供给可增加到每日 1.5g/(kg·d)。同时须注意,过多的甲状腺激素常可导致甲亢患者糖耐量减退或糖尿病加重,因此,患者还需结合病情,及时调整总能量与碳水化合物的供给。待病情好转稳定、体重增加后再进一步调整食谱。另外,甲亢患者体内总胆固醇常降低,但因患者排便次数增多甚至腹泻,故饮食中脂肪含量也不宜过多。

3. 适当补充钾、钙、磷等

甲亢患者应监测血钾,严密观察病情。本案例虽然目前血钾正常,但仍应注意多食用含钾丰富的蔬菜和水果如橘子、香蕉、菠菜、马铃薯、扁豆、蚕豆、黄豆、竹笋等,每天还可喝一杯鲜榨果汁。如病程加重、低钾明显时可酌情用氯化钾或枸橼酸钾口服液甚至静脉滴注补钾。患者还应避免过多活动,少食用糖类食品和饮料,少饮酒等。另外,甲状腺激素对破骨细胞和成骨细胞有兴奋作用,甲亢患者骨骼更新加快,钙磷的需要量也加大。为防止骨质疏松和病理性骨折,症状长期不能控制者和老年患者更应注意补充。富含钙磷的食物有牛奶、果仁、鳝鱼等。同时,还应鼓励患者适当增加日光照射。

4. 补充多种维生素

甲亢时机体处于高代谢状态,消耗大量的酶,维生素需要量增加,尤其是水溶性维生素如维生素 B_1、维生素 B_6 等。甲亢患者伴有的心肌病变和肝功能受损被认为与维生素 B_1 缺乏有一定关系。谷类是维生素 B_1 的最主要来源,其他如肉制品、乳制品、豆制品也是其重要来源。常见食物的维生素 B_1 含量和能量详见表 8-14。部分患者因白细胞减少,影响甲亢的全程药物治疗,可适当补充维生素 B_4 作为辅助治疗。体内代谢增强也需适当补充维生素 C。富含维生素 C 的水果有猕猴桃、橙子、芒果、草莓、橘子、西瓜。富含维生素 C 的蔬菜有芦笋、辣椒、马铃薯、西红柿、白菜、芥菜、甜椒、丝枣。维生素 D 是钙代谢中最重要的生物调节因素之一,直接影响钙的吸收,亦应补足。甲亢性心脏病或甲亢合并肝病时更要注意补给以上维生素,必要时可酌情补充维生素类制剂。

5. 适当控制膳食纤维、刺激性食物

甲亢患者胃肠蠕动快,消化吸收不良,常有排便次数增多,甚至腹泻,如过多供给膳食纤维会加重症状,因此应适当控制;甲亢患者多有神经过敏、焦躁易怒表现,宜少进食对中枢神经系统有兴奋作用的温热、刺激性食物和饮料,如辣椒、浓茶、咖啡等。饮酒可引起体内乳酸堆积,导致糖代谢障碍而诱发低钾也需注意。因甲亢患者多汗,水分应注意补足,每天可摄入1500～3000mL。

表 8-14　常见食物硫胺素(维生素 B₁)含量和能量(100g 食物)

食物名称	含量(mg)	能量(kcal)	食物名称	含量(mg)	能量(kcal)
米饭	0.02	114	猪心	0.19	119
牛乳	0.03	54	挂面(标准粉)	0.19	344
小葱	0.05	24	猪肝	0.21	129
橙	0.05	47	牛肾	0.24	94
鲜菇	0.08	20	橘(小叶橘)	0.25	38
芹菜(叶)	0.08	31	牛心	0.26	106
荔枝(鲜)	0.1	70	玉米面(黄)	0.26	345
蘑菇(干)	0.1	252	稻米(粳,标三)	0.33	340
蒜苗	0.11	37	玉米面(白)	0.34	340
花生	0.13	589	牛乳粉	0.35	510
栗子(板栗)	0.14	185	蚕豆	0.37	104
金针菇	0.15	26	松子(生)	0.41	640
牛肝	0.16	139	猪肉(腿)	0.53	190
黑木耳	0.17	205			

(二)选择营养食谱

根据该患者的病情,参考食物成分表设计全日食谱,详见表 8-15 所示。

表 8-15　甲状腺功能亢进症患者食谱举例(供参考)

用餐时间	内容	食物	重量(g)
7:00	米粥	大米	50
	刀切馒头	富强粉	50
	发糕	面粉	50
	煮鸡蛋	鸡蛋	50
9:00	橘子	橘子	100
11:00	肉片豆腐干炒芹菜	瘦肉	50
		芹菜	100
		豆腐干	25
	肉丝豆芽汤	瘦肉	37

续　表

用餐时间	内　容	食　物	重　量(g)
		豆芽	20
	米饭	大米	100
14：00	水果	苹果	200
17：00	猪肉烧黄豆	猪肉	35
		黄豆	20
	白菜	白菜	150
	米饭	大米	100
20：00	饼干	达能饼干	50

注：该食谱另加全日烹调用油18g。食谱含蛋白质82g,脂肪50g,碳水化合物422g,总热量2783kcal。

四、护理提示

甲状腺功能亢进症是多发病、常见病,且复发率较高。加强患者的饮食指导,有利于疾病康复,并减少复发。甲亢合并周期性麻痹的患者,在补钾过程中应注意观察尿量、监测血钾,避免发生高钾血症。如持续补钾但患者症状不能缓解,可考虑适当补镁,因镁能保持正常的细胞外钾总量,可较迅速缓解症状。临床上遇到青年或中年男性,有暴饮暴食或感冒的病史,在夜间或凌晨出现周期性麻痹或瘫痪,应及时检查甲状腺功能以明确诊断,以免延误治疗。护理患者时如发现发作性血钾降低,患者心电图 U 波改变或心律失常应及时处理,避免心血管事件发生。

第八节　绝经后骨质疏松症

一、案　例

患者,女,56 岁,农民。反复腰背疼痛 1 年余,一直未予重视,未到医院就诊。近日田间劳动后自觉疼痛加剧,来院就诊,无外伤史。52 岁绝经。

查体：两侧甲状腺无肿大,心、肺听诊无殊,腹软,无压痛,肝、脾肋下未及,肾区无叩痛,双下肢无水肿,腰骶部轻压痛。

实验室检查：腰椎侧位片显示第 L_3、L_4、L_5 腰椎骨质疏松;骨密度双能 X 线测定(BMD)为 $-3.2SD$;血钙、血磷正常;血碱性磷酸酶(AKP)轻度增加;血甲状旁腺素(PTH)正常;血皮质醇正常。

二、分析思路

(一) 临床特点

该患者为中年绝经后女性。根据病史、查体以及实验室检查资料可以诊断为骨质疏松症

(osteoporosis,OP)。OP 是一种以骨量减少、骨微结构破坏,导致骨脆性增加,容易发生骨折为特征的全身代谢性骨病。OP 可分为三类,分别为原发性骨质疏松症、继发性骨质疏松症与特发性骨质疏松症。原发性骨质疏松症又可分为Ⅰ、Ⅱ两种亚型。Ⅰ型(绝经后 OP)主要是由于雌激素缺乏所致,女性发病率为男性的 6 倍。Ⅱ型(老年性 OP)多见于 60 岁以上的老年人,女性发病率为男性的 2 倍以上。继发性 OP 常继发于其他疾病之后,如内分泌代谢性疾病、血液疾病、胃肠疾病、长期卧床等。特发性骨质疏松症包括特发性青少年骨质疏松症和特发性成年骨质疏松症。特发性成年骨质疏松症是一种好发于闭经前的女性和 60 岁前的男性且没有明确的发病原因的全身骨代谢疾病。本例患者为绝经后女性,年龄小于 60 岁,无基础疾病,BMD＝－3.2SD。根据目前国际上公认的骨质疏松症诊断标准 BMD＜－2.5SD,结合患者情况,可诊断为绝经后骨质疏松症,主要由雌激素缺乏引起。

(二) 临床问题

1. 骨代谢及其相关因素

正常成熟骨的代谢主要以骨重建的形式进行,包括骨吸收和骨形成。凡可使骨的净吸收增加、促使骨的微结构破坏的因素都会导致骨质疏松的发生。影响骨吸收的因素主要有雌激素、活性维生素 D、降钙素、甲状旁腺素等。影响骨形成的因素主要有遗传因素、钙的摄入量、生活方式如吸烟、酗酒、高蛋白与高盐饮食、大量饮用咖啡等。维生素 D 摄入不足和光照减少也是骨质疏松的危险因素。因此,防治骨质疏松不仅要应用药物治疗,而且还要加强饮食营养并树立良好的生活习惯。

2. 骨代谢与雌激素

绝经后女性因雌激素水平降低,局部细胞因子增多、生长因子减少、破骨细胞活性增强而导致骨形成和骨吸收脱耦联,这是骨质疏松发生的重要原因。补充雌激素曾被认为是该型骨质疏松症最有效的防治措施,不但能减少椎体与髋部骨折的发生率,还能减轻围绝经期的相关临床症状。但是最近研究结果显示,补充雌激素对心血管疾病和乳腺癌的实际危险很可能超过对预防骨质疏松症所带来的益处。植物雌激素如大豆异黄酮结构与雌激素相似,其模拟内源性雌激素对骨吸收的抑制作用已得到证实,且副作用小,绝经后女性在日常生活中可以适当补充大豆等富含植物雌激素的食物。

病史中提到患者反复腰背痛 1 年余,但均未引起重视,可见该病起病隐匿,初期症状不明显,一旦出现症状,大多病情已严重,因此也被称之为"全球性的、无声无息的流行病"。OP 的两大并发症是疼痛和骨折,一旦发生骨折后果严重,将出现三高,即高医疗费、高致残率和高死亡率。因此,医生、护士应对绝经后女性加强骨质疏松症的健康教育,预防或延缓并发症的发生。

三、营养护理

骨质疏松症是骨代谢性疾病中的常见疾病,但因其起病隐袭,常常被忽略。骨质疏松症重在预防。儿童和青少年期即应多增加钙的摄入,并积极进行体育运动;中青年期要戒烟限酒,少饮用咖啡和碳酸饮料,以免加重骨丢失。骨质疏松虽然没有办法根治,但预防得当完全可以缓解和延迟。

(一) 营养学原则

1. 足量的钙

钙是骨矿物质中最主要的成分,钙不足必然影响骨矿化。为保证人体正常的钙、磷代谢,防止骨质疏松,首先要保证食物中钙的摄入量。骨质疏松应从年轻时就开始积极预防,摄入足量的钙,减少钙流失,以增加骨量储备,提高骨量峰值。我国钙的推荐摄入量为成人 800mg/d,儿童、青少年 600~800mg/d,孕妇与乳母 800~1200mg/d,50 岁以上为 1000mg/d。含钙丰富的食物有虾皮、芝麻、紫菜、海带等。常见食物钙含量详见表 8-16。必要时也可酌情补充钙剂,一般以碳酸钙或枸橼酸钙为首选。

表 8-16　常见食物钙含量(mg/100g)

食物名称	钙	食物名称	钙
芝麻酱	1170	荠菜	294
虾皮	991	海参(鲜)	285
黑芝麻	780	紫菜	264
虾米(海米)	555	大豆	191
海带(干)	348	苋菜(紫)	178
河蚌	306	鸡蛋黄	112
泥鳅	299	牛奶(鲜)	104

2. 充足摄入维生素 D 以及日照

活性维生素 D 能促进肠道主动吸收钙,如缺乏将导致骨盐动员加速,骨吸收增强。女性随着更年期进展体内维生素 D 逐渐减少,绝经 5 年后仅约为 20 岁时的一半,导致肠钙吸收减少,最终形成骨质疏松或骨强度低下。为预防骨质疏松,应注意多食用维生素 D 含量丰富的食物。常见食物维生素 D 含量详见表 1-7。另外,维生素 D 可由皮肤经日照产生,每日应至少保证半小时的日照。

3. 适量摄入植物雌激素

大豆中含量丰富的异黄酮是植物雌激素的一种,已明确大豆异黄酮不仅可以增加骨密度,而且对维持骨的柔韧性也具有一定作用,可避免或减少骨折的发生。研究发现大豆异黄酮与钙共同作用阻止骨丢失的效果优于钙的单独作用。中老年女性可经常食用大豆及其制品,通过食物摄入安全补充植物雌激素。

4. 适量的磷

磷是人体钙磷代谢中不可缺少的营养素。成人每日磷推荐摄入量为 700mg。一般情况下,人体很少出现磷缺乏,相反,要注意磷摄入过多。磷摄入过多可使血磷升高,抑制活性维生素 D 的生成,减少肠钙吸收,从而导致骨质疏松。钙磷比例应维持在 1:1 左右,动物实验证明,钙磷比例低于 1:2 时,钙从骨骼中溶解和脱出增加。

5. 足量的蛋白质、维生素 C

长期蛋白质缺乏使血浆蛋白降低,易引起骨基质蛋白合成不足,新骨生成落后,若同时存在钙缺乏即可出现骨质疏松症;维生素 C 是骨基质羟脯氨酸合成不可缺少的成分,如缺乏可使骨基质合成减少。因此膳食中要注意选用含蛋白质和维生素 C 丰富的食物。富含蛋白质的食物有瘦猪肉、牛肉、蛋类、鱼类、禽类及大豆类食物。富含维生素 C 的食物有酸枣、刺梨、樱桃、枣类等。

（二）选择营养食谱

合理的食物选择有利于骨质疏松症的预防、治疗与康复。骨质疏松症的营养预防宜及早进行。根据该患者的特点，参考食物成分表设计全日食谱，详见表 8－17 所示。

表 8－17　骨质疏松症患者食谱举例（供参考）

用餐时间	内　容	食　物	重　量（g）
7：00	高钙牛奶	牛奶	250mL
	花卷	面粉	50g
	煮鸡蛋	鸡蛋	50g
	稀饭	大米	50g
11：00	清蒸鱼	小黄鱼	100g
	红烧牛肉	牛肉	100g
	米饭	大米	100g
14：00	水果	苹果	150g
17：00	虾皮豆腐干	大豆	50g
		虾皮	10g
	番茄蛋汤	番茄	100g
		鸡蛋	50g
	米饭	大米	100g

注：该食谱另加全日烹调用油 20g。食谱含蛋白质 91.5g，脂肪 53.3g，碳水化合物 300.9g，总热量 2049kcal。

四、营养护理提示

骨质疏松症发病后可因病痛影响患者的睡眠和活动，使患者尤其是中老年女性生活质量下降。护士应加强绝经后妇女骨质疏松症防治知识的宣传，指导患者遵医嘱用药的基础上，合理营养，加强从膳食中补充钙和维生素 D，同时增加阳光照射。患者也应正确认识疾病，及时调整心理。

第九节　痛　风

一、案　例

患者男，56 岁。因右足蹋趾关节反复疼痛 2 年，急性发作 1 天就诊。患者 2 年前出现右足蹋趾关节红肿、灼热、疼痛、活动受限，经秋水仙碱等药物治疗后疼痛消失，此后在劳累、饮酒后疼痛又多次发作。1 天前因晚餐吃火锅、喝啤酒后，午夜疼痛急性发作。无风湿、类风湿病史及外伤史。

查体：身高 170cm，体重 75kg，T 38℃，右足第一跖趾关节红肿，皮肤温度高，触痛明显，活动受限，其他关节未见异常。

实验室检查：血 WBC $11.52 \times 10^9/L$，尿常规、肝、肾功能正常，血尿酸 514mmol/L，红细胞沉降率 18mm/h，抗"O"、类风湿因子均阴性，免疫球蛋白正常，腹部平片未见异常。

二、分析思路

（一）临床特点

1. 患者第一跖趾关节红、肿、热、痛和活动受限，血尿酸升高，血白细胞增多，红细胞沉降率增高，是典型的原发性痛风急性关节炎期。

2. 患者病情反复已经 2 年，但病情尚属稳定，未影响到其他关节和脏器。

3. 患者主诉多次发作均与疲劳、饮酒有关。根据该患者的特点，需要对他进行营养健康教育，内容可包括：① 痛风的发病、诱因与常见的临床表现。② 痛风的预防措施，如做好平衡膳食、合理营养的前提下，要避免摄入富含嘌呤的食物。③ 加强对痛风并发症如痛风性肾结石、痛风性肾病等的监控。社区应规范慢性病管理，包括建立病例档案并定期随访相关实验室指标，然后根据患者病情开展个性化指导。

（二）临床问题

该患者是一个比较典型的痛风患者，但平时饮食并不科学、合理。痛风是一种常见的代谢性疾病，主要与体内的嘌呤代谢异常有关，临床表现为高尿酸血症和关节炎、肾脏病变等。痛风可防可治，痛风或高尿酸血症患者应该了解疾病的发病特点和饮食注意事项，尽量延缓并发症的发生和发展。

三、营养护理

（一）营养学原则

1. 限制嘌呤饮食

该患者目前处于急性关节炎期，应选用基本不含嘌呤或含嘌呤很少的食物，禁用浓肉汤、内脏、带鱼等高嘌呤食物，每天严格限制嘌呤在 150mg 以下。缓解后仍应禁食嘌呤含量高的食物，可限量选用嘌呤含量中等的食物。如病情发展至慢性关节炎期，仍应控制嘌呤的摄入总量。此期痛风患者常因进食海鲜过多或吃火锅等诱发痛风急性发作，应该注意避免。嘌呤含量中等的肉类等可适量选用，建议每日可进食白色肉类 100g 左右，水煮后弃汤食用较为合适。常见食物嘌呤含量见表 8-18 所示。

表 8-18　常见食物嘌呤含量(mg/100g)

食　物	含　量	食　物	含　量
鸡蛋	0.8	牛肉	83.7
苹果	0.9	乌贼	87.9

续　表

食　物	含　量	食　物	含　量
西瓜	1.1	猪肉	122.5
牛奶	1.4	猪肾	132.6
马铃薯	5.6	鲤鱼	137.1
玉米	9.4	草鱼	140.2
芹菜	10.3	鸡肉	140.3
丝瓜	11.4	猪脑	175.0
白菜	12.6	猪肝	233.0
黄瓜	14.6	牡蛎	239.0
面粉	17.1	带鱼	291.6
大米	18.1	沙丁鱼	295.0
韭菜	25.0	蛤蜊	316.0
四季豆	29.7	凤尾鱼	363.0
黄豆	166.5	猪胰	825.0

2. 多吃新鲜水果和蔬菜，多饮水

新鲜水果和蔬菜维生素、矿物质含量丰富，但嘌呤含量常较低，且大多呈碱性，可以调节尿液 pH 值，促进尿酸的排泄。另外，新鲜的水果和蔬菜含水量也很高。患者还应大量饮水，每天坚持饮水 2000～2500mL，保证尿量＞2000mL，以促进尿酸排泄。饮水应以温开水、淡茶水、菊花水为宜，可从晨起后每隔 2h 左右补充 200mL。同时，还需结合患者的肾功能、气温、运动量等酌情调整。禁酒也十分重要，因饮酒后体内乳酸增高，会竞争性抑制尿酸的排泄；而且饮酒常伴随着肉类、海鲜等高嘌呤食物的摄入。因此，不管是白酒、黄酒、红酒、啤酒均需禁饮。临床上大量饮用啤酒诱发痛风急性发作的相对多些，该患者病史就特别典型。此外，咖啡、茶、可可及辛辣刺激调味品也应适量。

（二）选择营养食谱

在制定食谱时应注意该患者的体重已超重，应适当控制总能量的摄入。该患者所需的总能量和三大产能营养素计算过程如下：

标准体重：170－105＝65kg

总能量：全日能量较正常人应减少 10%～15%，可按 25～30kcal/kg 供给。如以下限计算，则为 65kg×25kcal/kg＝1625kcal/d

碳水化合物：以占总能量的 50%～60% 为宜。如以 60% 计算，则为 1625kcal×60%＝975kcal，975kcal÷4kcal/g≈244g

蛋白质：日摄入量以 0.8～1.0g/kg 为宜。如以 0.9g/kg 计算，则为 65kg×0.9g/kg＝58.5g，58.5g×4kcal/g＝234kcal。牛奶和鸡蛋因不含核蛋白，可作为蛋白质的主要来源。

脂肪：每日 50g 左右为宜。1625kcal－(975＋234)kcal＝416kcal，416÷9kcal/g≈46g

该患者全日膳食中应供给碳水化合物约 244g，蛋白质约 58.5g，脂肪约 46g，配餐时应尽量接近该值。

结合患者的饮食习惯和喜好,选用不含嘌呤或含嘌呤很少的食物,参考食物成分表设计全日食谱。痛风急性期与间歇期患者的食谱举例详见表8-19、表8-20所示。

表 8-19　痛风急性期患者食谱举例(供参考)

用餐时间	内　容	食　物	重　量(g)
7：00	牛奶	牛奶	200
	刀切馒头	富强粉	50
	酱菜	酱菜	少许
11：00	黄瓜炒肉片	瘦肉	35
		黄瓜	200
	白煮鹌鹑蛋	鹌鹑蛋	30
	米饭	大米	100
17：00	番茄鸡蛋面	番茄	200
		鸡蛋	50
		富强粉	100
14：00	牛奶	牛奶	200
	水果	苹果	200
全天	白开水	水	2000(mL)
	烹调油	大豆油	18

注：该食谱含蛋白质58g,脂肪47g,碳水化合物242g,总热量1623kcal。瘦肉煮后弃汤,再进行烹调。

表 8-20　痛风间歇期患者食谱举例(供参考)

用餐时间	内　容	食　物	重量(g)
7：00	牛奶	脱脂奶	300
	阳春面	富强粉	50
11：00	鸡丝炒卷心菜	鸡脯肉	50
		卷心菜	100
	番茄蛋汤	番茄	100
		鸡蛋	35
	花卷	富强粉	100
17：00	芹菜炒猪肉	芹菜	100
		肋条肉	30
	凉拌黄瓜番茄		
		黄瓜	100
		番茄	100
	米饭	大米	75
全　天	白开水	水	2000(mL)
	烹饪油	大豆油	18

注：该食谱含蛋白质65g,脂肪46g,碳水化合物245g,总热量1654kcal。肉类煮后弃汤,再进行烹调。

四、营养护理提示

痛风是代谢性疾病中的常见病。护士在临床工作中应重视营养护理,向患者推荐宜用食物即含嘌呤低的食物,包括各种谷类食物及其制品,如大米、细加工的玉米面、面条、通心粉、蛋糕、饼干等;蔬菜类可选用青菜、大白菜、包心菜、花菜、冬瓜、胡萝卜、芹菜、黄瓜、茄子、莴苣、南瓜、西葫芦、西红柿等;各种水果及坚果类如花生、杏仁、核桃等也可选用。蛋白质供应以含核蛋白低的牛奶、鸡蛋为主。在症状缓解期,根据病情可适量选用肉类、禽类、干豆类、鱼类、贝壳类、菠菜、扁豆、芦笋、蘑菇等。注意在急性关节炎与慢性关节炎期,均应禁用含嘌呤高的食物,如动物肝脏、肾脏、胰脏、脑及肉馅、肉汁、肉汤等,海鲜类如鲭鱼、鳗鱼、凤尾鱼、沙丁鱼、鱼子、小虾、淡菜等,禽类如鹅、鸭、鹧鸪等,还有酿造或烤面包用的酵母。

另外,该患者实际体重高于理想体重10kg,应该坚持运动如快走、骑车、爬山等,尽量使体重达到或接近理想体重。但要注意减重应循序渐进,不可操之过急,以免脂肪分解过速,酮体和乳酸等生成过多,抑制尿酸排泄,诱发痛风急性发作。

第十节　脂肪肝

一、案　例

患者,男,53岁,私营企业主。因右上腹胀痛6个月就诊。患者6个月前出现右上腹胀痛,饭后和活动后明显加重,同时伴有食欲减退、恶心、乏力等。该患者平时进食不规律,喜食油腻食物,因工作原因基本每天喝葡萄酒或白酒数杯。运动量很小,基本以车代步,不参加各种体育活动。

查体:身高175cm,体重80kg,肝脏轻度肿大。

实验室检查:B超提示中度脂肪肝,胆囊未发现异常。血谷丙转氨酶、谷草转氨酶轻度增高。肾功能正常。血甘油三酯、胆固醇、低密度脂蛋白略高,高密度脂蛋白降低。空腹血糖:5.6mmol/L。

二、分析思路

(一) 临床特点

该患者为私营企业主,收入较高,但医学知识缺乏,平时生活习惯不良,如喜食油腻食物,经常饮酒,运动量较小。现患者BMI为26.1kg/m²,根据中国肥胖问题工作组的诊断标准,属超重范围;查体发现肝脏肿大;实验室检查示血谷丙转氨酶、谷草转氨酶轻度增高,脂代谢异常;B超提示中度脂肪肝。脂肪肝是目前中青年人中多发的肝脏病变,是一种可防可治的良性疾病。该患者应该尽早纠正不良的生活习惯,积极减轻体重,逆转脂肪肝,保护肝功能。早期做好营养和运动干预很有必要且十分有效。

（二）临床问题

脂肪肝属生活方式疾病，常在体检时发现，但因脂肪肝症状不明显，患者发现后也往往不予重视，导致病情进一步加重。当前随着肥胖儿童的不断增加，儿童脂肪肝也逐年增多，应引起社会和家庭的重视。

三、营养护理

由于脂肪肝患者绝大多数症状轻微或没有症状，因而疾病常得不到及时诊断与治疗。脂肪肝大多由不良生活方式引起，属肝脏代谢障碍性疾病，是可以逆转的，只要注意饮食营养调理，坚持体育锻炼，控制体重在健康范围（腰围：女性<80cm，男性<85cm），就可能使病情好转。

（一）营养学原则

1. 控制总能量，供给平衡膳食

通常肝内脂肪的贮积与体重成正比，因此，患者应控制能量摄入，减轻体重至正常范围。患者能量供给以 104.6～146.4kJ/(kg·d)（25～35kcal/(kg·d)）为宜，脂肪供能不超过总能量的 20%～25%，碳水化合物占总能量的 55%～60%。食物品种宜多种类、多样化，建议多选用低血糖指数的食物，每周也可食用 2～3 次薯类代替主食。

2. 供给适量的蛋白质

蛋白质可提供胆碱、蛋氨酸、胱氨酸、色氨酸、苏氨酸和赖氨酸等抗脂肪肝因子，能增加载脂蛋白的合成，将脂肪顺利转运出肝脏，减轻脂肪肝，并恢复肝细胞的功能。蛋白质供给量以 1.2～1.5g/(kg·d)为宜，并应保证一定量的优质蛋白，可多选用豆制品、瘦肉、鱼、虾、脱脂牛奶或酸奶等。部分脂肪肝患者为控制体重或降低血脂，严格限制蛋白质含量丰富的瘦肉、鱼等的摄入是很不科学的。

3. 补充丰富的维生素、矿物质和膳食纤维

维生素及矿物质足量供给有助于维持患者的正常代谢，促进肝细胞修复；膳食纤维可减少脂肪和糖的摄入及吸收，从而起到降低血脂、血糖的作用，应保证每天的膳食纤维摄入在 30g 以上。因此，饮食不宜过分精细，应多吃杂粮和新鲜蔬菜，以保证维生素、矿物质及膳食纤维的供给。

4. 控制脂肪和胆固醇的摄入

植物油中所含的谷固醇、豆固醇和必需脂肪酸有较好的降脂作用，可阻止或消除肝细胞的脂肪变性，因此，烹饪油应以植物油为主。鱼类含不饱和脂肪酸较多，也可适量选用。动物内脏、脑髓、蛋黄、鱼子、蟹黄、鱿鱼、沙丁鱼等食物胆固醇含量高，应该限制食用。烹调方式应以蒸、煮、烩、炖、熬、焖等为主。

5. 饮食宜清淡，禁酒和辛辣刺激性食物

长期饮酒可造成肝脏慢性损害，使肝脏去脂能力逐渐减弱，导致大量的脂肪在肝脏堆积、贮存，因此脂肪肝患者均应禁酒。大多脂肪肝患者超重或肥胖，部分患者还合并高血压，医生、护士应尽早给予生活方式干预。如本例患者应尽可能改变不良生活习惯，平时宜清淡饮食，少食油腻、辛辣刺激性食物，食盐摄入量也应有所控制；此外，还应戒酒、增加活动量。

患者体育锻炼可选择以有氧代谢为主的运动项目，如游泳、慢跑（120 步/min）、骑车等。

合适的运动量和长期坚持是运动取得满意效果的关键，一般来说运动时心率达到 100～160 次/min 或（170－年龄）次/min 说明运动量适宜。每周应锻炼 3～5 天，每次持续 20～30min。常见活动消耗的能量详见表 8-21 所示。

表 8-21　活动消耗 90kcal 能量所需时间

活动项目	时间（min）
睡眠	80
静坐、写字	50
打字	45
弹钢琴	40
文秘	35
扫地、铺床、烹饪	30
步行、跳舞、游泳	18～30
购物、走楼梯、体操	25
骑自行车	15～25
打乒乓球、排球	20
爬山、长跑、踢足球	10

（二）选择营养食谱

该患者的体重已超重，应适当控制能量摄入。该患者所需的总能量和三大产能营养素计算过程如下：

标准体重：175－105＝70kg

总能量：70kg×25kcal/kg＝1750kcal

碳水化合物：1750kcal×60％＝1050kcal，1050kcal÷4kcal/g≈262.5g

蛋白质：70kg×1.4g/kg＝98g，98g×4kcal/g＝392kcal

脂肪：1750kcal－（1050＋392）kcal＝308kcal，308÷9kcal/g≈34.2g

该患者全日膳食中应供给碳水化合物约 262.5g，蛋白质约 98g，脂肪约 34.2g，参考食物成分表设计全日食谱，尽量在配餐时接近该值。脂肪肝患者食谱举例详见表 8-22 所示。

表 8-22　脂肪肝患者食谱举例（供参考）

用餐时间	内　容	食　物	重量（g 或 mL）
7：00	酸奶	酸奶	200
	花卷	面粉	100
	煮鸡蛋	鸡蛋	60
	凉拌黄瓜	黄瓜	100
11：00	米饭	大米	100
	清蒸小黄鱼	小黄鱼	125

续　表

用餐时间	内　容	食　物	重量(g 或 mL)
	白菜豆腐汤	白菜	100
		豆腐	125
17：00	米饭	大米	100
	炒三丝	芹菜	150
		瘦肉	75
		香干	50
	番茄丝瓜汤	番茄	50
		丝瓜	50
全日	烹调油	玉米油	6

注：该食谱含蛋白质 94.8g，脂肪 34.6g，碳水化合物 260.5g，总热量 1732.6kcal。

四、营养护理提示

脂肪肝是指光镜下脂肪沉积的肝细胞超过肝细胞总数的 5%～10%，目前延伸为脂肪在肝脏内沉积超过肝重的 5%～10%。脂肪肝根据病因可分为非酒精性脂肪肝和酒精性脂肪肝，本例患者不能判别属于哪一类型。当前随着人民生活水平的提高，我国脂肪肝的发病率也快速增加。患者因常合并代谢综合征，平时宜清淡饮食，可选择的食物有：具有一定调脂作用的食物，如香菇、马兰头、萝卜、山楂、木耳等；富含维生素、微量元素和膳食纤维的食物，如绿叶蔬菜、芹菜、海带、玉米等。鱼肉、瘦肉、奶类、豆类优质蛋白质含量丰富，也可适量选用。忌用或少用的食物有：含糖量高的食物，如食糖、巧克力、甜点心等；脂肪和胆固醇含量高的食物，如猪油、肥肉等；刺激性食物，如辣椒、胡椒、咖喱等；酒及含酒精的饮料。

脂肪肝是一种可逆的良性病变，最常见的发病原因是营养过剩，患者应尽早改变生活方式，减轻体重，逆转脂肪肝，避免疾病进一步加重为肝纤维化和肝硬化。

（王秀景　吴妍　吴育红　何君婷　陆旭亚　张爱珍　张幽幽　茅小燕）

第九章

营养学试题

营养学知识包括基础知识、公共营养知识与临床营养知识三大部分。为了使读者进一步巩固基本知识,强化理论与临床实践的结合,提高对各类考试的应试能力,现本章节把营养学的重点内容和基本知识,以常见的考试形式呈现,以供读者平时的自我模拟训练。

第一节　名词解释

1. 节氮作用
2. 抗生酮作用
3. 必需氨基酸
4. 氮平衡
5. 限制性氨基酸
6. 氨基酸模式
7. 优质蛋白质
8. 蛋白质的互补作用
9. 蛋白质生物价
10. 脂肪
11. 基础代谢
12. 基础代谢率
13. 食物特殊动力作用
14. 膳食纤维
15. 膳食结构
16. 平衡膳食
17. 蛋白质-能量营养不良
18. 营养调查
19. 营养评价
20. BMI
21. 治疗膳食
22. 试验膳食

23. 肠内营养支持

24. 肠外营养支持

25. 完全胃肠外营养

26. 缺铁性贫血

27. 巨幼细胞贫血

28. 蛋白质消化率

29. 果胶类物质

30. 多糖

附：参考答案

1. 节氮作用：碳水化合物摄入不足时，能量供给不能满足机体需要，膳食蛋白质中有一部分将会被分解用来供给能量，而不能合成体内所需要的蛋白质物质。摄入充足的碳水化合物可以节省这一部分蛋白质的消耗，增加氮在体内的储留，这种作用称为碳水化合物对蛋白质的节约作用或节氮作用。

2. 抗生酮作用：脂肪在体内代谢所产生的乙酰基必须与草酰乙酸结合进入三羧酸循环才能被彻底氧化，草酰乙酸是葡萄糖在体内氧化的中间产物。如果碳水化合物摄入不足，脂肪则不能被完全氧化而产生大量的酮体，充足的碳水化合物可避免脂肪氧化不完全而产生过量的酮体，这一作用称为抗生酮作用。

3. 必需氨基酸：组成人体蛋白质的氨基酸中有8种体内不能合成，必须从食物中获取，称为必需氨基酸，即亮氨酸、异亮氨酸、赖氨酸、苏氨酸、蛋氨酸、苯丙氨酸、色氨酸、缬氨酸。

4. 氮平衡：在一定时间内(24h)摄入与排出(尿、粪、皮肤)的氮量基本相等，表示机体处于氮平衡状态；摄入氮大于排出氮则为正氮平衡；摄入氮小于排出氮则为负氮平衡。通常以氮平衡来测试人体蛋白质需要量和评价人体蛋白质营养状况。

5. 限制性氨基酸：必需氨基酸含量是否能满足机体需要，成为评价食物中蛋白质质量的一个重要指标，食物蛋白质中如果某种必需氨基酸含量不足，称为限制性氨基酸，并按其缺乏的严重程度依次称为第一、第二、第三限制性氨基酸。

6. 氨基酸模式：蛋白质中各种必需氨基酸的构成比值称为氨基酸模式，食物蛋白质氨基酸模式越接近人体蛋白质的氨基酸模式，这种蛋白质就越容易被人体吸收利用，称为优质蛋白质，动物蛋白质的必需氨基酸模式与人体氨基酸模式较为接近。

7. 优质蛋白质：蛋白质中各种必需氨基酸的构成比值称为氨基酸模式，食物蛋白质氨基酸模式越接近人体蛋白质的氨基酸模式，这种蛋白质就越容易被人体吸收利用，称为优质蛋白质，动物蛋白质的必需氨基酸模式与人体氨基酸模式较为接近。

8. 蛋白质的互补作用：不同物质所含的必需氨基酸种类和量不同，将不同物质一起食用，可以使不同食物中的氨基酸互相补充，有利于提高蛋白质的利用率，这就是蛋白质的互补作用。比如大米和面粉赖氨酸含量较低，而大豆蛋氨酸含量较低，将大米或面粉与大豆混食就可以使两种食物中的氨基酸互相补充。

9. 蛋白质生物价：是指蛋白质吸收后被机体储留的程度。生物价越高该蛋白质的利用率越高。蛋白质生物价(%)＝(氮储留量/氮吸收量)×100%。

10. 脂肪：是指甘油和脂肪酸组成的甘油三酯，又称中性脂肪，水解后产生一分子甘油和三分子脂肪酸。

11. 基础代谢：是指维持人体基本生命活动的能量消耗。即在无任何体力活动及紧张思维活动，全身肌肉松弛，消化系统处于静止状态情况下，用以维持体温、心跳、呼吸、细胞内外液中电解质浓度差及蛋白质等大分子物质合成的能量消耗。

12. 基础代谢率：单位时间内人体每体表面积所消耗的基础代谢能量即为基础代谢率。可以根据身高、体重求出体表面积，再按体表面积与该年龄的基础代谢率计算出基础代谢消耗的能量。

13. 食物特殊动力作用：是指摄食过程所引起的能量消耗。目前认为是由于机体对食物的消化吸收、食物中的营养素氧化产能，以及产热营养素在体内进行合成代谢等需要消耗能量所致。不同食物所引起的食物特殊动力作用不同。

14. 膳食纤维：是指食物中不能被人体消化吸收的物质，它们的成分一般是低聚糖，膳食纤维又称为"不可吸收的多糖"或"不能利用的多糖"。

15. 膳食结构：是指居民消费的食物种类和数量的相对构成。膳食结构常包括以动物性为主、以植物性为主、动植物食物平衡的膳食结构和地中海膳食结构。

16. 平衡膳食：也称合理膳食，在营养学上是指通过膳食能提供给机体种类齐全、数量充足、比例合适的能量和各种营养素，并与机体的需要保持平衡。

17. 蛋白质-能量营养不良：根据发病原因可分为原发性和继发性两种。原发性是因食物蛋白质和能量的摄入不能满足机体的生理需要引起，多见于食物缺乏、食物摄入不足或机体需要量增加；继发性常由于其他疾病所致。

18. 营养调查：运用各种手段准确了解某一人群（或个体）各种营养指标的水平，用于判定其当前营养状况，称为营养调查。

19. 营养评价：通过对膳食调查、人体测量、临床体征检查以及临床生化检查的结果综合分析，对患者的营养状况作出判断，并提出营养治疗指导意见，称为营养评价。

20. BMI：身体质量指数，简称体质指数或体重指数，$BMI=体重(kg)/[身高(m)]^2$，可用于判断体重是否正常或者肥胖、消瘦等。

21. 治疗膳食：也称成分调整膳食，是根据患者不同生理病理情况，调整膳食的成分和质地，从而治疗疾病、促进健康。

22. 试验膳食：是指在临床诊断或治疗过程中，短期内暂时调整患者的膳食内容，以配合和辅助临床诊断或观察疗效的膳食。

23. 肠内营养支持：是指对于不能耐受正常膳食的患者，经口服或管饲途径，将只需化学性消化或不需消化、由中小分子营养素组成的营养液直接注入胃肠道，提供营养素的方法。

24. 肠外营养支持：又称外科营养，是对胃肠道功能障碍的患者，通过静脉途径输注各种营养素，以维持机体新陈代谢的治疗方法。

25. 完全胃肠外营养：肠外营养支持可分为中心静脉营养和周围静脉营养。中心静脉营养也称为完全胃肠外营养，即碳水化合物、氨基酸、脂肪、维生素、矿物质和水等所有营养物质均经静脉输入。

26. 缺铁性贫血：是指体内用于合成血红蛋白的贮存铁缺乏，使血红蛋白合成量减少而形成的一种小细胞低色素性贫血，是临床最常见的贫血。

27. 巨幼细胞贫血：是叶酸和/或维生素 B_{12} 缺乏、细胞 DNA 合成障碍引起的一种大细胞性贫血,也是临床常见的贫血之一,多见于婴幼儿、孕妇和乳母。

28. 蛋白质消化率:是指食物蛋白质可被消化酶分解的程度。

29. 果胶类物质:包括果胶原、果胶酸和果胶。果胶是被甲酯化到一定程度的半乳糖醛酸,果胶酸是未经甲酯化的半乳糖醛酸。

30. 多糖:包括淀粉、糊精和糖原。无论何种糖,最终都将在消化道被水解为单糖。

第二节　单选题

1. 碳水化合物是由哪些元素组成的一大类化合物　　　　　　　　　　　　（　　　）

A. 碳、氢、氧　　　　B. 碳、氢、氧、氮　　　C. 碳、氢、氧、硫　　　D. 碳、氢、氧、钾

2. 下列关于碳水化合物的吸收叙述不正确的是　　　　　　　　　　　　（　　　）

A. 小肠消化和大肠发酵为碳水化合物的特有吸收方式

B. 单糖在小肠上部吸收

C. 单糖中最快被吸收的是果糖

D. 1,4 - α - 糖苷键结构的碳水化合物,在消化道最终被水解为单糖的形式

3. 一般食物测定的氮含量乘以_____即为该食物的蛋白质含量　　　　（　　　）

A. 5　　　　　　　B. 5.25　　　　　　C. 6　　　　　　D. 6.25

4. 蛋白质的含氮量为_____;测定食物中的氮含量,再乘以系数_____即为蛋白质的含量　　　　　　　　　　　　　　　　　　　　　　　　　　　　　　　（　　　）

A. 15%　6.67　　　B. 16%　6.25　　　C. 17%　6.25　　　D. 18%　5.56

5. 氮平衡概念是指　　　　　　　　　　　　　　　　　　　　　　　　（　　　）

A. 摄入氮量大于排出氮量　　　　　　　B. 摄入氮量小于排出氮量

C. 摄入氮量等于排出氮量　　　　　　　D. 摄入氮量与排出氮量之差

6. 下列氨基酸中不属于人体必需氨基酸的是　　　　　　　　　　　　　（　　　）

A. 亮氨酸　　　　　B. 苏氨酸　　　　　C. 甘氨酸　　　　　D. 色氨酸

7. 以下不属于脂溶性维生素的是　　　　　　　　　　　　　　　　　　（　　　）

A. 维生素 A　　　　B. 维生素 D　　　　C. 维生素 B　　　　D. 维生素 K

8. 下列矿物质中属于微量元素的是　　　　　　　　　　　　　　　　　（　　　）

A. 钠　　　　　　　B. 磷　　　　　　　C. 钾　　　　　　　D. 铁

9. 下列食物中最好的补钙食品是　　　　　　　　　　　　　　　　　　（　　　）

A. 大豆　　　　　　B. 牛奶　　　　　　C. 骨头汤　　　　　D. 海产品

10. 下述选项中抑制铁吸收的是　　　　　　　　　　　　　　　　　　　（　　　）

A. 柠檬酸　　　　　B. 维生素 C　　　　C. 枸橼酸　　　　　D. 草酸

11. 下述选项中促进铁吸收的是　　　　　　　　　　　　　　　　　　　（　　　）

A. 维生素 C　　　　B. 植酸　　　　　　C. 草酸　　　　　　D. 鞣质

12. 味觉减退或异食癖有可能是因为缺乏　　　　　　　　　　　　　　　（　　　）

A. 锌　　　　　　　B. 硒　　　　　　　C. 铬　　　　　　　D. 铁

13. 克汀病(呆小病)是因为胎儿期和新生儿期缺乏　　　　　　　　　　　（　　　）

A. 锌　　　　　　　B. 硒　　　　　　　C. 铁　　　　　　　D. 碘

14. 下列人体测定基础代谢的条件中,不正确的是　　　　　　　　　　　（　　）

A. 睡眠状态　　　　　　　　　　　　　B. 静卧在床

C. 饥饿状态　　　　　　　　　　　　　D. 周围环境温度 18～25℃（恒定）

15. 不同食物的食物特殊动力作用不同,下列哪种营养素的食物特殊动力作用最高

　　　　　　　　　　　　　　　　　　　　　　　　　　　　　　　（　　）

A. 脂肪　　　　　　B. 蛋白质　　　　　C. 碳水化合物　　　D. 维生素

16. 我国居民膳食中 60%～70% 的能量由　　　　　　　提供　　　　　（　　）

A. 谷类　　　　　　B. 薯类　　　　　　C. 动物性食物　　　D. 豆类及其制品

17. 关于乳类的营养学价值叙述错误的是　　　　　　　　　　　　　　（　　）

A. 乳类蛋白是优质蛋白,消化吸收率高

B. 牛乳中含有的碳水化合物主要为乳糖

C. 牛乳含有人体所需的各种维生素,其中维生素 A 含量较多

D. 牛乳富含矿物质,尤其是钙和铁

18. 正常新生儿有足够的铁储存,但出生后　　　　　　　月起应及时添加富含铁的食物

　　　　　　　　　　　　　　　　　　　　　　　　　　　　　　　（　　）

A. 2　　　　　　　　B. 4　　　　　　　　C. 7　　　　　　　　D. 10

19. 母乳喂养的婴幼儿添加辅食,从　　　　　　　开始最好　　　　　（　　）

A. 1 周岁以上　　　B. 10～12 月龄　　　C. 8～10 月龄　　　D. 4～6 月龄

20. 以下关于婴儿补钙说法不正确的是　　　　　　　　　　　　　　　（　　）

A. 母乳含钙不及牛乳

B. 婴儿每天每千克体重约需钙 400mg,大多来自乳汁

C. 母乳的钙磷比例合适,易吸收

D. 婴儿应尽可能补充维生素 D,促进钙吸收

21. 对老年人膳食的要求,下列叙述中哪项是错误的　　　　　　　　（　　）

A. 增加饮水量　　　　　　　　　　　　B. 减少热能供给

C. 减少蛋白质供给　　　　　　　　　　D. 可增加牛奶摄入

22. 高血压患者应适当增加摄入　　　　　　　　　　　　　　　　　（　　）

A. 钠、钾、镁　　　　　　　　　　　　B. 钙、镁、碘

C. 钾、钙、镁　　　　　　　　　　　　D. 钾、镁、铁

23. 冠心病患者胆固醇日摄入量应低于　　　　　　　mg,如合并高脂血症则应低于　　　　　　　mg

　　　　　　　　　　　　　　　　　　　　　　　　　　　　　　　（　　）

A. 200　100　　　　B. 300　200　　　　C. 400　300　　　　D. 500　400

24. 肝功能严重受损者,为防止肝昏迷,应严格限制　　　　　　　的摄入　（　　）

A. 蛋白质　　　　　B. 碳水化合物　　　C. 脂肪　　　　　　D. 脂溶性维生素

25. 成年男子血浆血红蛋白低于　　　　　　　g/L,成年女子低于　　　　　　　g/L,孕妇低于　　　　　　　g/L,均可诊断为贫血　　　　　　　　　　　　（　　）

A. 160　140　120　　　　　　　　　　B. 140　130　120

C. 120　110　100　　　　　　　　　　D. 120　110　130

26. 关于肥胖症,描述不正确的是　　　　　　　　　　　　　　　（　　）
A. 有一定遗传倾向　　　　　　　　　　B. 是糖尿病的危险因素
C. 应严格控制热能和脂肪　　　　　　　D. 应限制蛋白质,保证碳水化合物

27. 高血压患者,每日盐摄入量控制在＿＿＿＿＿＿＿＿g,有利于稳定血压　（　　）
A. 2～3　　　　　B. ＜5　　　　　C. 8～10　　　　　D. ＜12

28. 肝功能衰竭患者应少食　　　　　　　　　　　　　　　　　　（　　）
A. 米饭　　　　B. 猪肉　　　　C. 绿色蔬菜　　　　D. 粉丝

29. 甲状腺功能亢进症患者应控制的食物是　　　　　　　　　　　（　　）
A. 猪肉　　　　B. 冬瓜　　　　C. 海带　　　　D. 菠菜

30. 对冠心病发病影响最大的营养素是　　　　　　　　　　　　　（　　）
A. 蛋白质　　　B. 碳水化合物　　　C. 脂肪　　　　D. 维生素

31. 尿毒症患者应少食　　　　　　　　　　　　　　　　　　　　（　　）
A. 黄豆　　　　B. 粉丝　　　　C. 土豆　　　　D. 麦淀粉

32. 肾功能衰竭患者能量供给应以＿＿＿＿＿＿＿为主　　　　　　（　　）
A. 碳水化合物　　　B. 蛋白质　　　C. 脂肪　　　　D. 以上都不是

33. 缺铁性贫血患者的饮食补铁应以哪类食物为主　　　　　　　　（　　）
A. 肉类　　　　B. 蔬菜类　　　C. 奶类　　　　D. 蛋类

34. 营养调查由＿＿＿＿＿＿＿、人体测量、临床体征检查及临床生化检测四部分组成　（　　）
A. 膳食调查　　　B. 膳食结构调查　　　C. 营养素调查　　　D. 能量调查

35. 根据患者情况调整其膳食的成分和质地,从而治疗疾病、促进健康,称为　（　　）
A. 医院膳食　　　　　　　　　　　　　B. 基本膳食
C. 治疗膳食　　　　　　　　　　　　　D. 试验膳食

36. 高热患者宜选用　　　　　　　　　　　　　　　　　　　　　（　　）
A. 高能量膳食　　　　　　　　　　　　B. 低能量膳食
C. 高纤维膳食　　　　　　　　　　　　D. 限钠(盐)膳食

37. 肝性脑病患者宜选用　　　　　　　　　　　　　　　　　　　（　　）
A. 高蛋白质膳食　　　　　　　　　　　B. 低蛋白质膳食
C. 低脂膳食　　　　　　　　　　　　　D. 限钠(盐)膳食

38. 痛风患者及无症状高尿酸血症者宜选用　　　　　　　　　　　（　　）
A. 低蛋白质膳食　　　　　　　　　　　B. 限钠(盐)膳食
C. 高纤维膳食　　　　　　　　　　　　D. 低嘌呤膳食

39. 潜血试验膳食试验期 3 天内应禁用　　　　　　　　　　　　　（　　）
A. 苹果　　　　B. 豆制品　　　C. 牛乳　　　　D. 猪肉

40. 下列肠内营养护理措施中不妥的是　　　　　　　　　　　　　（　　）
A. 嘱患者平卧　　　　　　　　　　　　B. 每日收集 24h 尿
C. 每 24h 更换输液管和输液袋　　　　D. 记录肠内营养剂名称、浓度等

41. 肠外营养的主要能量来源为　　　　　　　　　　　　　　　　（　　）
A. 脂肪乳剂　　　　　　　　　　　　　B. 氨基酸溶液
C. 高浓度的葡萄糖溶液　　　　　　　　D. 低浓度的葡萄糖溶液

42. 下列不属于单糖的是 （　　）
A. 葡萄糖　　　　B. 蔗糖　　　　C. 果糖　　　　D. 半乳糖

43. 不能被人体消化吸收的多糖是 （　　）
A. 糊精　　　　B. 海藻多糖　　　　C. 淀粉　　　　D. 纤维素

44. 膳食中的脂类主要是 （　　）
A. 磷脂　　　　B. 胆固醇　　　　C. 脂肪　　　　D. 类固醇

45. 氨基酸的吸收部位主要在 （　　）
A. 胃　　　　B. 食管　　　　C. 小肠　　　　D. 结肠

46. 急性心肌梗死患者全天的能量 （　　）
A. 不需控制　　　　B. 严格控制　　　　C. 稍微控制　　　　D. 适当增加

47. 消化性溃疡的饮食原则是 （　　）
A. 少量多餐　　　　B. 一日三餐　　　　C. 低脂饮食　　　　D. 低蛋白质饮食

48. 腹泻患者的营养治疗原则之一是 （　　）
A. 高脂肪、高纤维　　　　　　　　B. 低纤维、高蛋白
C. 低脂肪、低纤维　　　　　　　　D. 低脂肪、高纤维

49. 属于双糖的是 （　　）
A. 乳糖　　　　B. 葡萄糖　　　　C. 果糖　　　　D. 半乳糖

50. 对于基因功能最重要的是 （　　）
A. 脱氧核糖　　　　B. 核糖　　　　C. 果胶　　　　D. 半纤维素

51. 牛排中含有的碳水化合物是 （　　）
A. 甘油三酯　　　　B. 糖原　　　　C. 葡萄糖　　　　D. 氨基酸

52. 下述糖类中最容易被氧化供能的是 （　　）
A. 果糖　　　　B. 葡萄糖　　　　C. 半乳糖　　　　D. 蔗糖

53. 下述选项中最容易被氧化供能的是 （　　）
A. 胆固醇　　　　B. 甘油三酯　　　　C. 磷脂　　　　D. 糖脂

54. 下列选项中不供应能量的是 （　　）
A. 葡萄糖　　　　B. 糖原　　　　C. 核糖　　　　D. 半乳糖

55. 下列碳水化合物中,不是人类良好的食物能量来源的是 （　　）
A. 蔗糖　　　　B. 糖浆　　　　C. 纤维素　　　　D. 水果

56. 下列选项中不能储存糖原和脂肪作为供能来源的是 （　　）
A. 骨骼肌　　　　B. 神经组织　　　　C. 肝脏　　　　D. 心脏

57. 下列食物中包含热量最多的是 （　　）
A. 10g 牛肉　　　　B. 10g 面包　　　　C. 10g 油　　　　D. 15g 米饭

58. 10g 碳水化合物、5g 脂肪、2g 蛋白质总共可以产生多少千卡的热量 （　　）
A. 55　　　　B. 1098　　　　C. 100　　　　D. 80

59. 下列营养素中与其他选项性质差别最大的是 （　　）
A. 木质素　　　　B. 纤维素　　　　C. 糖原　　　　D. 果胶

60. 作为蛋白质的生理功能,最不重要的是 （　　）
A. 维持血浆胶体渗透压　　　　　　B. 作为酶催化体内反应

C. 氧化供能   D. 构成身体组织

61. 下列选项中不属于蛋白质衍生物的是 （　　）

A. 胶原蛋白   B. 角蛋白   C. 皮质醇   D. 血红蛋白

62. 下列食物中不含维生素 A 的是 （　　）

A. 胡萝卜   B. 鱼   C. 牛奶   D. 猪肝

63. 胡萝卜素是下列哪种脂溶性维生素的前体 （　　）

A. 维生素 A   B. 维生素 B_6 C. 维生素 D   D. 维生素 C

64. 维生素 A 可以转化为 （　　）

A. 视紫红质   B. 胡萝卜素   C. 胆盐   D. 胆固醇

65. 最容易破坏维生素 A 的因素是 （　　）

A. 热   B. 酸   C. 光   D. 碱

66. 不属于 B 族维生素的是 （　　）

A. 烟酸   B. 核黄素   C. 钴胺素   D. 叶绿醌

67. 对于碳水化合物代谢最重要的是 （　　）

A. 维生素 C   B. 维生素 A   C. B 族维生素   D. 维生素 D

68. 下列哪种维生素的吸收需要内因子 （　　）

A. 维生素 B_{12} B. 维生素 C   C. 维生素 E   D. 叶酸

69. 体内合成_____需要维生素 C 的参与 （　　）

A. 胶原蛋白   B. 角蛋白   C. 红细胞   D. 视紫红质

70. 最有活性的维生素 D 形式是 （　　）

A. $1,25-(OH)_2-D_3$ B. 维生素 D_3 C. $25-OH-D_3$ D. 钙化醇

71. 下列选项中维生素 D 的最好食物来源是 （　　）

A. 新鲜牛奶   B. 苹果   C. 强化牛奶   D. 蔬菜

72. 下列维生素中抗氧化性能最强的是 （　　）

A. 维生素 A   B. 维生素 K   C. α-生育酚   D. 维生素 D

73. 能够促进正常凝血的是 （　　）

A. 维生素 A   B. B 族维生素   C. 维生素 C   D. 维生素 K

74. 摄入不足或缺乏会导致出血的是 （　　）

A. 维生素 A   B. 维生素 D   C. 维生素 E   D. 维生素 K

75. 下列食物中富含维生素 K 的是 （　　）

A. 菠菜   B. 鸡蛋   C. 小麦   D. 西红柿

76. 体内含量最丰富的矿物质是钙和_____ （　　）

A. 镁   B. 钠   C. 磷   D. 氯

77. 体内氧气运输最重要的离子是 （　　）

A. 铁   B. 镁   C. 氯   D. 碘

78. 微量元素_____的摄入不足会导致免疫抑制,而且该矿物质对于伤口愈合也是必需的 （　　）

A. 铁   B. 铜   C. 钴   D. 锌

79. 按照世界卫生组织的标准,美国人如果体重指数超过_____即为超重 （　　）

A. 30　　　　　　　B. 28　　　　　　　C. 25　　　　　　　D. 24

80. 王某,女性,26 岁,身高 1.55m,下列选项中最适合她的理想体重是_____kg （　　）

A. 65　　　　　　　B. 58　　　　　　　C. 50　　　　　　　D. 40

附：参考答案

1. A　2. C　3. D　4. B　5. C　6. C　7. C　8. D　9. B　10. D　11. A

12. A　13. D　14. A　15. B　16. A　17. D　18. B　19. D　20. D　21. C　22. C

23. B　24. A　25. C　26. D　27. B　28. B　29. C　30. C　31. A　32. A　33. A

34. A　35. C　36. A　37. B　38. D　39. D　40. A　41. C　42. A　43. D　44. C

45. C　46. B　47. A　48. C　49. A　50. A　51. B　52. B　53. B　54. C　55. C

56. B　57. C　58. C　59. C　60. C　61. C　62. A　63. C　64. M　65. C　66. D

67. C　68. A　69. A　70. A　71. C　72. C　73. D　74. D　75. A　76. C　77. A

78. D　79. C　80. C

第三节　多选题

1. 碳水化合物根据其聚合度分为单糖、双糖和多糖,多糖主要包括 （　　）

A. 淀粉　　　　　　　　　　　　B. 蔗糖

C. 糊精　　　　　　　　　　　　D. 果糖

E. 糖原

2. 蛋白质的生理功能包括 （　　）

A. 构成、修复机体组织　　　　　　B. 提供必需脂肪酸

C. 以酶、抗体、激素等形式发挥作用　　D. 合成胆汁

E. 供给能量

3. 下列有关维生素 E 的选项中,正确的是 （　　）

A. 又名生育酚　　　　　　　　　　B. β-生育酚的生物活性最大

C. 植物油、坚果类等含量较丰富　　　D. 过量摄入对机体无益

E. 血浆中的浓度随脂类的含量而变化

4. 下列选项中关于维生素的描述正确的是 （　　）

A. 除某些维生素可以少量合成外,一般维生素在体内不能合成

B. 不参与机体组成　　　　　　　　C. 不提供能量

D. 机体需要量甚微　　　　　　　　E. 许多维生素是辅酶

5. 人体所需要的能量主要来源于食物中的产热营养素,包括 （　　）

A. 碳水化合物　　　　　　　　　　B. 蛋白质

C. 脂肪　　　　　　　　　　　　　D. 肉类及海鲜

E. 矿物质

6. 护士对骨质疏松症患者做健康教育,下列建议正确的是 （　　）

A. 患者每日晒太阳半小时　　　　　B. 每日饮牛奶 800mL,可选用高钙奶

C. 适当运动,但避免剧烈运动　　　　　D. 可以吃鸡蛋、瘦肉补充蛋白质

E. 尽量增加钙和磷的摄入

7. 膳食纤维对人体的影响有　　　　　　　　　　　　　　　　　（　　）

A. 预防大肠癌　　　　　　　　　　B. 预防便秘

C. 预防肥胖　　　　　　　　　　　D. 降低胆固醇

E. 影响铁、钙的吸收

8. 下列关于地中海膳食结构特点的描述中,正确的是　　　　　（　　）

A. 膳食以动物性食物为主　　　　　B. 碳水化合物含量少

C. 饱和脂肪酸含量低　　　　　　　D. 食物加工程度低

E. 以该膳食为主的人群心血管疾病发病率低

9. 医院膳食分为　　　　　　　　　　　　　　　　　　　　　（　　）

A. 基本膳食　　　B. 诊断膳食　　　C. 试验膳食　　　D. 普通膳食

E. 软食

10. 下列疾病应采用低蛋白质膳食的有　　　　　　　　　　　　（　　）

A. 肾病综合征　　B. 烧伤　　　　　C. 急性肾炎　　　D. 肝昏迷

E. 结核

11. 潜血试验期 3 天内应禁用的食物有　　　　　　　　　　　　（　　）

A. 牛乳　　　　　B. 豆腐　　　　　C. 肉类　　　　　D. 苹果

E. 菠菜

12. 下列关于肌酐试验饮食的叙述中,正确的有　　　　　　　　（　　）

A. 限制蔬菜、水果　　　　　　　　B. 限制蛋白质

C. 避免食用肉类　　　　　　　　　D. 主食量不限

E. 忌饮茶和咖啡

13. 当人体摄入过量的钠时,可以引起　　　　　　　　　　　　（　　）

A. 血容量增加　　　　　　　　　　B. 心脏收缩加强

C. 血管平滑肌细胞反应增强　　　　D. 血管对升压物质的敏感性增加

E. 外周血管阻力增高

14. 下列关于急性胃炎患者营养护理措施正确的有　　　　　　　（　　）

A. 必要时可暂时禁食　　　　　　　B. 饮食以流质为主

C. 如伴有肠炎,则应减少脂肪量

D. 病情好转后可给予少渣半流质饮食,继而少渣软食

E. 限制饮水,以免稀释胃液

15. 下列关于肾病综合征患者营养护理措施正确的有　　　　　　（　　）

A. 给予正常量的优质蛋白质　　　　B. 充足的热能

C. 限制碳水化合物　　　　　　　　D. 限制钠摄入量

E. 限制饮水量

16. 急性肾功能衰竭时机体容易出现各种矿物质代谢紊乱,如　　（　　）

A. 高血钾　　　　B. 低血钾　　　　C. 低血钙　　　　D. 高血磷

E. 稀释性低钠和低氯血症

17. 下列哪两种营养素与巨幼细胞贫血的产生密切相关　　　　　　　　　　（　　）
A. 维生素 B_1　　　　B. 维生素 B_{12}　　　　C. 维生素 B_6　　　　D. 维生素 C
E. 叶酸

18. 有助于铁吸收的营养素和食物有　　　　　　　　　　　　　　　　　　（　　）
A. 维生素 C　　　　B. 咖啡　　　　C. 铜　　　　D. 钙
E. 锌

19. 下列食物、药物中因含碘丰富甲亢患者应限制摄入的有　　　　　　　　（　　）
A. 海带　　　　B. 紫菜　　　　C. 胺碘酮　　　　D. 淀粉类食品
E. 丹参

20. 骨质疏松症与下列哪些营养素关系密切　　　　　　　　　　　　　　　（　　）
A. 钙　　　　B. 磷　　　　C. 维生素 D　　　　D. 碳水化合物
E. 维生素 E

21. 痛风的营养治疗包括　　　　　　　　　　　　　　　　　　　　　　　（　　）
A. 适当能量,限制蛋白质和脂肪　　　　B. 低嘌呤饮食
C. 多吃蔬菜、水果　　　　D. 多饮水
E. 忌饮酒

22. 下列关于冠心病的营养治疗正确的是　　　　　　　　　　　　　　　　（　　）
A. 尽量增加碳水化合物的摄入　　　　B. 控制总能量
C. 严格控制脂肪、食盐的摄入量　　　　D. 维生素能改善心肌代谢,可酌情补充
E. 适当增加膳食纤维摄入以降血脂

23. 甲状腺功能减退症患者应忌用致甲状腺肿物质,如　　　　　　　　　　（　　）
A. 卷心菜　　　　B. 白菜　　　　C. 花菜　　　　D. 油菜
E. 鸡蛋

24. 病毒性肝炎的营养治疗原则是　　　　　　　　　　　　　　　　　　　（　　）
A. 高碳水化合物　　　　B. 低蛋白质
C. 高维生素　　　　D. 低脂肪
E. 适当提高芳香族氨基酸的摄入比例

25. 急性肠炎需补充水分与电解质,宜选择　　　　　　　　　　　　　　　（　　）
A. 米汤　　　　B. 稀藕粉　　　　C. 果汁　　　　D. 稀饭
E. 咖啡

26. 高脂血症患者应避免食用富含胆固醇的食物如　　　　　　　　　　　　（　　）
A. 蛋黄　　　　B. 动物脑　　　　C. 鱼子　　　　D. 鸡肉
E. 鱼肉

27. 高血压患者适量补充钙和镁有利于　　　　　　　　　　　　　　　　　（　　）
A. 外周血管扩张　　　　B. 调节血管的舒张度
C. 利尿　　　　D. 血压下降
E. 减少心输出量

28. 甲状腺功能减退症合并缺铁性贫血和巨幼细胞贫血,应注意补充　　　　（　　）
A. 叶酸　　　　B. 铁　　　　C. 维生素 B_{12}　　　　D. 锌

E. 硒

29. 急性肠炎的发生与饮食不当有关,如　　　　　　　　（　　）

A. 暴饮暴食　　　　　　　　　　　　B. 饮酒过度

C. 食用化学毒品污染食物　　　　　　D. 食用细菌污染食物

E. 饮水过多

30. 传染性肝炎的膳食蛋白质补充原则是　　　　　　　　（　　）

A. 增加植物性蛋白的摄入比例　　　　B. 增加动物性蛋白的摄入比例

C. 严格限制蛋白质摄入　　　　　　　D. 根据病情、个人情况调整蛋白质摄入量

E. 肝性脑病时增加优质蛋白质摄入

附: 参考答案

1. ACE　2. ACE　3. ACDE　4. ABCDE　5. ABC　6. ABCD　7. ABCDE　8. CDE
9. ABC　10. CD　11. CE　12. BCE　13. ABCDE　14. ABCD　15. ABDE　16. ABCDE
17. BE　18. AC　19. ABCE　20. ABC　21. ABCDE　22. BCDE　23. ABD　24. ACD
25. ABCD　26. ABC　27. ABCD　28. ABC　29. ABCD　30. AD

第四节　填空题

1. _____和_____为碳水化合物的特有吸收方式。

2. 人体必需氨基酸有组氨酸、亮氨酸、异亮氨酸、赖氨酸、苏氨酸和_____、_____、_____、_____。

3. 单糖在_____吸收,吸收速度各有不同,其中最快被吸收的是_____和_____。

4. _____是动物体内碳水化合物的储存形式。

5. _____是世界上大部分人从膳食中取得能量的最主要、最经济的来源。

6. 中枢神经系统只能依靠_____提供能量,对胎儿和婴儿来说,_____是脑细胞唯一可利用的能量形式。

7. _____摄入不足会导致营养性水肿。

8. 蛋白质是由氨基酸组成的高分子含氮化合物,蛋白质的含氮量为_____,一般用_____法测定食物中的氮含量,然后再乘以系数_____即为蛋白质的含量。

9. 一般来说动物性食物蛋白质含量较高,而植物性食物蛋白质含量较低,但_____类食物蛋白质含量较高。

10. 大米和面粉中赖氨酸含量较低,大豆中蛋氨酸含量较低。如将大米或面粉与大豆混食,可以使两种食物中的氨基酸互相补充,这就是_____作用,有利于提高蛋白质的利用率。

11. 脂类是_____和_____的总称。

12. 脂肪代谢有四条途径:① _____;② _____;③ _____;④ _____。

13. 必需脂肪酸体内不能合成,必须由食物供给,包括_____和_____。

14. 维生素对维持机体正常功能非常重要,其中与暗适应相关的是_____;与脚气病相关的是_____;与巨幼细胞贫血相关的是叶酸和_____;与坏血病相关的是_____;与癞皮

病相关的是_____。

15. 人体皮肤中含有一定量的_____，在日光或紫外线照射下转变为维生素 D₃。

16. 食物中的叶酸要被还原为_____才能被小肠吸收。叶酸在体内还有一个重要功能就是促进_____合成_____，这一功能具有很多生物学意义。孕早期如缺乏叶酸可致胎儿_____畸形。

17. 尼克酸缺乏症（癞皮病）其典型症状是"三 D 症状"，即_____、_____和_____。

18. 预防碘缺乏最好的办法是_____。

19. 充足的碳水化合物可避免脂肪氧化不完全而产生过量的酮体，这一作用称为_____作用。

20. 矿物质在体内的分布有其特殊性，铁主要分布在_____，钙主要分布在_____。

21. 水的软硬度主要与水中_____盐和_____盐的含量有关。

22. 我国人民一般习惯将食物分成五大类：_____、_____、_____、_____和_____。

23. 美国心脏协会建议成人每日膳食中脂肪供能不应超过总能量的_____%。

24. 患者，女，56 岁，诊断为绝经后骨质疏松症。医生建议患者多吃些大豆及其制品，原因是大豆含有丰富的植物雌激素即_____，可抑制骨吸收。

25. 佝偻病以_____月大的婴幼儿最多见，主要由_____缺乏导致骨质缺钙引起，我国北方地区发病率_____南方。

26. 中老年人维生素_____摄入不足容易引起骨质疏松症。

27. 母乳含钙虽不及牛乳，但母乳_____比例合适，易吸收。

28. 营养调查由_____、_____、_____和_____四部分组成。

29. 膳食调查方法有_____、_____、_____和_____四种。

30. 膳食调查方法中的询问法可分为_____、_____和_____三种方式。

31. BMI（体质指数）=_____（公式）。

32. 医院膳食可以分为_____、_____和_____三大类。

33. _____膳食适用于痛风患者及无症状高尿酸血症者。

34. _____膳食主要用于协助了解消化道出血情况；_____膳食主要用于协助诊断糖尿病。

35. 肠外营养并发症可归纳为_____、_____、_____三大类，大多数并发症是可以预防和治疗的。

36. WHO 针对缺铁性贫血提出了_____、_____以及_____三条基本策略。

37. 脂溶性维生素包括维生素 A、维生素 E、维生素 K 和_____。

38. 痛风是长期_____代谢异常，血尿酸增高引起组织损伤的一组疾病。

39. _____和_____是痛风患者补充蛋白质的理想食物。

40. 人类从两条途径获得维生素 D：_____和_____。

41. 维生素 B₆ 的三种活性形式是_____、_____和_____。

42. 协助诊断甲状旁腺功能亢进症的一种试验膳食是_____。

43. 手术、创伤患者不能正常饮食的情况下，补充或提供营养物质的方法有_____和_____。

44. 维生素 A 缺乏最早的表现是_____;儿童缺乏维生素 D 可导致_____的发生。

45. _____是测定食物中蛋白质含量的经典方法。

46. 婴幼儿期除 8 种必需氨基酸外,_____也是必需氨基酸。

47. 肝性脑病患者神志清醒后,可适量增加蛋白质,_____蛋白质含支链氨基酸比例相对较高,较为适合。

48. 叶酸是一种_____溶性维生素,广泛存在于_____中。

49. 肝硬化并发腹水患者,应限制_____和_____的摄入。

50. 患者体内蛋白质分解代谢加强,可导致_____氮平衡。

附:参考答案

1. 小肠消化 大肠发酵

2. 蛋氨酸 苯丙氨酸 色氨酸 缬氨酸

3. 小肠上部 半乳糖 葡萄糖

4. 糖原

5. 碳水化合物

6. 碳水化合物 葡萄糖

7. 蛋白质

8. 16% 凯氏定氮 6.25

9. 大豆

10. 蛋白质的互补

11. 脂肪 类脂

12. 立即作为能源 作为能源储存在细胞中 成为细胞本身的结构成分 合成某些必需的化合物

13. 亚油酸 亚麻酸

14. 维生素 A 维生素 B_1 维生素 B_{12} 维生素 C 维生素 PP(尼克酸或烟酸)

15. 7-脱氢胆固醇

16. 四氢叶酸 同型半胱氨酸 蛋氨酸 神经管

17. 皮炎 腹泻 痴呆

18. 采用强化碘的食盐

19. 抗生酮

20. 红细胞 骨骼和牙齿

21. 钙 镁

22. 谷类及薯类 动物性食物 豆类及其制品 蔬菜水果类 纯能量食物

23. 30

24. 大豆异黄酮

25. 3~18 维生素 D 高于

26. D

27. 钙磷

28. 膳食调查 人体测量 临床体征检查 临床生化检测

29. 称重法　查账法　询问法　化学分析法

30. 饮食 24h 回顾法　饮食史法　化学分析法

31. 体重(kg)/[身高(m)]²

32. 基本膳食(常规膳食)　治疗膳食(成分调整膳食)　试验膳食

33. 低嘌呤

34. 潜血试验　葡萄糖耐量试验

35. 置管并发症　感染并发症　代谢并发症

36. 改善饮食　强化主食原料和调味品中的铁　服用相应制剂

37. 维生素 D

38. 嘌呤

39. 鸡蛋　牛奶

40. 经口从食物中摄取　经阳光照射由人体内合成

41. 吡哆醇　吡哆醛　吡哆胺

42. 钙、磷代谢试验膳食

43. 肠内营养　肠外营养治疗

44. 暗适应能力降低　佝偻

45. 凯氏定氮法

46. 组氨酸

47. 植物性

48. 水　动、植物性食物

49. 钠　水

50. 负

第五节　是非题

1. 动物和植物一样可以将自然界中的水和二氧化碳合成碳水化合物并加以利用。
（　）

2. 脂肪是世界上大部分人的最主要能量来源。（　）

3. 必需氨基酸是指机体必需的氨基酸,非必需氨基酸是机体不需要的氨基酸。（　）

4. 机体中的很多酶、激素、抗体,其本质都是蛋白质。（　）

5. 婴幼儿机体所需能量较小,应给予维持负氮平衡。（　）

6. 植物性食物蛋白质含量较低,但大豆类食物蛋白质含量较高。（　）

7. 整粒大豆的蛋白质消化率比豆腐或豆浆的消化率高。（　）

8. 测定基础代谢必须是在周围环境温度恒定(18～25℃)、饥饿状态(进食后 12h)、人处于睡眠、静卧的情况下进行。（　）

9. 食物特殊动力作用最强的产能营养素是蛋白质。（　）

10. 瘦高的人较矮胖的人相对体表面积较大,其基础代谢较高。（　）

11. 机体能合成维生素满足自身需要。（　）

12. 维生素既不参与机体组成也不提供能量。　　　　　　　　　（　　）

13. 水溶性维生素多数对光和热敏感,在紫外线照射或加热过度时易被破坏。（　　）

14. 水溶性维生素常以原形从尿中排出体外,毒性较小,而脂溶性维生素则可在体内积存引起中毒。　　　　　　　　　　　　　　　　　　　　　（　　）

15. 叶酸在体内能促进同型半胱氨酸合成蛋氨酸,可降低心脑血管疾病的发病风险。
　　　　　　　　　　　　　　　　　　　　　　　　　　　　　（　　）

16. 骨头汤是最好的补钙食品。　　　　　　　　　　　　　　　　（　　）

17. 铁为机体内的宏量元素。　　　　　　　　　　　　　　　　　（　　）

18. 蒸馏水是指在普通饮用水的基础上经多层反复过滤,进一步去掉细菌或一些大分子物质的水。　　　　　　　　　　　　　　　　　　　　　　　　（　　）

19. 成人每日对水的需要量约为 1000mL。　　　　　　　　　　　（　　）

20. 高膳食纤维能降低某些癌症的发病危险性。　　　　　　　　　（　　）

21. 大豆是所有植物性食物中蛋白质含量最高的。　　　　　　　　（　　）

22. 动物性食物中的铁以血红素铁形式存在,生物利用率高,是膳食中铁的良好来源。
　　　　　　　　　　　　　　　　　　　　　　　　　　　　　（　　）

23. 鱼类所含脂肪酸多为饱和脂肪酸。　　　　　　　　　　　　　（　　）

24. 乳中蛋白质主要为乳清蛋白。　　　　　　　　　　　　　　　（　　）

25. 牛乳中含有丰富的维生素和矿物质,如维生素 A、铁等。　　　（　　）

26. 地中海膳食结构的特点为膳食以鱼类等动物性食物为主,该地区居民心血管疾病发病率低与此有关。　　　　　　　　　　　　　　　　　　　　　　（　　）

27. 吡哆醇是维生素 B_6 的化学名。　　　　　　　　　　　　　　（　　）

28. 婴儿出生后 2～3 个月内因缺乏淀粉酶,不易消化淀粉类食物,应在出生 3～4 个月后添加淀粉类食物。　　　　　　　　　　　　　　　　　　　　　　（　　）

29. 母乳含钙高于牛乳,且母乳的钙磷比例合适,易吸收,能很好地满足婴儿的需要。（　　）

30. 婴儿 8 个月起体内铁储存逐渐耗竭,应及时添加富含铁的食物。　（　　）

31. 乳母常食用去米汤的"捞饭"或精制米面制品,可导致婴幼儿维生素 B_1 缺乏症(婴儿脚气病)。　　　　　　　　　　　　　　　　　　　　　　　　（　　）

32. 用羊奶人工喂养的婴幼儿应注意及早补充叶酸,以防巨幼细胞贫血的发生。（　　）

33. 我国南方地区佝偻病发病率高于北方。　　　　　　　　　　　（　　）

34. 老年人机体代谢下降,对蛋白质的需要量低于成年人。　　　　（　　）

35. 妊娠前体重正常孕妇摄入能量以维持每周增重不超过 0.5kg 为宜,原来超重孕妇则每周增重 0.3kg 左右为宜。　　　　　　　　　　　　　　　　　　（　　）

36. 膳食调查时间一般不少于 7 天。　　　　　　　　　　　　　　（　　）

37. 膳食调查法中称重法较精确,但不适合大规模的人群调查。　　（　　）

38. 王同学,身高 160cm,体重 55kg,其 BMI 为 20.5。　　　　　（　　）

39. SOAP 法方便、简单、易行,包括咨询的主要内容,是目前常用的营养评价方法。（　　）

40. 高热患者应给予低能量膳食以减轻机体代谢负担。　　　　　　（　　）

41. 急性肾炎、肾病综合征等患者应给予低蛋白质膳食以减轻肾脏负担。（　　）

42. 为降低血氨浓度,肝性脑病患者可鼻饲给予牛奶等。　　　　　（　　）

43. 低嘌呤膳食适用于痛风患者及无症状高尿酸血症者。　　　　　　　（　　　）

44. 肌酐试验膳食应限制鸡蛋、牛奶、蔬菜和水果等的摄入。　　　　　（　　　）

45. 葡萄糖耐量试验膳食主要用于协助诊断、治疗糖尿病。　　　　　　（　　　）

46. 潜血试验膳食期间可食用大白菜、馒头、苹果等含铁低的食物。　　（　　　）

47. 肠外营养支持是通过静脉途径输注各种营养素，以维持机体新陈代谢的治疗
方法。　　　　　　　　　　　　　　　　　　　　　　　　　　　　　　　（　　　）

48. 高浓度的葡萄糖常作为肠外营养的主要能量来源。　　　　　　　　（　　　）

49. 脂肪代谢紊乱、动脉硬化、肝硬化等患者应用肠外营养支持时应慎用脂肪乳剂。（　　　）

50. 应用肠外营养支持的患者，应每日监测血糖以便及时发现血糖异常。（　　　）

51. 限制钠的摄入，并适当增加钾、钙的摄入有利于高血压的防治。　　（　　　）

52. 钠会增加血管对升压物质的敏感性引起小动脉痉挛、外周血管阻力增高。（　　　）

53. 慢性萎缩性胃炎患者由于胃酸缺乏，维生素 B_{12} 吸收不良，可导致恶性贫血。（　　　）

54. 慢性胃炎急性发作期应禁用各种含酒精的饮料和碳酸饮料，多喝牛奶、豆浆等。（　　　）

55. 胆囊炎患者因胆汁分泌障碍，影响脂肪的消化与吸收，故需严格限制脂肪特别
是动物性脂肪的摄入。　　　　　　　　　　　　　　　　　　　　　　　（　　　）

56. 胆石症患者需采用低胆固醇膳食，胆固醇供给量应＜300mg/d。　　（　　　）

57. 肝性脑病患者为了避免血氨升高，应严格限制蛋白质的摄入，特别要避免富含
支链氨基酸的食物如牛奶、黄豆等的摄入。　　　　　　　　　　　　　（　　　）

58. 肝硬化伴腹水者应严格限制水和钠的摄入。　　　　　　　　　　　（　　　）

59. 急性肾炎患者蛋白质供给应以动物性优质蛋白为宜。　　　　　　　（　　　）

60. 慢性肾炎患者应以碳水化合物为主要能量来源。　　　　　　　　　（　　　）

61. 慢性肾衰患者易出现水溶性维生素缺乏，应予以补充大量维生素 C 等。（　　　）

62. 菠菜含铁丰富，是缺铁性贫血患者补铁的很好食物来源。　　　　　（　　　）

63. 甲亢患者要避免食用富含碘的海带、紫菜、海鱼、蛤类、虾、海藻、昆布、丹参等。（　　　）

64. 甲亢患者要严格控制蛋白质、脂肪的摄入。　　　　　　　　　　　（　　　）

65. 甲减往往合并高胆固醇血症、高脂血症，患者应限制富含脂肪和胆固醇的食物。
　　　　　　　　　　　　　　　　　　　　　　　　　　　　　　　　　（　　　）

66. 烹饪时提早放入碘盐有利于患者对碘的吸收。　　　　　　　　　　（　　　）

67. 骨质疏松症与维生素 A 摄入不足密切相关，患者可酌情补充鱼肝油等。（　　　）

68. 糖尿病患者要少食多餐，蔬菜、杂粮可不限，但水果等应严格控制。（　　　）

69. 痛风患者应多饮水，忌饮酒，多吃新鲜的蔬菜和水果。　　　　　　（　　　）

70. 肥胖症患者应低脂肪、高碳水化合物、高蛋白质饮食。　　　　　　（　　　）

71. 猪油饱和脂肪酸含量高，所以多呈固态。　　　　　　　　　　　　（　　　）

72. WHO 建议全世界婴儿至少母乳喂养 4 个月，最好能到 1 岁左右。　（　　　）

73. 母乳蛋白以酪蛋白为主，容易被消化吸收。　　　　　　　　　　　（　　　）

74. 氢化植物油易于保存，口感好，价格低，营养价值高。　　　　　　（　　　）

75. 暴饮暴食、高脂饮食、酗酒容易诱发胰腺炎急性发作。　　　　　　（　　　）

76. 慢性肾炎肾功能正常的患者，也应严格控制蛋白质的摄入量。　　　（　　　）

77. 美国糖尿病协会建议糖尿病患者常规补充抗氧化性维生素。　　　　（　　　）

78. 急性肾炎患者原则上饮水量要根据浮肿程度和每日尿量来定。　　　　（　　）

79. 王同学,中国人,身高 160cm,体重 63kg,按照国内标准其体重为超重。　　　（　　）

80. 肠外营养时高糖液体输完后直接改为无糖液体可诱发低血糖。　　　（　　）

81. 感染 HIV 的母亲有条件的话应尽可能避免母乳喂养。　　　（　　）

82. 夏秋季节气温高,病原体、苍蝇等易繁殖,食物容易变质,是肠道传染病的高发季节。　　　（　　）

83. 只要胃肠道有功能并且安全时,就应用它。　　　（　　）

84. 口腔术后患者食物不宜过热以免伤口出血。　　　（　　）

85. 胃肠道手术后患者需禁食 2～3 天,待患者排气,肠道功能初步恢复即可给予普通饮食。　　　（　　）

86. 喜食过咸、过烫的食物是胃癌的危险因素。　　　（　　）

87. 朱某,女性,26 岁,因急性肠炎收住入院,现略感腹胀不适,她暂时不宜选择牛奶、红薯、芹菜、笋干等食物。　　　（　　）

88. 1 克乙醇约供应 6kcal 能量。　　　（　　）

89. 玉米和鱼翅等所含蛋白质是不完全蛋白质。　　　（　　）

90. 《中国居民膳食指南(2007)》建议成人每天进行累计相当于步行 6000 步以上的身体活动,每天摄入蔬菜 5 两左右。　　　（　　）

附:参考答案

1.（错）	2.（错）	3.（错）	4.（对）	5.（错）	6.（对）	7.（错）	8.（错）
9.（对）	10.（对）	11.（错）	12.（对）	13.（对）	14.（对）	15.（对）	16.（错）
17.（错）	18.（错）	19.（错）	20.（对）	21.（对）	22.（对）	23.（错）	24.（错）
25.（错）	26.（错）	27.（对）	28.（对）	29.（错）	30.（错）	31.（对）	32.（对）
33.（错）	34.（错）	35.（对）	36.（错）	37.（对）	38.（错）	39.（对）	40.（对）
41.（错）	42.（错）	43.（对）	44.（错）	45.（对）	46.（对）	47.（对）	48.（对）
49.（对）	50.（对）	51.（对）	52.（对）	53.（对）	54.（错）	55.（对）	56.（对）
57.（错）	58.（对）	59.（对）	60.（对）	61.（对）	62.（对）	63.（对）	64.（错）
65.（对）	66.（错）	67.（错）	68.（错）	69.（对）	70.（对）	71.（对）	72.（错）
73.（错）	74.（错）	75.（对）	76.（错）	77.（对）	78.（对）	79.（对）	80.（对）
81.（对）	82.（对）	83.（对）	84.（对）	85.（错）	86.（对）	87.（对）	88.（错）
89.（对）	90.（错）						

第六节　问答题

1. 碳水化合物有哪些营养学意义?

2. 蛋白质有哪些营养学意义?

3. 脂类有哪些营养学意义?

4. 人体的能量主要消耗在哪些方面?

5. 膳食纤维有哪些营养学意义？

6. 地中海膳食结构有哪些特点？

7. 简述我国一般人群膳食指南的主要内容。

8.《中国居民平衡膳食宝塔》的主要内容有哪些？

9. 张某，女性，26 岁，工人，初中文化程度，宝宝 6 月龄，一直母乳喂养，迄今未给予辅食。现张某因家里经济需要重新外出打工，并请婆婆过来带小孩。张某在给宝宝预防接种时和护士小王说"我不想用母乳喂养了，上班的地方这么远，不方便，我婆婆说她会给宝宝喂米粉，应该都差不多的"。请根据案例，给予张某营养教育。

10. 伴有妊娠呕吐的孕妇从营养学角度应给予怎样的建议？

11. 试述葡萄糖耐量试验膳食。

12. 肠外营养有哪些适应证？

13. 试述高血压患者的营养治疗原则。

14. 试述冠心病患者的营养治疗原则。

15. 试述消化道溃疡患者的营养治疗原则。

16. 胰腺炎病情稳定时的营养治疗原则有哪些？

17. 试述慢性肾功能衰竭的营养治疗。

18. 试述贫血患者的营养治疗原则。

19. 简述糖尿病患者的营养治疗原则。

20. 患者，男，60 岁。现诊断为 2 型糖尿病收住入院，身高 172cm，体重 70kg，无并发症。请计算患者每日所需的能量、碳水化合物、蛋白质和脂肪的用量。

21. 肥胖患者日常饮食中适宜选择哪些食物，同时应该限制哪些食物？

22. 哪些食物具有预防肿瘤的作用？

23. 请分析并评价您今日的食谱。

24. 朱某，女性，25 岁，身高 162cm，体重 65kg，目前，她计划只依靠严格的节食减轻体重，目标为两个月内达到 48kg，她制定的减肥餐中几乎不含任何碳水化合物。请计算朱某目前和计划减肥后的 BMI，并进行分析。朱某的减肥计划和减肥餐是否合理？

25. 王某，男性，30 岁，身高 170cm，体重 90kg，体检发现血压、血糖、血脂均升高。王某平时饮食口味偏重，不喜欢吃含膳食纤维丰富的粗粮。请对该患者进行营养健康教育。

附：参考答案

1. ① 供给能量；② 对维持神经组织功能有重要意义；③ 参与构成机体重要组成物质；④ 调节血糖、节氮和抗生酮作用。

2. ① 构成机体组织和重要物质；② 提供机体氮源；③ 提供必需氨基酸。

3. ① 供给机体能量；② 构成机体组织和重要物质；③ 提供必需脂肪酸；④ 促进脂溶性维生素的吸收；⑤ 促进食欲及增加饱腹感。

4.（1）基础代谢：是指维持人体基本生命活动的能量消耗，即在无任何体力活动及紧张思维活动，全身肌肉松弛，消化系统处于静止状态情况下，用以维持体温、心跳、呼吸、细胞内外液中电解质浓度差及蛋白质等大分子物质合成的热量消耗。

（2）食物特殊动力作用：是指摄食过程所引起的能量消耗。目前认为是由于机体对食物的消化吸收、食物中的营养素氧化产能,以及产热营养素在体内进行合成代谢等,需要消耗能量所致。不同食物所引起的食物特殊动力作用不同。

(3)体力活动:体力活动消耗的能量在人体总能量消耗中占主要部分,不同体力活动所消耗的能量不同,运动量越大的活动消耗能量越多。

5.(1)预防便秘和大肠疾病:膳食纤维通常直接进入大肠,刺激和促进肠蠕动。

(2)预防癌症:研究表明能降低大肠癌、乳腺癌等,可能与减少代谢产物和废物对肠道的刺激作用及再吸收时间,减少初级胆汁酸和次级胆汁酸对肠黏膜的刺激作用等有关。

(3)预防心血管病和胆石症:能降低血浆胆固醇浓度和胆汁中胆汁酸的饱和度,预防动脉粥样硬化。

(4)预防肥胖:因富含膳食的食物只含少量脂肪,并且可以增加食物的体积,容易产生饱腹感,能延缓糖类吸收,降低血糖,抑制脂肪吸收等。

6. 地中海膳食结构是居住在地中海地区的居民所特有的。其特点是膳食富含植物性食物,食物的加工程度低,新鲜度高;膳食脂肪提供的能量占膳食总能量的 25％～35％,但饱和脂肪酸仅占 7％～8％;每周食用适量鱼、禽、少量蛋;每月食用几次红肉。该类型的膳食能量能满足人体需要,膳食含大量复合碳水化合物,饱和脂肪酸摄入量低,心血管疾病发生率低。

7. 我国膳食指南的主要内容有十条,即:食物多样,谷类为主,粗细搭配;多吃蔬菜水果和薯类;每天吃奶类、大豆或其制品;常吃适量的鱼、禽、蛋和瘦肉;减少烹调油用量,吃清淡少盐膳食;食不过量,天天运动,保持健康体重;三餐分配要合理,零食要适当;每天足量饮水,合理选择饮料;如饮酒应限量;吃新鲜卫生的食物。

8.《中国居民平衡膳食宝塔》共分五层,包含我们每天应吃的主要食物种类。膳食宝塔各层位置和面积不同,这在一定程度上反映出各类食物在膳食中的地位和应占的比重。新的膳食宝塔图增加了水和身体活动的形象,强调足量饮水和增加身体活动的重要性。膳食宝塔建议的各类食物摄入量都是指食物可食部分的生重。各类食物的重量不是指某一种具体食物的重量,而是一类食物的总量,因此在选择具体食物时,实际重量可以在互换表中查询。

9. 宝宝只有 6 个月大,不支持停止母乳喂养。母乳喂养的优点:(1)母乳营养丰富,最适合婴儿的生长发育,蛋白质丰富,且富含免疫球蛋白。

(2)成熟乳中蛋白质以乳清蛋白为主,有利于婴儿消化吸收。

(3)必需氨基酸组成及比例适合婴儿利用。

(4)母乳中含丰富的乳糖、多不饱和脂肪酸,对婴儿的神经和脑发育有一定作用。

(5)含铁和锌的利用率高于牛乳,钙磷比例合适。

(6)维生素除 D 外一般能满足 6 月龄婴儿的需要。

(7)含各种生物活性物质,可增强婴儿对疾病的抵抗力。

(8)母乳喂养可促进母婴之间交流感情及母体的产后康复。

(9)母乳喂养经济、方便、温度适宜。

宝宝已经有 6 个月大,建议添加辅食,及时补充生长发育所需的各种营养素,另外添加辅食还可以锻炼宝宝的咀嚼功能,促进消化系统的正常发育。

10. 应鼓励孕妇进食,膳食易消化,避免油腻食物,少量多餐。为了使孕妇尽可能得到丰富的营养素,应鼓励孕妇尽可能多食。轻度呕吐者多数约在妊娠 12～16 周后即可自行消失。对严重妊娠反应者,酌情考虑静脉供给营养素,包括葡萄糖盐水、维生素 C、维生素 B_6 和氯化钾,同时给予肌注维生素 B_1;对呕吐已停止,但消化功能尚未完全恢复者,可提供要素膳。当孕妇能适当进食时,供给低脂肪、高蛋白、高维生素和富含矿物质的食物,采用少量多餐的方式。另外还需注意:

(1) 纠正水和电解质紊乱:妊娠呕吐者应鼓励其少量多次饮水,或给予米汤、藕粉、粥等流质,选用易消化的清淡膳食,补充水和钾、钠等矿物质。呕吐严重者可采用静脉营养。

(2) 补充能量、注意三大营养素平衡:孕妇应给予高能量、高碳水化合物、高蛋白质、适量脂肪的平衡膳食。主要提供碳水化合物的食物有粥、面、饭、饼干、蛋糕等,注意适当增加蛋白质的摄入量,可选用富含优质蛋白质的鸡蛋、牛奶、瘦肉等,脂肪的摄入需适当控制。

(3) 全面补充维生素:孕妇可选用各种新鲜蔬菜、瓜果及干果。要经常更换品种。注意水果的量,一次不宜摄入太多,并要注意水果的温度,可适当在温水中浸泡片刻后再食用,也可把水果榨汁或加工成水果羹后再饮用,以利于消化和吸收。

(4) 膳食禁忌和限制:孕妇应禁用酒、浓茶、咖啡等。适量食用含膳食纤维丰富的食物,如春笋、芹菜、黄豆芽、藕等,以免影响微量元素的吸收。另外,辛辣及易产生刺激的食品应慎用,如胡椒、辣椒、生葱、大蒜等,以防消化道反应。

(5) 中医食疗:必要时可采用中医食疗的方法。

11. 葡萄糖耐量试验膳食主要用于协助诊断糖尿病。

试验前数日,患者进正常饮食,每日进食碳水化合物 250～300g。试验前一天晚餐后禁食,忌喝咖啡和茶。试验当日清晨空腹采血,同时留尿标本,然后取葡萄糖100g(或 1.75g/kg)溶于 300～400mL 水中口服,服后 0.5、1、2 和 3h 各抽血一次,同时留尿样本,测定血糖和尿糖。

12. 肠外营养的基本适应证是胃肠道功能严重障碍或衰竭的患者。换言之,凡需要进行营养支持,又不能或不宜接受肠内营养的患者,都是肠外营养的适应证。

(1) 消化系统疾病:① 消化道瘘。② 炎性肠道疾病。③ 短肠综合征。④ 急性重症胰腺炎。⑤ 胃肠道梗阻。⑥ 其他:一些疾病可影响小肠的运动与吸收功能,如长期顽固性的恶心呕吐、严重腹泻、硬皮病、系统性红斑狼疮、小肠黏膜萎缩、放射性肠炎、炎性粘连性肠梗阻、胃肠活动减弱、食管贲门失弛缓症、多发性肠瘘、广泛的不易手术切除的 Crohn 病等。

(2) 大面积烧伤、严重复合伤、破伤风等。

(3) 严重感染与败血症。

(4) 围手术期。

(5) 急性肾功能衰竭。

(6) 妊娠剧吐与神经性厌食。

(7) 其他:神志不清,肺内吸入高度危险倾向,腹膜炎,肿瘤化疗或放疗引起的胃肠道反应等短期内不能经肠内营养支持者,均可采用肠外营养支持。

13. (1) 减少或限制钠的摄入:高血压的发病与钠过多摄入有关。减少或限制烹饪食盐的用量是预防与治疗高血压的重要方法之一。应提倡科学烹饪方法与食用新鲜食品,改变烹饪时盲目使用食盐与喜好腌制品等不良饮食习惯。

(2) 适当增加钾与钙的摄入:钾与钙的合理摄入有利于高血压的防治。每日的钾摄入量要保证,特别在多尿、多汗时,要及时补充富含钾的各类蔬菜水果,钙的摄入也需合理调节。

(3) 控制能量,避免高碳水化合物、高脂肪过量摄入:超重或肥胖症患者是高血压的高危人群,做好高血压的防治,势必要控制体重。

14.（1）控制总能量:宜以低于标准体重的5％供能,对超过标准体重者更宜减少总能量摄入。

（2）限制脂肪:每天脂肪的摄入量占总能量的25％～30％,其中动物脂肪应低于10％。胆固醇的日摄入量应低于300mg。

（3）适量碳水化合物和蛋白质:碳水化合物应占总能量的60％～65％。尽量少用单、双糖食品,对肥胖者,蛋白质供给要注意动物性蛋白和植物性蛋白的合理搭配。

（4）适当增加膳食纤维摄入:多进富含水溶性纤维的食物,但要注意过量膳食纤维摄入会影响某些矿物质和微量元素的吸收。

（5）补充维生素:维生素能改善心肌代谢和心肌功能。

（6）限制钠盐摄入:冠心病伴高血压患者应提倡每天盐摄入量少于6g,而且需长期坚持;另外,过多的盐摄入还会影响降压药的效果并增加药物用量。适当增加钾的摄入量有利于钠和水的排出,有助于高血压的防治。

15.（1）营养全面合理:有足够的热能,适量的蛋白质、脂肪、碳水化合物、矿物质和充足的维生素。应做到质好、量少、平衡。

（2）少量多餐、定时定量:可根据病情每日进餐5～7次。在急性活动期,为避免胃窦部的过分扩张,每餐进食量不宜过大,应增加进餐次数,使胃中经常保持适量的食物,以中和胃酸,有利于溃疡面的愈合。但对于已经痊愈的患者应鼓励其逐渐恢复正常的膳食习惯,可以避免因为多餐次所带来的食物对胃体的反复刺激而使胃酸分泌增加的弊端。

（3）适当控制一般调味品的使用:食品不宜过酸、过甜和过咸。多余的钠可增加胃液分泌,因此食盐的用量切忌过多,应采用清淡饮食,每日摄入量以3～6g为宜。

（4）细嚼慢咽,养成良好的进餐习惯:食物经口腔充分咀嚼后,能减少对消化道过强的机械性刺激,并能增加唾液的分泌,中和胃酸,以利消化。对于非急性活动期的消化性溃疡患者,应根据本人的膳食习惯和生活状况来选择食物,不必限制太严。

（5）选用细软、易消化、刺激性弱的食品并注意烹调方法的选择:在烹调方法的选择上应以蒸、煮、氽、烩、炖、焖为主,各种食物均应切细煮软。待病情好转后再逐步过渡到一般饮食。避免一切机械性和化学性刺激,保护胃黏膜。

16.（1）肠内营养初始阶段,应选用对胰腺分泌刺激作用小的空肠营养,可给予氨基酸型或短肽型要素膳。

（2）待病情稳定,消化吸收功能逐步恢复后,再经胃造瘘或空肠造瘘途径。在行肠内营养时,应注意浓度、剂量、滴速和温度,从小剂量、低浓度的低蛋白、低脂肪流质饮食开始,逐渐提高浓度,切忌操之过急。

（3）可正常进食后,每日应供给热能8.37～9.21MJ（2000～2200kcal）,蛋白质40～50g,脂肪30g,碳水化合物350～450g。

（4）应注意维生素和矿物质的补充,尤其是维生素C,每天应保证300mg的摄入量,有利于机体的恢复。

（5）少量多餐,每日进餐5～7次。

（6）禁酒和含酒精的饮料。

（7）在烹调方式的选择上以蒸、煮、氽、烩、炖、卤为主。

17. ① 充足的热能。② 低蛋白质。③ 适宜的脂肪。④ 注意液体入量。⑤ 适宜的碳水化合物。⑥ 低盐。⑦ 低磷。⑧ 充足的维生素。

18. (1) 适当增加动物性食物的摄入量：肉类、鱼类和家禽中的铁 40% 能被吸收,蛋类、谷类和其他蔬菜中的铁能被人体吸收的不到 10%,因此,补铁应摄入以畜肉类、禽肉类、鱼类等动物性食物为主。

(2) 增加绿叶蔬菜的摄入：叶酸在新鲜绿叶蔬菜中含量最多。蔬菜中的铁虽然吸收率低,但由于富含维生素 C,可使铁的吸收率增加 2～3 倍。

(3) 避免食物干扰因素：食物中的草酸盐和植酸盐、茶叶中的鞣酸与咖啡、可可中的多酚类物质会影响铁的吸收,故应避免上述食物与含铁丰富的食物同食。

(4) 其他矿物质：铜能促进铁的吸收和利用,补铁的同时应补铜;钙、锌等可影响铁的吸收,补铁时应避免与之同时应用。

(5) 肌内注射补充维生素 B_{12}：老年人和胃肠道手术后的患者,因消化吸收功能较差,很难从食物中获得足够的维生素 B_{12},需直接肌内注射。

19. (1) 限制总能量：合理控制能量摄入是糖尿病的基础治疗。总能量应根据患者的标准体重、生理条件、劳动强度、工作性质而定。对正常体重的糖尿病患者,能量应维持或略低于理想体重。

(2) 保证碳水化合物摄入：每日碳水化合物进量宜控制在 250～350g,约折合主食 300～400g。肥胖者酌情可控制在 150～200g,约折合主食 200～250g。含果糖量较高的水果,因其吸收较快,对空腹血糖控制不理想者应慎食,对空腹血糖控制较好者应限量食用。蜂蜜、白糖和红糖等精制糖易吸收、升血糖作用快,故糖尿病患者应忌食;但在患者发生低血糖时例外。

(3) 适量蛋白质摄入：糖尿病患者的蛋白质消耗量大,应保证摄入。在糖尿病肾病时,因尿中丢失蛋白质较多,在肾功能允许条件下酌情增加蛋白质摄入,但在氮质血症及尿毒症期,须减少蛋白质摄入。

(4) 限制脂肪摄入：为防止或延缓糖尿病患者的心脑血管并发症,必须限制脂肪的摄入。如肥胖伴血脂蛋白增高者,或者有动脉粥样硬化冠心病者,脂肪摄入量宜控制在总能量的 25% 以下。

(5) 增加膳食纤维摄入：膳食纤维每日摄入量约 35g。可在正常膳食基础上多吃富含膳食纤维的食品,以利延缓肠道对葡萄糖吸收及减少血糖上升的幅度,改善葡萄糖耐量。

(6) 注意维生素、微量元素供给：糖尿病患者应保证维生素 B_1、维生素 B_2、维生素 C 的每日摄入量。

(7) 注意微量元素补充。

20. 标准体重 172cm－105＝67kg。

总能量：$67kg \times 30kcal/kg = 2010kcal$。

蛋白质：$67kg \times 1g/kg = 67g$,$67g \times 4kcla/g = 268kcal$。

碳水化合物：$2010kcal \times 60\% = 1206kcal$,$1206kcal \div 4kcal/g = 301.5g$。

脂肪：$2010kcal - 268kcal - 1206kcal = 536kcal$,$536kcal \div 9kcal/g = 59.6g$。

21. (1) 宜用食物：低血糖指数的谷类食物;各种禽畜类瘦肉、鱼虾类、豆类及其制品、低脂牛奶等;各类蔬菜、瓜果均可选择,但应限量。

　　(2)忌用或少用食物：应严格限制零食、糖果和酒类，特别应限制低分子糖类食品如蔗糖、麦芽糖、蜜饯等及富含饱和脂肪酸的食物，如肥肉、猪油、牛油、动物内脏等。

　　22.(1)蘑菇及木耳类：如香菇、冬菇、银耳、金针菇、黑木耳等，因富含多糖以及多种维生素和重要的微量元素而具有明显的抗癌作用，其中金针菇对恶性肿瘤的抑制率可高达81％。

　　(2)人参：含有蛋白质合成促进因子，对胃癌、结肠癌、乳腺癌和胰腺癌等具有明显的疗效。

　　(3)鱼类：尤其是海鱼，富含锌、钙、碘、硒等矿物质及核酸，具有防癌功效。

　　(4)海参：海参中含有海参素，对肉瘤有抑制作用，能提高吞噬细胞的吞噬功能，增强机体免疫力。

　　(5)海带：富含藻酸，能促进肠蠕动，防止便秘，抑制致癌物在消化道吸收。

　　(6)豆制品：大豆富含异构黄酮，对乳腺癌和结肠癌等均有明显的抑制作用。

　　(7)莼菜：含有丰富的维生素 B_{12}、海藻多糖碱、天门冬素等，可有效抑制癌细胞增殖。

　　(8)萝卜、头菜和莴笋等蔬菜均含有能分解、破坏亚硝胺的物质，从而消除亚硝胺的致癌作用；

　　(9)茄子：因含有龙葵碱而具有抗癌功效。

　　(10)大蒜：含有大蒜素、硒及某些脂溶性挥发油，具有抗癌和提高机体免疫力的作用。

　　(11)葱类：富含谷胱甘肽，可与致癌物结合。

　　(12)茶叶：富含茶多酚、叶绿素及多种维生素，具有防癌、抗癌作用。

　　23.(略)

　　24. 朱某目前的 $BMI=65/1.62^2=24.8$。计划减肥后的 $BMI=48/1.62^2=18.3$。

　　按照中国肥胖问题工作组制定的标准，中国成年人 $BMI>24$ 为超重，>28 为肥胖，<18.5 为消瘦。因此朱某目前体重超重，制定的计划目标体重偏轻。

　　减轻体重主要依靠运动和饮食控制，该案例中朱某计划只依靠节食来减肥，是不科学的。制定的食谱缺少碳水化合物也是不健康的，因为膳食中碳水化合物除了供应能量外，还参与构成机体其他重要物质如糖蛋白、糖脂等，摄入适量碳水化合物还能够节约蛋白质、减少体内酮体生成；中枢神经系统还只依靠葡萄糖供应能量，碳水化合物对维持神经组织功能有重要意义。合理的膳食计划应该是控制总量(总能量)，但碳水化合物、蛋白质、脂肪保持合理的供应比例，确保摄入全面的营养素。碳水化合物相对来说热能密度较低，但还有丰富的膳食纤维、维生素和植物化学物，应该是食谱中热能的主要来源，因此，谷类、豆类、蔬菜、水果等都应该鼓励适量摄入。精制糖除了能量外，供应其他营养素少，应该控制。脂肪能量密度高，也应控制。

　　25. 该患者BMI达31.1，属于肥胖，且合并有高血压、高血糖、高血脂，应在加强运动的同时，控制膳食总能量的摄入，适当减轻体重；膳食应低脂，禁食油腻食物和高胆固醇食物，减少饱和脂肪酸的摄入；清淡，控制水、钠的摄入量，鼓励适当摄入含钾丰富的食物；还应控制血糖，建议摄入富含膳食纤维、低血糖指数的食物。富含膳食纤维的粗粮含热量相对较少，又容易产生饱腹感，可以减轻体重、降低血糖。膳食纤维还有很多作用，比如预防便秘和大肠疾病、预防癌症、预防心血管病和胆石症等，所以应该鼓励患者改变饮食习惯，建立良好的生活方式。

(吴育红　张爱珍)

参 考 文 献

[1] 中国营养学会. 中国居民膳食营养素参考摄入量. 北京：中国轻工业出版社,2000.

[2] 杨月欣,王光亚,潘兴昌. 中国食物成分表(第一册). 第 2 版. 北京：北京大学医学出版社,2009.

[3] 杨月欣. 中国食物成分表 2004(第二册). 北京：北京大学医学出版社,2005.

[4] 张爱珍. 临床营养学. 第 3 版. 北京：人民卫生出版社,2012.

[5] 张爱珍. 临床营养. 北京：人民卫生出版社,2003.

[6] 李勇. 营养与食品卫生学. 北京：北京大学医学出版社,2005.

[7] 孙长颢. 营养与食品卫生学. 第 6 版. 北京：人民卫生出版社,2007.

[8] 郭红卫. 医学营养学. 第 2 版. 上海：复旦大学出版社,2009.

[9] 中国营养学会. 中国居民膳食指南(2007). 拉萨：西藏人民出版社,2008.

[10] 中国营养学会(老年营养分会). 中国老年人膳食指南(2010). 济南：山东美术出版社,2010.

[11] 葛可佑. 中国营养师培训教材. 北京：人民卫生出版社,2007.

[12] 葛可佑. 公共营养师(基础知识). 北京：中国劳动社会保障出版社,2007

[13] 徐任生. 天然产物化学. 第 2 版. 北京：科学出版社,2004.

[14] 王镜岩,朱圣庚,徐长法. 生物化学. 第 3 版. 北京：高等教育出版社,2002.

[15] H. D. Belitz, W. Grosch, P. Schieberle. 食品化学. 第 3 版. 石阶平,霍军生. 北京：中国农业大学出版社,2008.

[16] 陆再英,钟南山. 内科学. 第 7 版. 北京：人民卫生出版社,2008.

[17] 陈灏珠. 实用内科学. 第 12 版. 北京：人民卫生出版社,2005.

[18] 刘忠厚. 骨质疏松症. 北京：科学出版社,1998.

[19] 孙秀发. 临床营养学. 第 2 版. 北京：科学出版社,2009.

[20] 姜安丽. 新编护理学基础. 北京：人民卫生出版社,2006.

[21] 马小琴. 护理学基础教程. 第 2 版. 杭州：浙江科学技术出版社,2007.